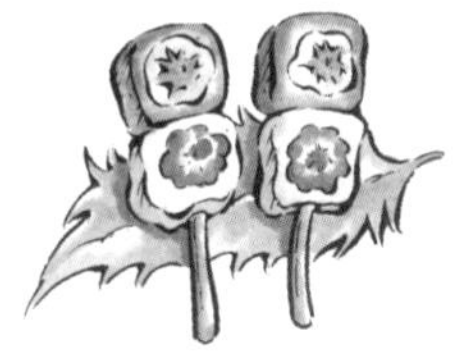

食物是你最好的醫藥

李邦彥 著

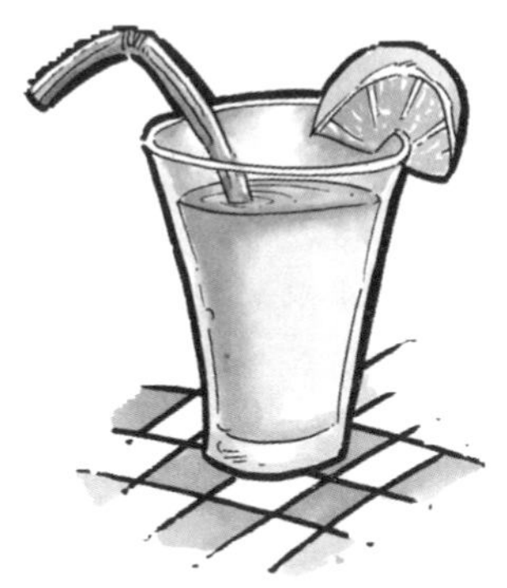

陳序

李邦彥女士為本所前任所長李煥燊博士之千金，早在民國四十九年，我還是國防醫學院學生時，她就與老所長共同翻譯生理學大師蓋頓之（Authur C. Guyton）《生理學》一書為中文。她的先生汪叔游大夫是台灣對中醫脈學的科學研究最代表性的人物。由於家學淵源，邦彥女士對中醫藥也涉入極深。她現在與汪大夫旅居加拿大溫哥華，共享仙侶的生涯。《食物就是你最好的醫藥》一書文字淺易、內容廣泛，拜讀之下，認為實宜人手一冊，並按之規劃如何飲食，以健身延年。

人的健康由兩大因素所左右。一是本身的體質，是由遺傳基因決定的，另一個是後生的保養，也就是要講究如何生活飲食。現在台灣人平均壽命延長已近八十，相對的老年病如高血壓，尤其癌症更令人聞之變色。

本書先論及「誰會得癌症」，繼之說明如何飲食以預防癌症。只要看了第一章「誰會得癌症」，大家就會怵目驚心。陽光、煙、酒、美食、花生米中之黃麴毒素、甚至雞屁股（腔上囊）、免洗餐具、味精、鹽、大吃大喝，和肺癌、鼻咽癌、前列線癌、皮膚癌、食道癌、胰臟癌、膀胱癌、大腸癌都有關係。其他不用細說，讀者自行體會吧！

中國人的人生觀、養生態度及方法，加上本書中提及現代營養學及維他命的知識都是寶貴的防病之道。

同胞們，共同努力來預防百病吧！

國立中國醫藥研究所所長

陳介甫

李序

二十世紀末，出現了兩種危及人種絕續的疾病——愛滋病和癌症。前者是性愛氾濫的後遺症，而癌症則與生活習慣，飲食環境有關。這兩種疾病，不特讓患者身受無以倫比的痛苦，給予家人無限沉重的負擔，國家社會所付出的代價，也難以數字計算。尤其是癌細胞基因改變，有禍延後代的效果，更讓人不寒而慄。

大致而言，致癌的因素不外乎輻射和化學兩類。輻射致癌的比例遠小於化學致癌的比例。而致癌化學品進入人體，攻擊細胞，則以飲食呼吸爲主要途徑。經由皮膚接觸直接致癌，不是不可能，但機率並不顯著。因此，清除污染和監測食品，便成爲維護全民健康最有效的手段。政府應該制訂有效的政策，徹底加以執行，使犯者無從規避，還百姓一個朗朗乾坤。

至於個人保健，則宜遠離污源，愼選食物。須知「病從口入」，是千載不移的眞理。爲一時口腹之慾，遺百年後代之憂，豈是智者所當爲？

晚近西方學者提倡身心醫學，認為養生治病，肉體和精神同等重要，不宜偏廢，其理論與中醫醫理有很多不謀而合的地方。臨床上有許多實例，足以顯示憂鬱哀傷，對癌細胞的蔓延，極有扇風點火的效果。所以防癌治癌，健全身心，當屬首要。生活靡爛，意志頹唐，只有加速病情的惡化，增加醫療的困難，生命提前結束，應為必然的事實。

家姊邦彥，早年便協助先父翻譯Authur C. Guytor的《生理學》，結褵以後與姊夫相勉相莊，涵泳於醫藥衛生的領域，近十幾年來，與姊夫在加拿大溫哥華市行醫濟世，目睹病患形銷骨立，家屬悽惶憔悴的情形，觸動人溺己溺的仁心，願以所學所聞，著書立說，勸導國人正視飲食營養，改良生活習慣，從事有益休閒，遠離致癌因子，未雨綢繆，庶免終身後悔。

家姊幼承家學，雅好文藝，公務餘暇，寫作為樂，常有文章發表。本書說理明快，文筆流暢，筆者先睹為快，不以內舉為嫌，略陳始末，讀者當諒予言。

李匡邦

自序

多年以來我一直想寫一本教人如何養生的書，由於旅居海外，一切都要從頭做起，精力、體力、時間都已用到極限。雖然我從小就很愛寫作，早年也寫了不少書。但是環境一經變易，很多事都會隨之改變。所以我常自憐自歎的說；我一定要把最後十年留給我自己！但是世事多變，人生無常，誰知那最後十年從那一天開始！有了這層警覺以後，我決定排除萬難，把很多事都放了下來，每日規定一定時間在書房坐下，不管有沒有字下紙，先把心定下來，把腹稿打好，再執筆就不難了。

我生長在一個醫生世家，從父親那代起，三代加起來，已經有一打以上的醫生了。所以對一些失去健康的人，尤其是罹患了癌症的患者更是深表同情，因爲這種病不但對患者本身帶來極大的精神和肉體痛苦，對患者的家屬也是一種極大的衝激。

癌細胞在體內的潛伏期很長，初期時不痛不癢，不紅不腫，所以極易被人忽略，一旦出現症狀，趕到醫院檢查，已經「爲時已晚」了！

我之所以心心念念要寫這本書，就是因為接觸過不少這類的病人，他們那種對身罹斯病的無奈的沮喪表情，有時真是令人不忍卒睹，因此想藉此本書提醒大家，凡事必有因，生病更是如此！

中國有句老話說：「病從口入」，真是至理名言！中醫治療癌症之藥，皆側重清毒。毒從那裡來，除了生活和工作環境等外在因素以外，據專家所作的調查，百分之三十是由於飲食不良，百分之三十是由於吸煙、酗酒和不良的生活習慣。

飲食中的高脂、高蛋白質、多鹽、多糖、過分加工的精緻食品，使身體內分泌失衡，是造成致病的主因。所以為什麼社會愈富裕、患癌的比例愈高，就不難明白個中原因了。

放眼中外歷史，所有帝后幾乎活不過半百，為什麼？一方面是因為精神過分緊張，時時刻刻都有江山不保的疑慮，既怕被人家暗殺，又怕帝位被推翻，所以內心難得安寧。二方面也是吃得太多、太好，所以雖有太醫圍繞左右，也保不了他們的性命。

其實上帝造人，只賦與人類吃簡單食物的腸胃。可是因為人類太聰明，為了口腹之慾，很多不該吃的食物都吃了，造成內臟器官過分的工作和負擔，才會有各種非外在因素的疾病。假定我們瞭解我們生理機能，吃些清淡、粗糙的天然食物，如瓜果蔬菜之類的高纖維飲食，不但可使消化後的廢物迅速排出，也可把過多的油質使之隨糞便排出，因爲這些毒素留在體內愈久，爲害則愈大。

除了飲食可致癌之外，精神刺激也可以致癌，因此中國醫學遠在數千年前，就已注意到精神治療，內經所謂「七情」可以致病。「七情」就是「喜、怒、憂、思、悲、恐、驚」。

喜：「喜則氣和志達，營衛通利，故氣緩矣」，若狂喜過度，失其節制，皆能爲病，所以「喜傷心」。

怒：「怒氣逆，甚則嘔血飧泄」，這就是憤恨之極的表現，所以說「怒傷肝」。

憂：「憂能傷人」，憂慮不僅使人精神苦悶，也最易發生鬱血。第二次世界大戰時，德國集中營的女囚，很多都不來月經，獲釋後半年以後，月經才恢復正常，所以內經說「憂傷肺」。

思：「思則心所存，神所歸，正氣留而不行，故氣結矣」，思則神凝氣結，易凝消化機能，故曰「思傷脾」。

悲：「悲則心繫急，肺布葉舉，熱氣在中，故氣消矣」，故曰「悲傷胃」。

恐：「恐則精卻，卻則上焦閉，閉則氣還，還則上焦脹，故氣不下行矣」。故曰「恐傷腎」。

驚：「驚則心無所倚，神無所歸，慮無所定，故氣亂矣」歷史所載；伍子胥過昭關，一夜鬚髮盡白，的確有可能，因爲驚惶過度，則血液循環發生障礙，鬚髮失其營養，所以雖短短十數小時，也能使白髮增加。

晚近亦有不少中西學者，皆認爲一個人情緒不安，能促使腦下垂體和腎上線賀爾蒙分泌過量，如果賀爾蒙分泌失常，就會引發癌症。

當然癌症的成因很多，但是我相信食物和情緒是兩個主要原因。假定我們往深一層去想，壽命的長短，百分之五十是老天的恩賜，另外百分之五十則取決於我們自己。樂觀和有自信的人，即使遭遇挫折，他仍有高昂的鬥志，想方設法讓自己脫困。在我接觸過的癌症患者中，同樣的病情，同樣的醫療，有些復原的情況很好，有些一下子就去了，個中原因，無須我多作解釋，讀者已了然於心！

我非常欣賞古人的二句話：「山窮水盡疑無路，柳暗花明又一村」，也許你以爲是作者有意安慰後人的話。不過以我的體會，人生一路走來，的確是曲折離奇。有時看似已走到絕路，如果你悲觀認命的話，那的確是一條絕路。但是此時此刻你若肯冷靜的去想想，沉潛下來，絕處也能逢生！

很多事都有正反兩面的看法，已經發生了的事，怨天尤人是沒有用的。倒不如把心境敞開，平平靜靜的過那最後的日子，（如果那眞是你最後的日子的話）當一個人眞正把心情平靜下來以後，身體才能獲得充分的休息。休息是每個重病患者最好的良藥。因爲他有好的睡眠，心平氣和的心境，體內的內分泌失衡也跟著休兵，不再打群架了（在書中我已解釋過這個原理），大家各就各位再度調整它們的工作，這就是生物學上所說的自療的本能。

總之，認爲癌症爲易治之病，這是欺世之言，認爲它是不治之症，也是不合邏輯。因爲人和其他動物一樣，都具有一種天賦的自療本能。只要方法用對了，再求助好的醫藥，充分和醫生合作，即使不能完全康復，至少可以和癌細胞和平共存，終身不再復發。觀察宇宙萬物，皆有相生相剋之理，應該深信有斯疾，必有斯藥，如果再假以時日，中外專家通力合作，尋尋覓覓，也許是今天，也許是明天，就能揭開謎底，打開救治眾生之門。讀者諸君千萬不要以爲這是天方夜譚，這是知識爆發時代，應該相信人類絕對有這種智慧！

我的父親九十多歲仍然健步如飛，每日讀書寫作十幾個小時。我的先生也是黎明即起，還保持著當年讀醫學院時一樣用功，他最感驕傲的一件事，就是他的腰圍跟他做學生時一樣，沒有增減。至於我自己雖然不及他們那樣終日手不釋卷，但是對於清淡的飲食卻是終身奉行不渝，也許有人會譏笑我們太不懂享受人生，世間那許多美食和我們擦肩而過，豈不可惜！

但是人世間有得必有失，正所謂魚與熊掌，兩者不可兼得，吃一些身體不需要的東西，再美味也是禍根。想通了這一層，心中就沒有遺憾了。何必這邊美酒佳肴，那邊要請醫生解救，醫生能解救得了嗎？我看未必！即使能也要擔驚受怕，兩者是不相等的！

李邦彥

目錄

誰會得癌症

癌症涉及的病因很多，因此誰也無法預語誰會患癌症，誰不會。但是有一點是非常明確的，它是一種慢性疾病。會導致癌症的過程可能是許多致癌物質共同作用的結果，引起癌症的確切原因往往很難指出，因爲可能有多種因素聯結在一起才會產生癌細胞，而且有時要經過漫長時間，有時是二十年，或者三十年，視患者的身體狀況，如果他的生活正常，無不良嗜好，又會當心飲食，在精神上宅心仁厚，很看得開，不隨便發脾氣，這種人，老天對他特別眷顧，即使體內潛伏有癌細胞，也會和好細胞和平共存，終身不發，也是有可能的。

能單獨引起癌症形成的因素中最重要的是吸煙，吸煙是世界性危害最大的致癌因素，除了與肺癌有關以外，吸煙還和鼻、咽、喉、膀胱癌，甚至乳癌有關。

吸煙爲什麼會致癌，是因爲香煙煙霧中含有多種致癌物質，雖然濾嘴煙可能阻擋一部分有害物質，但根據最近的研究報告顯示，它只能阻擋揮發性物質，對危害人體的主要物質——亞硝胺類的阻擋效果不彰。

又因爲香煙中含有微量氰化氫，其主要代謝物——硫氰酸類可催化胺與亞硝酸鹽生成亞硝胺類，以動物試驗結果，可誘發他們患肺腺癌，也可誘發其他惡性腫瘤。

早些年我們到大陸旅遊，看見所有男士幾乎是人手一支煙，而且互送香煙是最流行的禮物。在北美抽煙的人口也不少，但他們多半在室外抽，絕少在公共場合或家中抽，所以吸二手煙的機會不多。但在東方，不管是大陸或者是台灣，他們愛在那裡抽，就在那裡抽，絕少考慮到對旁人的傷害，而且大家也見怪不怪，這是公德心缺乏的現象。

外子的妹夫是大學校長，他問他爲什麼會有那麼多人抽煙，老師學生都是癮君子，學校應該出面勸導才對。他說此事萬萬不能，因爲早些年代，清算鬥爭，弄得人人自危，不知道什麼時候輪到自己，大家都在恐懼中過日子，心理的壓力很大，抽支香煙，可舒解一下心中的壓力。

抽煙是否能舒解心中的壓力，要問那些癮君子才知道，不過又恐懼又憂傷，已經令身體承受了很多傷害，再加上抽煙的毒害，身體不垮才怪。難怪很多煙癮大的人，臉色都很灰暗，一臉煙容，其內臟是否健康，看他們的臉色就知道一二了。

也有人說：吸煙未必得肺癌，不吸煙的也有得肺癌。不錯，任何事都有例外，吸煙致癌的危害，並非是在短時間內形成，而是在十幾廿十年以後，才會顯示結果。根據調查，每天吸煙十支之內者，肺癌的發病率是不吸煙者的三倍。每天抽二十支的是不吸煙者的九倍。每天吸二包以上者是不吸煙者的十九倍。數字是不會騙人的，癮君子不能不提高警覺了。

不過戒煙以後十至十五年，肺癌的發病率就基本上和不吸煙者一樣了，這也可以反證吸煙與肺癌的關係了。

吸煙致肺癌原因，一般認爲是煙草多種致癌物質共同作用的結果。煙霧中的有害物質及放射性元素（香煙中含有）長期刺激呼吸道上黏膜的上皮細胞，可使這些細胞受損。雖然人體對受損細胞有修復的能力，但是天天不斷地刺激，久而久之，細胞就會發生突變，終於導致肺癌發生。

也許有人會慶幸自己吸煙幾十年，而沒有得肺癌，而不吸煙者卻得了肺癌。這有幾種可能，其一是他吸了過多的二手煙。其二是他居住或工作環境有很多致癌物質，損害了他的呼吸道。其三是人體的細胞內有特定的遺傳因子，當香煙的致癌物質進入肺部時，會使淋巴細胞的A、B、C三個類型的遺傳因子發生不同的變化，其中C型遺傳因子與吸煙致癌關係密切。因此對C型遺傳因子的人最爲不利。由此可見，吸煙者致癌的比例高低與遺傳因子有很大的關連。

吸煙致癌有一較長的演變過程，不是立刻發生，否則也不會有那麼多人吸煙了。有些要經過二、三十年，也許更久。因爲時間很長，所以有些吸煙者因爲其他疾病，在未引發癌症之前就已離開了人世，至使有些癮君子爲自己辯解，認爲抽煙不見得會導致肺癌。

吸煙對口腔、鼻腔、喉均具有不良的刺激作用，這些癮君子的喉、舌、齒齦、口腔黏膜、食道、鼻、肝、腎、胰臟及膀胱的惡性腫瘤發病率均比不吸煙者高，故常吸二手煙者的發病率也高。如果丈夫吸煙，太太是最大的受害者，所以太太絕對有權叫丈夫戒煙。又如果母親抽煙，嬰兒受害更重，這種明知故犯，沒有愛心的母親，實在應該好好自我檢討，如果她連這點嗜好都不願犧牲，實在不配作個好母親。

歷年各國所做的調查報告，均顯示出癮君子患口腔癌、咽喉癌、食道癌、肝癌、胃癌、膀胱癌等的機率均比不吸煙者高出一倍，甚至二倍。吸煙容易引起這些部位罹癌的原因，像口腔、喉部、氣管和肺都是直接接觸煙霧所致。至於食道和胃雖然不是直接受煙霧傷害，但吸煙時沾附於口腔和咽喉黏膜上的焦油，可隨唾液進入食道和胃，故也容易引起癌症。

至於因爲吸煙而進入體內的各種毒素，因著血液循環而帶到身體各處，而導致其他部位病變，產生癌症。

香煙中的有毒物質經肝臟代謝後，雖可減輕毒性，但代謝產物卻有明顯的致癌作用，引起肝癌。

如今吸煙的人口有愈來愈年輕化的趨勢，這是個很嚴重的社會問題。這些年輕孩子可能是受父兄的影響。另外一個原因，是電影上或電視劇中很多被年青人視爲偶像的人，經常手指上夾著煙，做出各種吞雲吐霧的表情，也是年青人學習的對象。

如果抽煙加上酗酒，那危險性就更高了。

酗酒可誘發多種癌症，像乳癌、口腔癌、食道癌、肝癌和膀胱癌等，酒精可改變細胞膜的通透性，或者作爲致癌物的一種溶劑，因而使致癌毒素進入細胞的數量增加，它還可刺激腦下垂體的分泌，加快細胞的分裂速度，使癌細胞分裂加快。

為什麼抽煙加上酗酒患癌的機率更高？因為兩者的毒性有協同作用，所以患癌的危險性將成倍數增加。例如，每天吸一包左右而又飲酒者，較同等飲酒而每天吸煙少於十支者，患食道癌的可能性要大五倍。但若大量吸煙又大量酗酒者，其危險性則增加四十倍。這是專家所做的調查結果，你千萬不要以為是危言聳聽！命是你自己的，受苦受難的也是你自己！若肯聽從一些專家的忠告，可以少受很多不必受的苦！聰明人可因一句話而改變他一生的命運，愚笨的人即使一再對他忠告，他都會充耳不聞，這就是愚智最大的分野！

肝臟是人體最大的解毒器，酒精經肝臟解毒後，變成無毒物質往外排泄，但是肝臟在一再的大量酒精作用下，其自身的功能也會遭受損害，日子一久，則會發生酒精中毒性肝炎，進而演變成肝硬化，甚至誘發成肝癌。這是你不愛惜它的結果，到了這一步，怨天尤人都沒有用，該怨的是你自己！

美國全國癌症研究所與哈佛大學公共衛生研究所曾經共同做過一個研究，他們對近十萬名的婦女展開調查，結果顯示：每週飲三次或三次以上含酒精飲料的婦女、乳癌發病率比不飲酒的婦女高出百分之三十至一百。而每週飲用三次以下含酒精飲精飲料的婦女，乳癌發病率沒有明顯的增高。他們並發現；往常飲酒，年齡在五十歲以上而又肥胖，從未有生育，以及家族中有乳癌病史者最易罹患乳癌。

一般而言遺傳因素影響並不大，即使親屬中有患癌者，並不意味著你會患癌症。主要的原因是肥胖加上經常喝酒，三種因素加起來，危險性就高了。

人爲什麼會患大腸癌，很多專家都曾提出警告，要我們小心飲食，像歐美國家一般飲食，大都以肉類爲主，較少攝取植物性纖維，故罹患大腸癌的機率也相對地增加。

我們的食物一旦缺少植物性纖維，便容易發生便秘。糞便在腸內停留的時間愈久，就愈容易接觸並收吸致癌物質。食物纖維又能吸收腸內細菌所產生的毒素，並隨糞便排出，所以能夠減少罹癌的機率。

我們若攝取高脂肪的食物，會造成膽汁的分泌增加，並因腸內細菌的代謝作用，而製造出致癌的毒素。若從動物性脂肪攝取過量的膽固醇，會藉由肝細胞製造出肝膽汁酸，並在腸管的分解下，也產生致癌毒素。因此，爲人父母者，千萬要記住，孩子從孩提時候起，就必須限制他們肉類和脂肪的攝取量，切勿等閒視之，他們的一生才會有健康的身體。

大腸癌除了因廢氣積存而導致膨脹不適外，通常會便血、腹痛，嚴重時還會下血（和便血不同，只有血液流出），下痢和便祕現象交互產生。

乳癌也是如此，脂肪的攝取量愈高，則因乳癌而死的機率也愈大。例如，食用過多的動物性脂肪，將導致賀爾蒙的增加，並促進致癌因子的產生。

食物的攝取量愈多，也容易罹患乳癌，因爲吃得愈多，人也會愈胖，肥胖和乳癌有非常密切的因果關係，尤其是上了年紀的人，千萬不可貪吃，更要注意肥美食物的攝取。因爲年紀關係運動量少，消耗也少，所以雖不能做劇烈運動，但輕微運動每日都要做，如步行四、五十分鐘，是每個人都應該做的。

居住在城市的人，生活水準較高，也較不愛勞動，吃得既多又好，是高危險群的癌症患者。

至於肝癌的成因與飲食、煙、酒關係至爲密切。肝癌發生機率與氣候也不無關係，像台灣及東南亞，這些高溫又潮濕地帶發病率就很高。究其原因，可能由於濕熱，所產生的農作物容易產生黃麴毒素。這些地方的農民收割以後，都是依賴陽光來曬乾，若遇陰雨天，無法馬上乾燥，很容易發霉而產生黴菌。不像北美的大型農場，一切科技化，收割以後馬上烘乾，污染的機會較少。

早年我住在台灣的時候，常看見郊區一些農戶在柏油路兩邊曬穀子、菜乾之類。這些柏油路面，在夏天高溫的時候，常會溶化，蒸發出大量的致癌物質。而且公路上行駛的汽車、機車，也排放出不少黑煙，也很容易污染那些穀物，人吃了那些被污染的飯菜，當然會出問題。

由於天氣潮濕，即使已曬乾的農作物，也會再吸收周圍環境中的水分，除非密封得很好。當這些穀物的含水量達到百分之十四至十五時，黴菌就會產生，含水量增加到百分之十七至十八時，是黃麴毒素生長的最佳條件，含有黴菌毒素的食品，吃得愈多，中毒就愈深。

黴菌的種類很多，其毒性不盡相同，有些黴菌可產生多種毒素，也有幾種黴菌產生相同的毒素。這些毒素很難以肉眼或用一般辦法檢查出來的。而且也不怕高溫，即使烹煮也不能將其消滅。

在各種黴菌毒素中，以黃麴毒素，毒性最大，在三、四十年前，曾發生過在英國南部一座養雞場，不小心用含有黃麴毒素的飼料餵火雞，約十萬隻吃這些飼料的火雞相繼死亡，無一倖免。因爲黃麴毒素的毒性，比眼鏡蛇的毒汁還要毒，比氰化鉀的毒性強一百倍以上。這種毒素直接損害到肝臟。以動物作試驗，牠們中毒時所出現的特徵是食慾減少，體重下降，生長出現障礙，解剖後發現肝細胞變性、壞死、膽小管增生，最後造成肝癌。

最近這些年，不管是上班族，或家庭主婦，為了方便，已很少一日三餐在家開伙，不少人是到一般的快餐店或街邊的攤子上，買些食物回家吃，既省時又省事，深得消費者的歡心。但是這些熱氣騰騰的食品，都是用保麗龍及塑膠袋來裝，這些方便的免洗餐具，在受熱時，會釋放出各種致癌物質，這些毒素傷害了我們的身體，也污染了地球，但是繁忙的都市大眾，只要省時、省事、省力就好，其他的多半不會去計較。

還有東方人愛吃味精，湯菜必放，已到了無味精不歡的地步。味精原本對身體無害，因為它是谷氨酸類物質，含有大量的麩酸鈉。但是若使用不當，不僅失去它調味作用，還可致癌。為什麼？因為它若與食物同煮，溫度達到一百度，時間超過十分鐘麩酸鈉就會轉變為焦谷氨酸。它不僅有致癌作用，而且還具有神經毒性，長期食用會造成神經系統慢性中毒，甚至引發癌症。所以若非要加味精不可，最好是在煮熟以後再加入，或者是涼拌的菜放一些，比較安全。

在台灣我經常發現不少攤販，把雞鴨屁股串成一串放在碳火上烤。很多人會排著隊去購買，可見愛吃的人眞不少。生物學家稱它爲「腔上囊」。若用顯微鏡觀察，可見囊內有不少圓形的淋巴細胞及呑噬細胞，此外，還有細菌和各種有害物質。雞吃了有害物質，經消化吸收後，被呑噬細胞呑噬，然後貯存在囊中。若長期食用，會引起胃及肝臟的癌腫。特別提醒那些愛此道者千萬要適可而止，莫因這小小的愛好而造成終身遺憾。在歐美殺雞業者一定會先把這部分切掉，丟棄，然後再推出市場賣。不知道是出於衛生官員的命令，或者是無人喜歡這種帶有臭味的東西。

肝癌是所有癌症中較爲凶險的一種，它可能與營養缺乏，攝入黃麴毒素，吸血蟲病和B型肝炎有很深的關係。原發性肝癌在北美及西歐均較爲少見，但在非洲及中東許多地區則是最普遍的內臟腫瘤。這些地方百姓營養、衛生環境都比較差，食物的好壞也無所選擇，大約是主要因素。

台灣及中國沿海地區，長江以南諸省、東南亞諸國，因天氣高溫、濕熱，食品容易發霉也是肝癌發病率高的主要原因。

肝癌早期患者，並無明顯症狀，最常見的是食慾減退體重不明原因的迅速下降、疲倦、期間也會有發燒、鼻、齒齦出血及皮下出血。黃疸、皮膚搔養，等到肝腫大、腹水出現就已相當嚴重了。

中醫治肝癌則以清熱解毒、活血化瘀為主，也重視扶正，效果也不錯。但中醫用藥無一定標準，自由度極高，有如天馬行空，各有偏愛。且中醫水準參差不齊，能藥到病除的好醫生雖然不少，但庸醫也多。所以必須慎重選擇。切勿聽信廣告之言，因為中西醫都一樣，有學識有素養的醫生，常不屑做廣告，認為那是欺世盜名，吸引患者上鉤的作法。

東方人除肝癌發病率高之外，胃癌也不少，雖然胃癌發病的原因很多，但是胃癌與飲食的關係最為密切，食物除能供給人體營養以外，有的還有防癌作用，有的則有致癌作用。就看你如何選擇了，像東方人愛吃的泡菜、酸菜、鹹菜、鹹魚、薰魚、薰肉等醃製過的食品都含有大量的亞硝酸鹽，吃進胃裡，在胃酸作用下，具有強列的致癌物質。這些東西，很多人也知道它對身體無益，但是由於習慣使然，認為世世代代都在吃，應該沒有大礙。

胃癌在北美發病率並不高，但在日本卻是十分普遍，究其原因，可能是日本人酷愛煙薰及鹽醃過的魚，又愛吃生魚片拌以辛辣的調味料，這些刺激性的食物，都能使胃黏膜造成慢性刺激，使其功能紊亂、充血、糜爛，在不設防之下，致癌物質即乘虛而入。

胃癌患者在早期並無特別明顯現象，僅有輕微的不適，或食慾減退，有時也有不規則的胃痛或噁心、上腹飽脹、體重減輕，及不明原因的貧血。

預防胃癌，首要不吃發霉及醃製過久的食物，油炸及煙薰物亦儘量少吃，切忌煙、酒、進餐時細嚼慢嚥，心情愉悅。

胃癌的形成也和其他惡性腫瘤一樣，有很長的演變期，如經常吃具有抗癌作用的食物，也許終身都不會發作，所以新鮮蔬菜、水果、含大量維他命的食物最好多吃。

眞正來說，很多癌症和生活習慣，及愛吃的食物都發生直接或間接關係，胃癌和食道癌更是如此。譬如有些人平日就愛用過熱的食物，或者煙、酒都不忌。既然不知愛惜自己，又非金剛不壞之身，不良後果當然會發生，並不是老天註定那些人該得癌症，那些人不該得，什麼事都有因果關係，種什麼因，就會得什麼果，這不是什麼宿命論，而是活生生的生活例證。

雖然到目前爲止，仍有許多謎底不能完全揭開，但是從患者的日常生活上已可猜測出各人得病的原因，像高溫食物如果習慣性的常吃，必然會燙傷保護食道的黏膜，致使致癌物

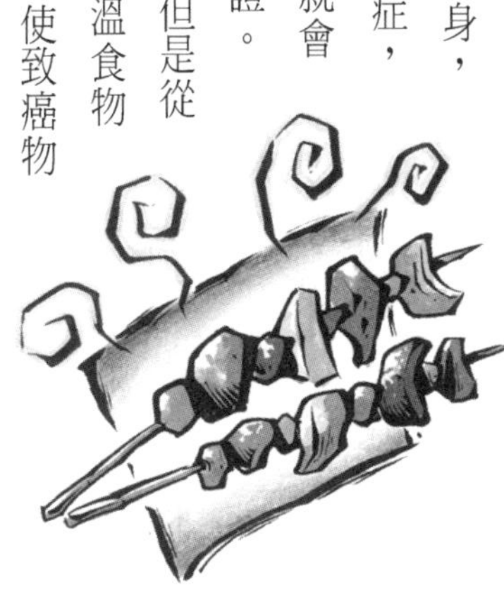

質入侵，含鹽量過高的食物與刺激性的酒精都是有害無益的。所以吃不適當的食物可以引起疾病，適當的食物則可以治病。

初期食道癌的症狀是喉嚨不適，像有異物阻塞之感，胸口在食物通過時有輕微灼熱感，嚴重時，胸背皆出現疼痛。

腎癌和腎盂癌患者具診斷意義的主要症狀是：無痛性血尿、腰痛、上腹部有硬塊。血尿出現是由於腫瘤侵及腎盂並破潰。腎盂癌患者出現血尿比較早，血尿的特點是無痛性和間歇性。

前列腺癌患者爲進行性排尿困難，頻尿、排尿不盡感及尿失禁，末期引起淋巴轉移和骨轉移，或壓迫神經引起骨與神經的疼痛，全身無力、體重減輕。

最近這些年，一般年輕人爲了趕流行，都喜歡把皮膚曬得很黑，認爲不但美，也給人一種很健康的感覺。其實這是非常危險的作法，大多數皮膚癌與長時間曝曬於日光中的紫外線有關，專家老早就已提出警告，偏偏還有一些人不信邪，非要冒這個險，單是美國每年出現皮膚癌就有四、五十萬人，這些人中有些是能避免而不去避免眞是不智之極。

我寫這本書的目的，是希望大家能多愛惜自己一點，因爲任何疾病，包括最凶險的癌症，都是可以預防的。雖然未必百分之一百，但起碼有一半機會是可以躲過的。中國傳統醫學中有一條重要的強身治病守則就是「上醫治未病」，即強調防病為先，治病為後，才是眞正養生之道。

無病早防要從那些地方做起呢？這在中國醫學中有著非常豐富的論述，試看（素問，上古天眞論），就有「食飲有節、起居有常、不妨作勞」，「虛邪賊風，避之有時」，「恬憺虛無」，「精神內守」，「形勞而不倦」，等養生防病的要訣。

晉代著名學者抱朴子葛洪在養生防病上，有「十三傷」之論：「才所不逮而困思者，傷也；力所不勝而強舉之，傷也；悲哀憔悴，傷也；喜樂過差，傷也；汲汲所欲，傷也；久談言笑，傷也；寢息失時，傷也；挽弓引弩，傷也；沉醉嘔吐，傷也；飽食即臥，傷也；跳走喘乏，傷也；歡笑哭泣，傷也；陰陽不交，傷也。」為了不致讓諸傷損害身體，他又說：「不欲甚勞甚逸，不欲起晚，不欲汗流，不欲多睡，不欲奔車走馬，不欲極目遠望，不欲多啖生冷，不欲飲酒當風，不欲數數沐浴，不欲廣志遠願，不欲規造異巧，冬不欲極溫，夏不欲窮涼，不露臥星下，不眠中見肩。大寒、大熱、大風、大霧皆不欲冒之，五味入口，不欲偏多，故酸多傷脾，苦多傷肺，鹹多傷心，甘多傷腎。」

上面所說的種種，歸納起來就是：生活中的一切都要適可而止，才是合乎養生之道，若樣樣走極端，好事也會變成傷害。

中國醫學歷來把精神調劑視爲袪病延年重要一環，精神包括意識、情志、思維等等，是人體生理活動的外在表現。正常的精神活動有益身心健康，而情志失調則會干擾血氣運行，引起臟腑失調，導致各種疾病發生。

歷代醫家認爲，養生要重視道德修養，《素問——上古天眞論》：「內無思想之患，以恬愉爲務，以自得爲功，形體不敝，精神不散，亦可以百數。」如果一個人修養達到清心寡欲，悠然自得的境界，再加上飲食有節，勤而不勞，則形體難老、精神不耗，自然健康長壽了，活到一百歲又有何難。

唐代名醫孫思邈在他《備急千金要方》中指出：「夫養性者，欲所習以成性，性自爲善；性既自善，內外百病皆悉不生，禍亂災害亦無由作，此養性之大經。」

孫思邈在他年輕時已名聞朝野，太宗、高宗先後將他召至京師，授以高官厚祿，但他累賜不受，寧願過他的淡泊生活，不但活到百歲高壽，且在中國醫學發展上作出了巨大貢獻。

老子在《道得經》中曾強調，「致虛極、守靜篤。」主張儘量排除雜念，使精神處在虛靜不急躁的狀態中。

莊子也說：「抱神以靜、形將自正，必靜必清，無勞汝形，無搖汝精，乃可以長生」。《素問——上古天眞論》指出：「恬憺虛無，眞氣從之，精神內守，病安從來？」

當今社會，千奇百怪無奇不有，生活上的壓力自然免不了，有不少調查報告顯示，凡社會生活環境發生巨變時，精神緊張，或經歷過重大挫折、打擊的民眾，得精神病及各種潰瘍、高血壓、心臟病都大爲增加，這些因精神壓力的疾病，更加速使潛伏在體內的癌細胞爆發。

凡人都是處順境易，處逆境難，但是世事難料，尤其是在這個變化多端的社會，一個經濟不景氣來臨，多少人飯碗不保，即使你有億萬家財，也可能迅即化爲烏有，這個時候，你只有二條路可走，一條路是把心平靜下來，萬事退一步想。另外一條路是煩燥不安，終日如熱鍋上螞蟻，睡也睡不安，吃也吃不下，身體先就垮了，還有什麼能力去應變。

中醫把人的情緒反應，概括爲喜、怒、憂、思、悲、驚、恐等七情。七情失調，引起體內氣機紊亂，是致病的主要原因。

中醫常說「百病生於氣」，怒則氣上，喜則氣緩，悲則氣消，恐則氣下，驚則氣亂，思則氣結。所以說「怒傷肝」、「喜傷心」、「思傷脾」、「憂傷肺」、「恐傷腎」等等，皆有學理的根據，例如，《儒林外史》中，老年中舉的范進，一聞中舉的喜訊，登時狂喜，氣絕昏倒。

所以喜和怒是七情中的兩個極端。人固不宜怒，喜也貴調和。大喜過度會使神散氣耗，古人有說：「當思事與身孰重，一轉念間，可以渙然冰釋。」就是勸人戒怒。其實西醫對疾病的判斷也和中醫一樣，認爲凡長期發怒、憂思、悲哀驚恐等，皆會有損內臟功能。現代醫學亦強調，冠心病有因過度興奮而誘發者。所以狂喜暴怒固然要戒，悲憂也損神傷氣，對人體也很有害。

明朝有位陳繼儒先生，他勸人要節思慮，凡事看開些，他打了一個很通俗的比喻說：「人之致思發慮，致一思，出一神，注一念，出一神，如分火焉。火愈分，油愈乾，火愈小，神愈分，精愈竭，神愈少。」

其實每個人的身體裡面，都可能潛伏著癌細胞，換句話說，就是每個人都可能得癌症，只是有些人先天遺傳基因比較好，後天的調養也不錯，所以抵抗力、免疫力都強，因此把潛伏的癌細胞抑制下來，和他體內的好細胞和平共存。或者是他日常飲食有很多食物具有抗癌治癌作用，慢慢的把癌細胞消化了，也不無可能。

我曾看過一本書，作者有位老朋友，已六、七十歲了，每日晨起即打掃庭院，然後再去上班，身體精神都很好，有一天下班時由於下雨天暗，過馬路時被汽車撞倒，未及送醫就死了，因他有立下遺囑，死後把內臟損贈給有需要的人，誰知解剖出來，很多地方都有癌變，且已開始擴散到了相當嚴重的地步，只是他自己不覺而已！

他為什麼自己不覺，有好幾個原因，第一他生性樂觀，一生充滿喜樂，即使有輕微的不舒服，他也認為沒什麼。第二，他勤勞，運動不但可鍛鍊身體，還可從中享受到樂趣。第三，他一向身體就瘦，故不太當心自己的肥瘦。第四他體內的癌細胞可能已經潛伏很久了，進行得很緩慢，他已經習慣了他身體的各種狀況，所以不覺得苦。

所以誰敢說自己身體沒有癌細胞，有些人就像那位老先生一樣，終生與癌共存，只要能像他那種個性，那種生活方式，照樣會活得很好。

另外一些生活毫無節制，又吸煙又酗酒，脾氣又不好，放縱自己的七情六欲，因此加速體內的癌細胞擴散，而至一發不可收拾。所以若不想得癌症，首先要戒煙，不但飲食要均衡，也不能過飽，大約每餐吃七分飽就成了，這樣絕對不會胖，致癌的因素已去掉了百分之六十五，在比重上也站在好的一邊，再加上樂觀喜悅，不汲汲營營，有空就勞動一下筋骨，真的說，癌又奈他何！

醫藥之美是祛病延年

人體結構比起任何機器都精妙複雜，而且很多機轉不但隨人、隨時、隨地而異，寒暑晨昏春夏秋冬四季都有不同。

如果你以一個醫生的眼光去看病人，你只看到他們的各種病徵，但是你若是一位生理或生化學家，你的看法又不同了，你會注意到的是人體的結構和各種的化學變化，你從各種分工跡象去觀察它們的轉變。

有卓見的醫生他從人體的內分泌和新陳代謝的情形，來看病人的健康狀況，並對他們所吃的食物來做觀察分析，看哪些食物對人體最有幫助，又哪些食物對人體非但無益，反而有害。

他們把觀察分析出來的結果，著書立說，成了醫學上的另一類主流。

他們認為過度刺激的食物和嗜好如煙、酒、辛辣的調味料、澱粉、超量的鹽和糖，都會給健康的身體帶來疾病。

他們也認爲過多的肉食對身體也是有害無益的。他們主張人應該回歸自然，像我們遠祖一樣，吃有限的天然食物，就可以免受許多疾病之苦。因爲超量的食物會讓我們體內的器官，帶來超量的工作，使他們疲於奔命，日久必然受到損傷，一旦受損，想要恢復就難了。即使修復，也不若未受損前的健康完美。

改善飲食可以快速及有效的治療好些疾病，特別是導因於營養不良，或營養過剩者。他們是從很多地區，很多例子比較後所得出的結果，才下種結論的。

他們認爲文明人不及蠻荒族類健康，因爲那些人體力充沛，心情愉悅，沒有過多的思慮，所以也沒有過多的煩惱。他們很滿足他們的生活，沒有名利的紛爭。他們勤於工，也不忘娛樂，每有收獲即歌舞慶祝，而且共同分享，自私自利也不重。你不計算我，我也不會計算你，是一個互助互利的群體。他們少有像文明人那些疾病，甚至連癌症和精神病都沒有。爲什麼會有這麼大的差別，研究結果；他們身體、精力都好，是因爲天然食物所賜。他們沒有癌症和精神病，是因爲

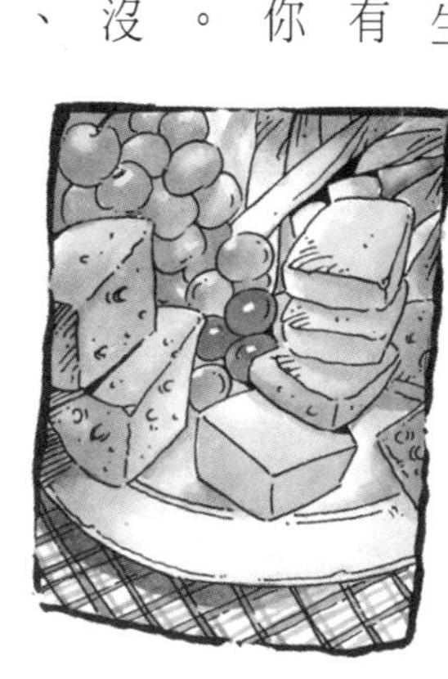

他們心情愉悅、少煩惱。中醫把人的生理分爲形、神兩方面，神是精神，包括意識、情志、思維等，也就是七情六欲，七情不傷，精力自然好，心情當然也愉快。

形是身體，吃得合適，不但養形，也養神。

今天居住在城市裡的文明人類，呼吸的是含有致癌物質的污濁空氣，所有吃的食物幾乎都經過加工，不但失去了它原有的風味和營養，在加工、貯藏、包裝及運輸的過程中都可能被污染。

食品在加工時會加進很多化學物質，如防腐劑，雖說是在安全範圍，但天天吃，累積起來就多了。調味料和香料多半都是化學合成劑，把這許多沒有必要的化學物品吃進身體，造成內臟過度負擔。它們爲了排出那些有害的廢物，不得不加重工作，日日如此，到最後就報廢了。

自從工業革命以後，各種食物一下子豐盛了起來，而且節省了許多洗、煮的繁瑣和時間，於是大家搶著吃罐頭及已製好的現成食品。超級市場的物品推積如山，顧客都是一車車的購買，貯在家中的貯藏室裡。任何時候想吃，拿出來，不費吹灰之力就可以下肚了，有時甚至連加熱都免了，何等方便。

這種超量的飲食，造成了很多大小胖子，甚至連嬰兒也不健康了。

以往醫生很少注意到「食」對人們健康會發生這麼多的影響，一方面各種食品不如今日的豐盛，當然不會有如今日那麼多的胖子和因為胖併發的各種慢性病。

二方面食品加工也不如今日的普遍，人們日常所食的，非常接近自然，所不會因為飲食而令內臟受損，產生許多如血管硬化、高血壓、心臟、腎臟、肝臟、胰臟、及腸胃方面的慢性病及癌症。

既然知道很多病皆因食物所引起，那麼改變飲食習慣不就成了嗎？

事實上並不是如此簡單，因為一般人都極不情願減縮或改變他們吃了半輩子的飲食，好吃的食物是人生很好的享受，除非生病，吃不下了，否則美食當前一般人皆很難抗拒。

另一方面關於這方面的知識，也沒有人告知。一般醫生只知醫病，不會有時間再深入去和病人討論其他問題。而且很多生理、生化方面的知識，也非一般醫生全部能了解，所以也無從談起。

這種生理、生化方面的知識，必須有一位生理、生化專家來為他們指導，但是這些專家那裡去找呢！即使有這方面的專家，他們也必須長年累月經觀察實驗後，獲得了結果才敢公諸於世。

所幸晚近也有不少人在這方面做了很多努力，已探尋出不少結論，已有不少病人肯接受這種新的食品療法。

所謂食物療法，就是以清淡的飲食，有時甚至只以開水、菜湯或果汁之類清淡無味的食物。對於這些食物以現代人的胃口來說，多多少少會有些不適應。因爲他們知道一般醫生由於所學的領域不同，不可能都知道食物可影響健康的種種微妙關係，他們必須把這方面的訊息傳遞給醫生，再由醫生傳遞給病人，這中間需要一些時間。

而且眞正要病人接受也有些困難，因爲一下子剝奪了他們喜愛的食物和飲料，就好像吸毒者戒毒時的感覺一樣，會有輕微的發癮症。例如，心煩、脾氣暴躁，甚至頭暈、噁心、頭痛的不良反應。這些症狀各人多不相同，視其身體狀況和心理狀況，有些心智成熟的人，認爲只要對身體有益的，他們會樂於接受。有些享受慣了口腹之慾的人，一旦要他放棄甘美的飲食，無異是要他們的命，就像有些人明知抽煙對身體有害，而且會致癌，甚至連累家人要吸他的二手煙，但是他們就是不肯戒。

因爲過量又不宜的飲食，原已造成身體的傷害，使他的體液與組織產生血毒症，必須把那些積聚的毒素殘餘物排出，若干時日以後，體內的臟器正常了，這些不協調的症狀才會慢慢的消失。就某種方面來說，雖然是一種犧牲，但是這種犧牲不是沒有代價的。

我想大家都明白，人體需要食物和氧氣，所以食物和空氣同樣重要。但是人的口味和慾望有時會超出身體的負荷，例如，已經吃飽了還想再吃，或已知對身體無益的東西，由於味道好，也常想吃。

刺激和過多的食物，使消化系統容易疲勞，當它無法忍受的時，毛病就發生了。而它能忍受多久，就要看它現時的健康狀況，及遺傳的好壞等因素而定，不過遲早它都要崩潰的。

總括一句話說，身體之所以被疾病侵襲，是因爲它的正常工作受到干擾，而變得不健全，失去了它原有的抵抗力。

如果消化道過份負荷，不適當食物的殘渣停留太久，冠狀動脈會硬化，可能造成心臟病突發，及其他臟器壞損也接踵而至。癌細胞就在這種情況下，悄悄的形成。

我一再提醒過大家，人類最寶貴的財產，就是身體的自我治療能力，除非他所有臟器壞到一點本錢都沒有。

人類和其他的動植物一樣，有自療能力的！其實大家都知道，時至今日，沒有一種特效藥能完全醫治好慢性疾病的。唯一的辦法就是預防。如果平日不知預防，就像開門揖盜，讓這些凶神惡煞入屋，其結果是主人不死也傷。道理非常簡單但做起來卻不容易。

事實上，根據專家估計，高達百分之八十的比例，人體能夠自我控制疾病，尤其是慢性病，因為它進展得慢，所以我們有時間糾正過來。渡過某個階段以後，個體始會慢慢痊癒。

這是古今中外的醫學專家都知道的事實。因為以往所累積下來的經驗，深知人體有自行修補及治療各種疾病的能力，就像野外的野獸飛禽一樣，只要充分的休息，就能使牠們康復。這是造物者所賦予一切生物的本能和恩典。

至於所服用的藥有無幫助，尤其是對於慢性病，常為醫學專家所爭論，因為他們瞭解得比病人還清楚。

有些專家對某種病，到底是治療所引發的病，還是其他因素引發的病，心中總是持有存疑。

如今很多專家都認為除了空氣和環境所引發之外，飲食與癌症應該有最大的關連。不當的飲食，就會引起體內異常變化。也因為這些變異，才會產生不正常的壞細胞。

這些年的確已有不少報告用改善飲食的治療法，醫好過不少疑難雜症，當然也包括腫瘤患者。

我們都知道我們所賴以生存的環境，不是我們個人能力所能改變的。但是飲食習慣卻是我們個人能主宰的，比起其他因素容易得多。

由於要提供給讀者正確的訊息，我必須要參考很多這類的書籍。當然各家的說法未盡相同，我是去其小異，而取其大同。當然讀者也可就其理智來辨別，看看是否有道理，反正試試也是對身體無害的。這是生死大事，我是本著人類應有的愛心愼重下筆，我不敢自稱是專家，不過我從做學生時代開始，就協助家父編寫過生理學，也熟讀過一些中國歷代醫家養生論誌，幾乎中外的看法極少差異，才敢綜合各家之見，集爲一冊，希望不要視爲無稽之談。

美國有位資深醫生，由於醫務甚忙，沒有多餘時間運動，加上他工作忙累，每天必須要以大量咖啡來提神。等回到家以後，當然想吃一些美味的食物來慰勞自己。所以喜歡吃什麼就吃什麼，毫無禁忌。雖然他自己是醫生，也知道他這樣做有點不對，但是他就是禁不了美食的引誘。

如此下來，他的體重直線上升，人也愈來愈疲倦，以他的醫學知識，他知道他生病了，而且病得不輕。他雖然也知道用藥治療，但以他的病來看，藥物對他也毫無作用。

所幸他有一位精通生理、生化的朋友，給他不少對疾病的原因，和治療的革命性理論，使他恍然大悟，他知道怎麼治療自己了。

首先他讓自己休息，然後調整他的飲食，戒絕刺激性的東西，儘可能吃極清淡的天然食品，甚至肉類都少碰，每餐只吃大量的蔬果，和以前大不相同，簡直是一百八十度的轉變。不久他體重下降了，人也精神得多。

家父是醫學院的教授，外子也是，他們的體重從年青到老幾乎都沒有什麼改變，他們最大的共同點就是吃得少，動得多。家父九十多歲仍耳聰目明，讀書寫作，走路如飛。我常期盼著說，等我老了能像他那樣就好了。外子每日三、四點就起床，先用早餐，然後坐下來看書，孩子們常暗地埋怨說：「爸爸總愛擾人清夢」。

因此我深信，吃得少、動得多是最好的養生之道，吃得多，動得少，絕對是有害無益。體內的食物愈多，脂肪也愈多，除了想多睡以外，做什麼都提不起勁。要想消耗體內積下的脂肪，眞是談何容易！

由於他自身的體驗，當他再回到工作的崗位上，他知道如何來治療他的病人了！

他的病人從農婦到電影明星，各行各業都有，在他所醫治過的病人中，有超過百分之九十因關節炎而不良於行的病人。

因為關節炎，他們必須經常服用像阿斯匹靈之類的止痛劑，一天二十四小時，都在受病痛折磨。

這些人因為不能運動，吃下的食物不能充分消耗，所以轉為脂肪。又因為心情苦悶，難免以食物來安慰自己，體重自然增加，更加重了關節的負荷，病情當然更痛，服的止痛藥更多。

於是他以自身的經驗，強令他們改變飲食，不喝刺激性的飲料，只准喝清水或稀釋的果菜汁，也不可以抽煙，多吃肉和澱粉、罐頭水果及糖果餅乾也要禁絕。總之，平日愛吃的東西，一樣都不准吃。眞叫他們叫苦連天，但是他以他為例子給他們鼓勵，而且既不能行，還天天的病，那種病痛的苦況，也讓他們受夠了，所以也甘心情願的接受他的戒口治療。

起先的效果當然很慢，但是他預先就告訴他們：「你必須

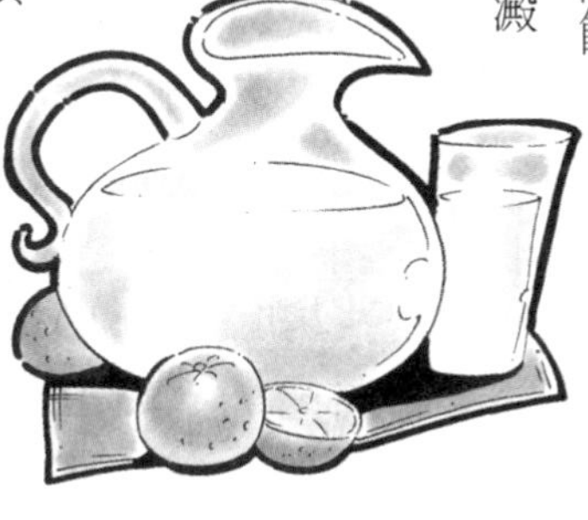

給我時間，也許一年，也許更久，因爲你的關節並不是一天僵硬起來的，你體內的毒素也累積了很多年，才演變成今天這個樣子！」

在他的治療下，很多病患的體重減輕了，關節的負荷既沒有那麼重，整個人就輕鬆了不少，血壓也回復正常。

由於既能行動，又沒有疼痛，所以以前的沮喪也消失得無影無蹤，人生的樂趣也有了，不少人還回復了病前的工作。

當然這種飲食上的改變，有些人在心理上難免有些許的遺憾，好一些以後，也愉愉的吃些以前所愛吃的東西，很奇怪的，現在吃起來總不如想像中那麼好吃。

可見人的生活習慣是可以調整的，有些人常惋息那些吃齋念佛的人，覺得世間的美味都禁絕的話，人生的樂趣就少了很多，但實際情形，好像並非如此。

有位農婦來找他，希望他爲她醫治身體的腫瘤。他檢查了她的尿液，發現有高超量的硫蛋白。於是他查詢她平日的飲食，她說她有個大雞場，因爲火雞賣不出去，所以只好自己消費。好長一段時間，他們三餐都在吃火雞，於是腫瘤就長出來了，而且愈來愈大。

他知道了原因以後，於是建議他凡含硫高的食物首先要禁絕，像有些肉類和海產，還有一些蔬菜像甘藍類。

經過半年以後，腫瘤消了一半，一年以後則完全消失了。如果他建議她開刀割除，而食物不改，說不定一年半載，腫瘤又長出來了，可能還更多，更大。

所以好的醫生治病，必先究其本，才是正本清源的辦法，治標只是苟安一時而已！

還有一個病例，是一位年輕漂亮的女影星，她子宮內長了如葡萄大小的纖維瘤，外科醫生勸她切除，她很猶疑，求教於他。

於是他也為她訂了一份餐單：就是全麥麥片粥、蔬菜，少吃澱粉，完全禁止所有的動物蛋白質。

兩年多以後，他們再度相遇，她告訴他，她一直依照他給她的餐單過日子，一年半以後，她再去檢查，醫生不敢相信，特別找出以前的片子作比對，的確不見了。

因為這個例子，益發增強了他的信心，他知道只要改變飲食，就可以把體內的纖維性瘤趕走。

但是也有不少病患根本就不相信他這一套，不願意或無恆心的嚴格執行他給他們的食譜，甚至有些還認爲他是無稽之談，連他的同事也認爲不可思議，且譏笑他這是天方夜譚，因爲他們認爲太簡單了，如果治療疾病這麼簡單，就不必要醫生了。

在醫學的領域裡，的確有不少醫生，認爲藥是萬能的，他們推崇正統的醫療，稍有偏離，則被認爲旁門左道。很多時候，他們比病人還固執，而且這種療法，不能在短期內看出效果，既不能立竿見影，也是難以說服人的地方。只有絕頂聰明的醫生，才敢不怕毀譽，作一些勇敢的嘗試，他們認爲就算沒有預期的好，對身體也沒有害處。

這種另類療法，醫生要有定見，而且要有勇氣，才能說服病人，病人更要有信心，因爲選擇權和自主權全在病人自己！

對飲食應有正確的觀念

古諺說：「病從口入」，這話說得一點也不錯！因此對進入我們胃裡的食物應該有一個正確的觀念；哪些是對身體有益的，哪些是對身體有害的，一定要分得很清楚。有益的食物，使兒童快樂的成長，健康活潑，有用不完的精力，爲日後打好健康的基礎。

有害的食物不管兒童或成人吃了都會生病，一個有病之身，你的人生能有什麼計劃！日日往醫院裡跑，精神快樂得起來嗎？當然不能，日子在痛苦中煎熬，眞不知道哪一天是他的世界末日！

因此想要過健康快樂的日子，展現你的抱負，一定要重視你的日常生活。你的健康與否，完全繫於你和你的家人選擇的食物。

有些人選擇食物，第一個觀念是好吃不好吃，所以純以美味爲第一選擇，但是好味道的東西，不一定有營養，能給我們充足的養份。這好比是冰淇淋和苦瓜，冰淇淋當然好吃，但它對我們有什麼好處，不必去問營養專家，大家心裡都明白。

大家愛吃，只是因爲它可口，給我們一點吃的快樂享受，但若多吃，後患無窮！苦瓜有苦味，大人小孩都未必歡喜，但是它卻是健康的食品，吃了只有好處沒有害處。這是老天賜給我們的恩品，尤其是對熱帶地方的人。這種不是人造出來的東西是專給我們食用的，人類雖然聰明，畢竟爲造物者所限。你的胃只能接受天然食品，人造的東西往往爲我們體內的細胞所排斥。

有些人可能從小就養成了偏食的習慣，父母沒有及時糾正他、放縱他，儘量讓他吃他愛吃的東西。像有些孩子，從小就愛吃葷，對瓜菜碰也不碰。父母也認爲葷菜比素菜營養，他愛吃就讓他多吃吧！就這一念之差，造成他的營養不平衡，還潛伏著日後易得大腸癌的危機。

所以我們應該及早養成一個正確的觀念，凡是對我們健康有益的，不論你的好惡，都應該吃。造物者依著氣候的變化，安排四時的產品，一定有他的特別用意，不是嗎？我們若違背了造物者的厚意，只有爲自己找麻煩。

一般人對營養的認識常常很模糊，且而受食品商的廣告影響很大。尤其是居住在城市的人，超級市場的架子上陳列了很多包裝精美的精製食品，只要花幾分鐘時間，打開包裝，加水及加熱，就有美味的湯菜入口。

而且這類加工食品，除了方便以外，也便於儲存，經年也不腐壞，對忙碌的現代人來說，確實有很大的吸引力。這就難怪西方人廚房架子上儲滿了各式各樣的罐頭食品了，實在是太方便，對一個好逸惡勞的現代人來說，有多大的誘惑！

可是這些加工過的食品，不但失去了大部分營養，且加添了很多不被我們身體接受的化學品，如調味料和防腐劑。短期食用，還看不出它的問題，長期食用，營養就失衡了，偏偏廣告商卻誇大說詞，讓消費者造成很大的錯覺。

其實很多癌症都可以預防的，只是我們不知道如何去著手而已！

科學雖然很進步，科學家們在這方面也做了很多努力，只是他們大部分的研究都注重在生物學、基因學、治療或診斷的技術，而忽視了其他可致癌的原因。

例如傷害婦女最大的，就是乳癌，從很多角度來看，是屬於一種環境的疾病，換言之，乳癌可以預防的疾病。只是要如何著手，並沒有很正確的訊息，讓婦女早提高警覺，知道如何去預防。讓很多婦女好端端的枉送了她們寶貴的生命。

如果他們在這方面的資訊多一點，或者有專門機構教育她們怎麼做，不管以那一種方式來講述教導，我想一定會挽救很多人。讓這些人的家庭不致破碎，兒女不會失去母親。

所有疾病都有它致病的原因，例如乳癌的病因，包括了基因的敏感度。在飲食方面歡喜高脂肪、不愛多纖維的粗糙飲食，又不愛運動，造成肥胖，這些人是最有可能患癌的。

遺傳是先天的，任何人都難以抗衡。但是後天的環境和飲食，卻是我們可以掌握的。中國人有句話說：「人定勝天」，很多後天的因素是每個人都可以改變的。像調整飲食，只要有心去做，你和我、大家都可以做到。只是很多人不明白其中的道理，往往以爲這是無稽之談，所以沒有放在心上，更不會徹底的去執行。但是每個人的飲食習慣在早期就已經定了型，所以父母的責任很大。因爲孩子都受父母的飲食習慣的影響最大。如果做母親的，在調理全家飲食的時候，沒有一個正確的觀念，或者他本身就喜歡多油、多鹽、多糖、多調味料的飲食，一家人在她訓練之下，味覺必然會跟著她改變這是無可置疑的。

其實何止乳癌受飲食的影響，其他的癌症也同樣如此，很多專家已經分析過，只是沒有乳癌患者的顯著而已！

不過這也不能只責怪母親，如果父親來自一個富裕家庭，從小就喜歡吃精緻、肥膩、味道好的食物，作爲一家之主的人愛吃，其他家中成員亦只好遷就他的所好了。所以有美食嗜好的父母，孩子個個都是美食專家，能被稱爲美食者，當然不是青菜豆腐，一定是山珍海味，在烹調上有獨門功夫的菜肴。

現代的婦女不知道是進步醫學的受益者，或是受害者。很多婦女特別注重賀爾蒙的補充，尤其是歐美的婦女，但我發現現在亞洲婦女也有這種趨向。我的許多親戚和朋友也都在服用，她們都是一班高知識水準的人。

在這方面我認爲有些醫生應負大部分的責任，因爲所開的處方，對病人獲益不大，將來可能會給病人帶來很嚴重的後果，如果雙方的警覺性不高的話。

停經後的婦女少了動情激素，所以不少婦女經常服用賀爾蒙來補助，認爲如此可減輕腰酸背痛，骨質疏鬆症狀，也多少有助恢復青春，不致衰老得太快。

如果使用劑量不當，或時間過長，則往往提高了罹患乳癌及子宮癌的危險，付出的代價眞的太高了！

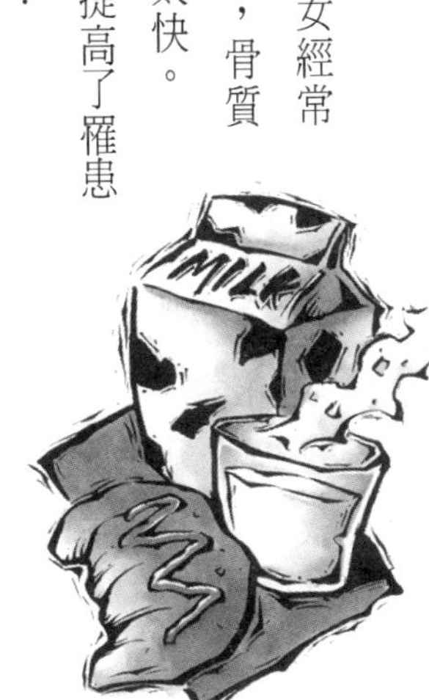

賀爾蒙療法，只適用於症狀嚴重的病人，或是短期治療，調整飲食才是首要的考慮。

停經後的婦女因骨骼礦物質流失，而導致長期背痛是很普遍的。一般人都認爲骨骼流失鈣質的原因是我們攝取的鈣不夠。但是西方婦女骨質疏鬆症比率比東方婦女更普遍，也更嚴重。很多坐著輪椅的並不是很老的老婦，而是剛過了中年的人。她們從小就飲大量的牛奶，哪會鈣不夠呢？乳品工業也勸人多喝牛奶及多吃乳類製品，才能改善鈣的流失，這是在商言商的宣傳，實際上剛好相反。

現代的營養學研究報告很清楚的指出這是一個很大的錯誤。骨質疏鬆症，實際上是由一些不同的原因引起的，其中最重要的就是食用過量的蛋白質！

我想很多人都知道，保持血液中酸鹼平衡對我們身體來說是非常重要的。肉類、蛋及魚類是最致酸的食物。若我們的飲食中有太多的酸性食物，我們的身體就會自骨骼裡抽取鈣質，用這些鹼性的礦物質來保持血液裡的酸鹼平衡。這是天賦給我們奇妙的自衛能力。

還有另一個原因，對素食者最有利，使他們免受骨質質疏鬆症之苦，就是身體吸收及利用鈣質的能力是視飲食中磷的含量而定。

還有一個更顯然的例子，就是比鈣攝取量還重要的鈣與磷的比例，比例愈低，骨骼密度的損失就愈多，骨質疏鬆的發展就愈大。鈣與磷的比例愈高，骨質的損失就愈少，骨架也就比較強健。

如果你平日的飲食是喜素的話，對你日後的骨骼保護得越好，因為蔬菜和水果所提供的鈣則形成強烈的對比，如果蔬菜中的鈣磷比例較高，所能利用吸收的鈣質則更多。

例如，萵苣所含的鈣並不特別高，但是它的鈣隨時可被身體利用，因為它的鈣磷比例是肝的七十倍，是牛豬肉的二十三倍。

最能被利用的鈣來自高鈣磷比例的食物，如綠葉蔬菜。這些菜所提供的鈣質比動物性的食物還要多。

事實上，攝取的蛋白質愈多，骨質疏鬆症的情形也就愈普遍，也愈嚴重。像北美、芬蘭、英國和瑞典，這些都是肉類和乳製品消耗量最高的國家，相較之下，非洲婦女就差得遠了。

一般的非洲婦女每日攝取的鈣質，不及以上國家的婦女三分之一，但他們從來沒有缺鈣的現象。她們各人平均都生一大群孩子，且每個都用母奶餵養。一生中難有幾次食肉機會，更別說每日喝牛奶了。他們平日食用都是一些低蛋白質的食物，這些食物使他們骨骼裡的鈣不會流失，所以牙齒完好。儘管她們生育了許多孩子，她們骨骼照樣很健康，這是文明社會難得一見的。

乳品工業的人士不肯承認這個事實，認為非洲婦女之所以沒有骨質疏鬆症，可能是遺傳因子的關係。可是生長在美國的黑人婦女，與生長在非洲的黑人婦女，是同祖先，同血源的。因她們吃的是西方飲食，所以有與白人婦女相同程度的骨質疏鬆毛病。

另外，我再舉個例子，與非洲班圖人情形相反，是愛斯基摩土著。由於生活在冰天雪地裡，植物性的食物幾乎沒有。日常所食都是魚和獸，他們攝取的鈣質是全世界最高的。他們飲食中的蛋白質也是全世界最高的。他們患骨質疏鬆症更是全世界最高的。所以說攝取過量的蛋白質，是罹患骨質疏鬆症的主要原因。

如果素食者所飲牛乳、蛋及乳酪，他們所攝取的蛋白質和肉食者一樣多的話，他們的骨骼還是會比較不強壯，因為肉類、蛋、魚及乳品，除蛋白質外，在其他方面亦會促成骨質疏鬆症。

除了攝取大量蛋白質是促使骨質疏鬆症主要原因之外，還有吃垃圾食物，喝過量的可樂，食過量的鹽、油及致酸的食物，也都是致病的原因。

除了骨質疏鬆以外，又發現還有其他的疾病也是源於攝取過量蛋白質，特別是動物性蛋白質，其中一種就是腎結石。

因爲過量的蛋白質，而使骨骼中流失的鈣，在血液中中和其酸鹼度的功用以後，一定要從血液中排出。而我們從飲食中所攝取的，但因磷鈣比例太高，而無法被利用吸收的鈣也是如此。這些鈣最後都被排到尿液裡，致使腎臟系統的鈣含量很高，而凝成結石。這些疾病發生在肉食者中的機率遠比素食者爲高。

另外還有一些證據證明，過高的蛋白質與腎臟纖維被破壞，及腎功能的退化有關。

多餘的蛋白質並非很容易隨尿液排出，腎臟必須很辛苦的工作，才能將它排出。用動物實驗的結果顯示；飲食中的蛋白質愈高，腎發炎及腫大的機率也就愈大，病情也愈嚴重。這是用動物試驗的結果。

同樣的，我們人類如果過度食用蛋白質，我們的腎臟也會像受試驗的動物一樣。腎臟有受損過，或已經失去了一邊腎的人，通常都可以用限制蛋白質含量的飲食來確保另一個腎的功能。腎功能有障礙的人，若不限制蛋白質的攝取，而讓他繼續吃肉的話，他們的腎就會迅速惡化。

因此，我必須強調的一點，腎病與過高蛋白質的關係，就如同骨質疏鬆與過量蛋白質的關聯一樣。在這方面已有太多的專家作過試驗，其結果都是一樣。

早期的試驗發現，老鼠在餵食動物蛋白質時，長得最快，由於這個發現，而讓一些科學家認爲動物蛋白質比植物性蛋白質優異。可是「大」未必就是好！後來重複做了多次試驗以後，得出的結果，卻是這些吃肉的老鼠的確生長較快，可是死得也較早。而且還會出現很多素食老鼠所沒有的疾病。

他們同時也發現，肉食者患癌的比率比素食者高。

康乃爾大學營養教授可林，他是美國癌症研究所一名資深的科學顧問，他說「自飲食中攝取過高的蛋白質，與乳癌、攝護腺癌、直腸癌有很密切的關係。」

癌症的治療過程很辛苦，而且非常不具效率，對患者的心理打擊也很大。如果從年青時候就開始注意飲食，或者更早，癌症的發生率一定會減低很多。

目前很多醫療機構都在提醒婦女經常自我檢查，因爲只有乳癌這種瘤腫是可以用手觸摸得到的，而且患者也最多。但事實上即使所謂早期發現，也常不早。等到自己能觸摸到，經常都已到了惡化階段。

又即使用X光攝影檢查也有百分之五至十的誤診率。

手術、雷射與化療，是現今西洋醫學最具威力的武器，但卻令患者受盡折磨，而且療效亦非很好，其副作用更讓患者難以忍受，情緒沮喪是免不了的。

我建議趕緊從飲食著手，少吃致酸食物、心情放寬、臥床靜養。如果體力還好的話，可起來做些輕鬆運動，或作短程旅行，探視親人或朋友，儘量的調適自己。或者找可靠的中醫師，兼服中藥，可以減輕病中的不適及延長壽命。

動物就是如此，當牠們生病的時候，如果牠們身邊能找到醫牠的病的草藥，這是上天所付予給牠們特有的智慧，牠會馬上找來食用，然後找個沒人打擾的地方靜臥下來，等待體力恢復。

我們人類也應該如此，在無可奈何的時候，傷心流淚，怨天尤人，於事無補，應該把一切不如意事拋開，放鬆自己，或者乾脆認命算了。這樣心情才會平靜下來，把一切交給上蒼。

別以為這是消極的做法，這才是自救的作為。只要我們心情一放平靜，雜念拋開，身體裡就會發放出一種物質來修正那種讓你生病的化學物質。

我的先生常跟我談到這一點，他是中西醫學都熟識的資深醫生，且兼有生化學位，除每天勤讀醫書外，亦喜讀很多哲學方面的書籍。他說：這種機轉是上天本就付給我們的，像很多動物一樣。在我們生命有危機的時候就會釋放出來。問題是你必須身心都平靜下來。

當然其中的機轉和一些生化名詞我無法一一轉述，讀者也無需知道太多，因爲不是三言兩語就能說得清楚的，必須對醫學方面有相當的瞭解，你才知道原來如此！所以一般人只要知道有這麼一回事，在大病來臨的時候，放鬆自己，使身心都能有最充分的休息，讓身體裡這種奇妙的天賦物質，發揮作用就夠了。

世事無常，禍福難料，在你我的朋友中常有一病幾十年而仍活得好好的，已經高壽了還是和常人一樣。有些生龍活虎、身強體健的，卻一下子就走了。所以說我們的命運，可由於某種因緣而大幅的改變，也不是沒有可能的。

生命是老天爺給的，誰也不知道那一天是我們大限的日子。因此我們立身處世，多爲他人設身處地想想。待人寬心，自己就會寬心，這是恆久不變的道理，也是養生之道。行事若能無愧於心，自然心安理得，少了很多紛爭，也少了許多煩惱。心計用得多，煩惱也就多，煩惱是最傷身的，不是嗎？

癌症是異常細胞的快速分化，其危險性將經由血流或其他的循環系統，淋巴系統而延及身體其他部位。

引發癌症的原因很多，在五十年代就已知道，有服用過受孕賀爾蒙的婦女，她正值青春期的女兒，已開始有罹患生殖器方面的癌症的可能性。甚至她們的兒子也將患有睪丸癌，這些都是後來才發現的。

又如小孩的頸部經過放射線的輻射之後，在未來的幾十年中，也有可能罹患甲狀腺癌。所以有經驗有愛心的醫生都會勸人慎用這些高科技，偶一使用不當，所產生的後遺症不是當時就能料到的。

對於癌細胞如何開始，我們所知不多，目前研究所得，發現至少有二個不同階段與癌症的蔓延有關，即啓動期與擴散期。

化學藥品，不適當的飲食，遺傳基因，都能引發啓動。癌細胞一經啓動，擴散將促使其數目增加。

食物中的脂肪，可以演變成啓動因子和擴散因子，直接作用在細胞和細胞的基因上。

食物中的脂肪也可能會藉由改變體內細胞生理環境而導致癌症。

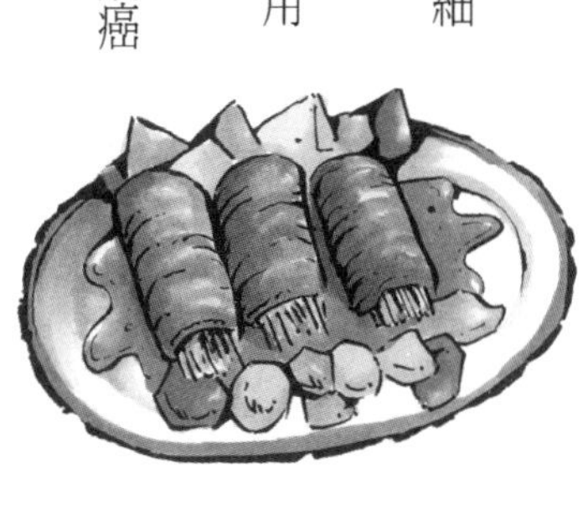

我們知道擴散能夠經由各種外力因素而導致。例如，飲食、賀爾蒙、其他藥物的副作用、化學物品、酒精、煙草和免疫系統出狀況等等而形成。所以爲什麼我要特別強調飲食，因爲我們體內所有細胞都受我們吃下肚的食物影響。

我們既然已知這些成因，所以就要想方法消除和抑阻這些擴散因素，來減低癌症發生的可能性。

食物中的纖維、維他命A、C、E及十字花科的蔬菜，像綠菜花、包心菜、紅蘿蔔等等。能減緩腫瘤抗散因子的成長。水果類含維他命C最多的柑、植物性的蛋白質，酵母和黃豆、青豆類都是最好的食物。

飲食中的纖維質，對於降低腸癌、乳癌發生的潛在危險性，具有相當的重要性，這幾乎是所有醫學專家和營養專家都同意的觀點。

我們不能否認醫藥專家對這些患者所作的努力，但我們更應該相信，我們只要在飲食方面稍加調整，無需花費太多的金錢和氣力，自己就能有效的防止很多疾病。就我們目前所知，存在於食物中的啓動因子和抗擴散因子，將對癌症發生與否，起很大的作用。

漫談精神力量

精神力量經過古今中外，歷史的記載和科學家的試驗觀察，已知人在緊張、驚恐、憂鬱、焦灼時可以產生疾病。心情改變時，可以改變疾病、抵抗疾病、治療疾病，也可以預防疾病。

今日醫學界，已普遍覺悟到精神力量的偉大，常常討論到心靈與疾病的密切關係。

古人說：「攻心爲上，攻城爲下」，此不特是戰略上的精深原理，就是高明的醫道，何嘗不著重攻心。

最顯淺的例子，很多所謂名醫者，其用藥絕大部分與普通醫生相同，但因病人對各個醫生的信賴不同，其效果常有天淵之別。這種結果，可謂中外皆然，只是很少人會去特別觀察和注意罷了。

譬如「安慰藥」的研究，所謂「安慰」藥是將全無藥效的東西，如粉末、葡萄糖之類，仿造成特效藥，形色香味幾可亂眞。

然後以兩組相同病病人作試驗，一組投予「眞」藥，一組投以「僞」藥，同時記錄其效果。

有時爲嚴格比對起見，主持試驗者，非但瞞過病者，而且瞞過醫生，此之謂「雙盲法」。

經過精密的記錄，和細心比對，所得的結果，眞僞兩藥往往相差甚微，由此可見精神力量的微妙。

現在我再舉中外的幾個實例，更加證明精神力量不可思議。

其一：很多年之前（此事曾載於台北中央日報）也許有些讀者還記得這段新聞。

有一突然音啞的老婦，累醫不好，在台大醫院也醫了很久，亦未見改善。

偶然因爲遷移病房，護佐不愼，把她從病床上掉了下來，她立即大聲喝道：「你們幹什麼？」從此不藥而愈。

其二：美國有位少婦，攜子外出購物，一時疏忽，讓子被車撞倒，壓在車底下。這位氣急敗壞，驚恐萬狀的母親不知何來神力，一衝上前，二手一舉，就把車頭抬起。直到旁人把她愛子救出，她才慢慢的把車頭放下。在眾人驚奇的注視下，她也茫然，不解自己爲什麼有此神力。

其三：此事與我家有關，也是哥哥們的啓蒙老師，和我們生活了好幾年，晚年足部患嚴重風濕關節炎，舉步艱難。但當日軍在他家附近登陸時，（據說是抗戰勝利那一年）他卻能一口氣跑了三十多里路，逃出日軍搜索範圍，此後他的足疾也好了。

其四：美國有本暢銷書，書名是：《魯爾德鎮的奇蹟》（*The Miracles of Lourdes*），記述法國南部一小鎮，聖母顯靈的事蹟，（此事**Readers Diges**曾載有此書的摘要，中文報章雜誌多有引述）。作者起先不信，特地趕往該地，實地觀察年餘後，作了非常詳細的紀錄，所見各種絕望病人（都有醫院證明），一到此地，迅即痊癒。

許多疾病，包括過敏症，都與精神因素有關，例如，緊張、驚恐、憂鬱、焦慮時，最先出現的是胃慾消失，也常兼有嘔吐，腹瀉或便秘。

第二次大戰時，很多被空襲的城市，常出現「空襲性胃潰瘍」流行，例如，英國，每次大轟炸之後，便有許多病者因胃出血而留醫。

又漁民也是腹瀉及胃潰瘍特別多，大部分是因爲討海生活，既緊張又驚險，且收入也極不穩定，造成他們很大的精神壓力。

窩爾夫氏等（S. wolf and H. G. wolf）因長期觀察一個胃部造瘻的人，而獲悉胃部會隨情感而起變化：

當恐懼突如其來時，胃壁變爲蒼白。

慢性焦慮，則使其胃壁充血，蠕動及胃酸增加。如經久則更劇烈，粘膜會腐蝕出血，成爲慢性潰瘍。倘若生活環境改變，情緒轉佳，則潰瘍迅速改善。

此外，癌症、心臟血管症、血壓過高、循環虛弱、嬰兒惡性體質、糖尿、甲狀腺機能亢進、痛風、哮喘、濕疹、頭痛、腰痛、關節炎、青光眼、角膜炎等，都與心情有關。

最近更發現惡性貧血，也受心理因素所支配，在發病之前，病者多有因重大損失或感情打擊，而令精神沮喪的病史。

很多人都知道患病的人，若受精神打擊，往往輕病變重，重病變危，這在心臟病或血壓高者，更是顯明。

反之，倘一切順遂，環境變好，生活漸入佳境，以前所有的壓力及憂慮都已消失，心情頓感輕鬆，精神獲得安慰，求生欲望自然增強。生機一起，生理機能馬上就會改變。這是古今中外所有的醫學專家皆公認的事實。

以往歐美很多醫院只準家屬短時間探訪，病人一旦住院，好像頓失依靠，心情很難愉悅得起來，尤其是兒科病人。這些幼童，最親者是父母，最安心的環境是父母兄弟姊妹共處的家。一旦離家，又見不到父母家人，其不安恐懼可想而知。對其病情非但無益，反而有害，因爲哭泣，不安和恐懼，必然影響胃口和睡眠，這些都不是醫生和藥品可以取代的。

有鑑於此，晚近很多醫院反而希望病童的父母，尤其是母親，若能廿四小時陪伴最好，最少也要有位親人在病床邊，讓孩子感到心安。

一位有經驗的醫生，除給病人藥物治療以外，最重要的還是要給患者心理治療。尤其是如癌症，或重病患者。因爲此時此刻，醫生的話，是最易使病人信賴。因此他的話無異是一顆定心丸，定心丸一吃，心就安了，心安以後，胃口好了，睡眠也好了。

醫生應不應該告訴病人眞實病情，眞是見仁見智的問題。歐美醫生幾乎是實話實說，其中有幾個原因：第一，財產處理問題，如果他沒有預留遺囑，在他身後政府將會接管，對家屬是很大損失。第二，如果他是私人企業主管，要給他時間處理。第三，他若還有未了的心願，未去遊玩過的地方，可以利用他僅有的時間好好的計劃。第四，現代人知識水準提高了，尤其是對「知」的權利要求很高，所有的檢查報告，所用什麼藥，患者都心知肚明，根本騙不了他。第五，醫生若好意說謊反而會招致麻煩。

不過一句話會有多種說法，可以告訴他實情，但是也應安慰他任何事都有可能改變，包括生死大事。像又有好的新藥問世，或者採取另類療法。又或者既然已被判死刑，乾脆把生死之事拋開，說不定也會有轉機。

外子常告訴那些被大醫院判無望的病人：那些話你聽聽就好了，不必全放在心上，人的命雖然是老天給的，但你若不想死，你還是可以和老天爭。先把心情平靜下來，做你該做的事。因爲每個動物老天都給牠一件寶——就是自療能力，人類也是一樣。人體的生化機轉會隨著人的心情而轉變的，心情要正常，病情才會有轉機。

他的解釋是，人在生病不正常時，身體中原先正常釋放出來的各種蛋白質腱的抗體，會被免疫系統誤認是外界入侵的細菌或病毒分子，以作爲攻擊目標，再度製出次一級的抗體，或細胞毒素由脂肪代謝來的，如各種干擾素，加上血中由碳水化合物葡萄糖代謝物，作爲凝血用的補體，相互作用，於是就形成一個混亂的局面。

這個時候，最需要的就是情緒正常，心要先平靜下來，不要慌張失措。就像打群架一樣，在亂作一團的時候，往往自己人打傷自己人。冷靜下來，各種的混亂局面就會慢慢休兵，各自回到自己的崗位上，重新出發，各司其本職，則一切又會慢慢正常。

這不是什麼標奇立異的理論，也不是純粹是安慰之詞，就算它是安慰之辭吧，安慰藥能醫好病人，安慰之辭也是可以起死回生的，就看你的信心夠不夠了。

外子行醫多年，也教書多年，中醫西醫，生化都有相當深入的研究。因爲他是我先生，所以我不便爲他吹噓太多，不過這是救人命的事，聽聽又何妨。

去年我們小診所突然來了一位被父母架著來了一個年輕病人，他患的是遺傳性疾病，肌肉完全無力，兩手無法舉起。他是被溫哥華總醫院宣佈，無藥可救的病人，於是情緒大爲失控。不飲不食，也不想見任何人，短短的一個月，人已枯瘦成一把骨頭。他拒絕

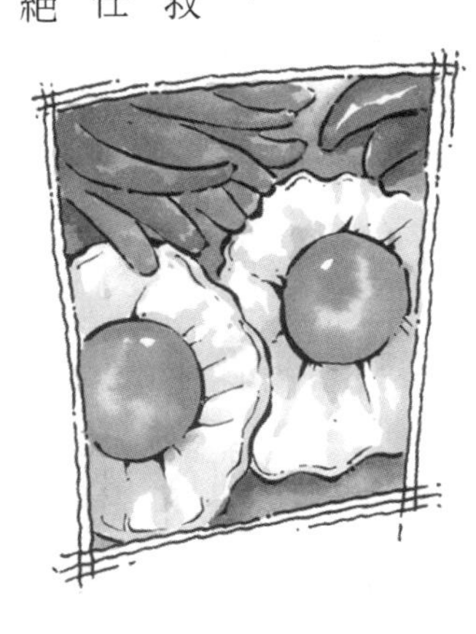

任何治療，我們花了一個多鐘頭安慰他，爲他解釋各種生理、生化受情緒失控的變化。他是獨子，媽媽的眼淚一直在眼眶裡打轉，那種慘狀，壓得我們心頭好沉重。半個月以後，他請他父母再帶他來一次，情緒已好轉很多，後來他就自己開車來了，最近還帶了他的女朋友來，好像把我們當他的長輩，有模有樣把他的女朋友介紹給我們。

加拿大是公醫辦得很不錯的國家，病人到私人診所看病要自掏腰包，因此全是西醫放棄了的病人。對於這些疑難雜症的病人，常常壓得我們心中好沉重，受不了的時候很想關門算了。但是好些舊病人常常求我們：「你們就算中了六四九，都千萬不要關門，因爲我的病還沒全好。我不想打擾你們的家居生活，所以診所還是開著吧！」這些病人在看病的時候，送我們一張六四九，說希望我們中了，分他一半，讓他有錢再來看病，也讓我們可以多出去渡假散心。

說實在的，年歲日長，就想樣樣放輕鬆點，偏偏這個行業讓我們輕鬆不了！我希望我的讀者們相信精神力量的重要，因爲我看得太多了，不信都不成。

當我們還是很年輕的時候，我先生是某教學醫院的住院醫師，他有一位老年的癌症病人，一再求他，他還有一樁心事未了，就是他的獨子在美讀博士，他想出國去看他，希望能讓他多活點時候。

病人的要求，醫生總是希望能如他所願，所以特別費心照顧他，讓他了了這最後心願。

不久外子再到美國進修生化，回國時，突然有一天清早，一位老先生來看我們。一看之下，原來是他，心中眞不敢相信，而且身體狀況還很不錯。細問之餘，他也說不出一個所以然來，只說兒子學位拿到了，也謀到了一份很好的差事，他在他家住了半年，就和老伴回來了。也沒吃什麼特別的藥，只是多休息，每餐吃得很清淡，間中服些維他命，如此而已！

幾年前，也有一位乳癌病人，她是醫院開刀房的護士長，也是被醫生判爲只有半年的命，化療過後，她來找我們，希望用中藥改善因化療的不適。幾個星期以後，她的胃口好了很多，頭髮已慢慢的長了出來，她問我們能不能遠行，她想到墨西哥看她兒子，她兒子是總工程師，正負責一件重大工程，他沒辦法請假回來看她，她只好趁體力還可以的時候去看看他。

幾個星期以後，她笑容滿面的回來了，她說：「你不會相信吧！我兒子一家都被流行性感冒傳染了，只有我沒有，大家都說眞是奇蹟！」

世間眞的有很多奇蹟，只是不明白個中原因而已，我只好把它歸類爲精神力量了。

以上是令人開心鼓舞的例子，但也有令人非常惋惜的例子：

有位台灣過來的新移民，年紀只有四十出頭，患了孔癌，被癌症中心判爲末期的病人，在朋友的介紹下，來到我們診所，她因爲年紀尙輕，孩子還很小，她心中常焦慮著如果走了，孩子沒了親娘怎麼辦？在聽說病情的時候，眼淚掉個不停。害得她的朋友和我都忍不住陪她掉淚。

這些年從中外人的情緒反應上，可以看出有很多不同之處，外國病人也許是宗教信仰問題，給他們一種安定力量。尤其是中年以上的患者，即使兒女仍未成年，他們都未必像中國父母那樣牽腸掛肚。也很少擔憂自己的另一半，將來再婚以後會不會善待自己的兒女。一方面外國夫妻離婚率很高，很多人都在單親家庭長大，後父後母司空見慣。我就看見過一對繼母繼女相處得非常快樂，在候診的時候一直有說有笑。我起先還以爲她們姊妹，因爲年齡上很接近。誰知我的話才出口，那位年紀稍長的就自我介紹說：「我是她的step-mother。」

另一個原因是外國法律很保護兒童，後父後母不可能會虐待孩子，一方面孩子會投訴，二方面鄰居也比較愛多管閒事。如果不是太搗蛋，沒有必要爲自己招惹麻煩。

另一方面小孩獨立得早，高中一畢業幾乎全部離家，不管是讀書或就業，很少再同住在一個屋簷下。父母若沒錢給他讀書，他可以半工半讀，或向銀行貸款，所以爲錢而發生摩擦的例子不多，和中國家庭很大不一樣，所以牽掛比較少。

而且由於宗教信仰，對生死之事也比較放得開，他們認爲總有一天，大家都要回天家的，那時候就又和自己所愛的人團聚了。

像以下那位中國太太的反應是絕無僅有。經濟十分寬裕，即使是知道自己只有一年半載的命，如果體力還好，也會照常出外渡假。見到心愛的花草也會買幾盆，放在家裡欣賞，至於漂亮的衣服更是不會放棄。像這些坦蕩自愉的地方，在中國人裡似乎很少見。

我們有一位醫生病人，他是很傑出的一位外科醫生，他說人若患了病，一定要有三個支持：信心、經濟、家庭。

他是內行人，當然知道信心非常重要，如果信心不堅強，求生意志低落，再好的醫藥對他也無能爲力。有信心、還要有錢，才能不必急著去找工作，安心養病。

最後也是最重要的，就是有愛你的家人，覺得自己忍受疾病的煎熬，是要想和愛你的家人多聚幾年。彼此相親相愛，享受溫馨的人生。如果這個條件沒有了，人生眞是索然無味。

因爲他從事醫療工作很多年當然從他的病人中有非常深刻的體會。所以我常語重心長的勸慰我們的病人，人生相遇是緣，能成爲一家人更是緣。你爲別人付出，人家亦會爲你付出。世事本無常，心中常存一絲善意！即使是反目夫妻，因爲你的付出，對方會感激，做兒女的更會感激。因爲你的付出，將來在你老了，病了的時候，你的兒女會加倍的照顧你，原因是你對他們所愛的媽媽或者爸爸好好照顧過，那份心中感激之情，在你需要他們的時候，他們會加倍的代他們所愛的人還你。中國有句勸人爲善的話：「善有善報，惡有惡報」，如果你世事看多了，眞的就是如此，不是只是一句口頭禪。

堅強的意志，可以抵抗疾病，就算是最險惡的疾病，若有堅強的意志，往往也可以逢凶化吉的。

我的父親在他的《李氏療學》一書中，曾提過以下的例子，「德國醫聖霍后氏（Robert Koch）在一八八三年，霍亂大流行時，發現霍亂菌。這是了不起的發現，他將純菌培養出來，作爲霍亂病源的證據。

其時衛生專家白亭科斐爾氏（Maxvon Pellenkofer）不信細菌之說。他與同事及幾位學生，大家一同把純菌吞下，結果他自己只發生輕瀉，另外幾位則發生霍亂特徵性重腸炎，沒有一個因霍亂而死亡。這眞是不可思議的事，如果要追完原因，大抵歸功於他們意志堅定吧！」

世間事只要下定決心，必有可成之日，古人說「世上無難事，只怕有心人！」可見「心」是主宰一切，中外學說皆然。在臨床上，常見一些「絕症患者，如果他求生意志堅強的話，往往可以逢凶化吉，再怎麼樣，他的壽命也會延長數月、數年、甚至數十年。

倘若精神防線動搖，就像作戰一樣，眞正是兵敗如山倒，輕病也頓成重病。所以古今中外良醫，不但要鼓舞病人的士氣，堅定他的求生勇氣，與藥物相輔相成。反之，從病者的心理狀況，也常能判斷其結局，所以坦白的說，醫生所能盡力的眞的不多。

但是醫生若肯給患者堅定的保證，和熱心的鼓舞，往往可以使病人心理安定不少，有時險症也能轉危的安。很多宗教家自喻神假借他的手，可以爲信徒治病，而很多信徒也深信不疑。除聖經上有記載這些神蹟以外，中國民間也有不少這些例子。在他們祈禱施術後，的確能使跛者行、盲者開。諸如此類的事實，我們不能否定完全是騙人的勾當，因爲事實就是事實，因此我們不能不歸功於精神力量。

自佛萊特氏（S. Frend）發明精神分析後，有些身心疾病，憑此法把潛藏在心中的憂懼憤恨宣洩出來以後，病情就慢慢好了。

所以有學者認爲催眠術可以治病，美國婦產科專家（De Lee）深信無痛分娩，使產婦少受臨盆時的陣痛，甚至還說將來不懂催眠術的，不能勝任產科醫師。

在中古時候，西方有些患腫瘤的患者，經國王撫摩後，有治好的傳說，即所謂（Royal Touch）。在十七世紀，英法都曾普遍施行，據說路易十四曾撫摩過二千五百人以上，查理二世更曾摩過九萬多人。英國外科聖手魏士曼曾說，親見此奇蹟治愈的，數以千計。

當然以現代人的眼光來看，這些無異是神話，很難說服讀者，但現代亦有不能根治的末期癌腫，經祈禱後而痊愈的實例亦時有所聞。這些眞人眞事，都是中外報張雜誌爭相報導的新聞，這又作何解釋呢？

美國新奧爾良城有位修女——茲爾特魯德（Sister Gertrude）患了胰臟癌，因爲她在醫院工作，當然在醫療照顧上有許多方便。經剖腹切片檢查，證實已無法救藥。經同事朋友為她反覆舉行「九日禱」（天主教連續九日的祈禱）後，不久即精神充沛，還連續工作九年。後來遷居到聖易城，才死於肺栓塞。剖屍檢驗，胰臟癌完全消失。此事中外報紙都有刊載，雖然這類例子不多，但畢竟也常有，不是嗎？中國人有句俗語說：「信則真」！

像這些例子，當然信徒說是神蹟，但科學家都認為這是不折不扣的精神力量。精神力量既然可以治療疾病，當然也可預防疾病，首先我要告訴讀者諸君的，若想延年卻疾，唯一良方是小心飲食，情緒輕鬆，身心安適。

至聖先師孔子說：「仁者不憂」，為什麼會不憂，因為心中坦蕩，度量恢宏，存心仁厚。在上者仁民愛物，在下者謹言愼行，與人為善，無怨無尤，不貪不求，飲食適量，在上者既然仁民愛物，當然不會窮奢極欲，所以飲食也如一般人一樣不求肥美，布衣粗食，自然身心安適。這是修行養生之道，遵此法則過日子，長壽又有何難？

凡是受過中等教育的，都讀過文天祥的「正氣歌」，他

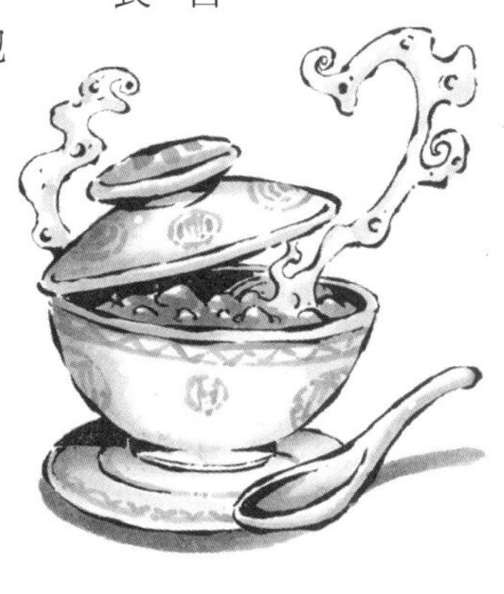

被囚在地窖裡數年，寧死不屈，受盡折磨。被各種惡氣，如水氣、土氣、暑氣、寒氣、眾囚犯排泄的穢氣薰蒸，既不見陽光，更少新鮮空氣，換了常人，早就病死了。但他並未得病，他自謂是內在的浩然之氣，才使他百病不侵。

他在「正氣歌」裡說：「如此再寒暑，百沴自辟易。嗟哉沮洳場，為我安樂國，豈有他繆巧，陰陽不能賊」！

人生在世，豈能事事如意，所謂人生不如意事十之八九，所以長長幾十年，必然有順境，也有逆境，當處於順境時，日子當然好過，眞是不快樂也難！

但是逆境來時，怎麼辦呢？怨天尤人，非但於事無補，反而日子更難過，不但自己愁腸百結，消耗了精神鬥志，沒有了歡笑，也影響健康，害了自己，也連累了家人。

所以奉勸讀者君，已經發生的事，已經發生了，只好認了，不認又怎麼樣？惟一自救的是；把心平靜下來，仔細思量一下，有什麼補救的辦法沒有，不要亂了方寸，則什麼事都做不成了，還想脫困！

我最欣賞中國一句名言：「山窮水盡疑無路，柳暗花明又一村」！

這好比登山迷途，如果又慌又亂，亂走亂撞，必然耗盡體力。倒不如暫時立在原地，仔細觀察周圍環境，先辨別好東西南北。東南西北分清楚以後，自然會想起來時路。既然曾經走過的路，依稀總還有一點印象，用心多想想，就不難脫困了。

我爲什麼一再強調精神力量，因爲從事我們這一行的，見識過的例子太多了，有時候一些被醫生認爲無法救治的病人，幾年以後他又突然出現了。你或者以爲他遇到了什麼神醫，醫好了他的病。細問之下，完全不是那回事，病人也不知道爲什死神會放他一馬，反正走到這一步，他什麼都放開了，過一天算一天，還能再活多久，他早已不去想了。

就是他「早已不去想了」的心態，使他活下來了，你相信嗎？

防癌與致癌

任何疾病都是預防重於治療，更何況是癌症，所以筆者在執筆寫時，最先考慮的是我的讀者群，我最希望的是每個家庭「煮婦」都能看得懂。所以用最顯淺的文字，最易懂的原理；以食物對人體的利害關係，逐步分析，儘量使每個人都清楚自己的生活習慣，所吃的東西是否對健康有幫助。從小就當心飲食，絕不會變成胖子，或其他慢性病的患者。預防癌症的發生就是從這方面入手。即使日後他們因爲工作關係，暴露在高致癌物質的環境裡，由於懂得在食物方面的保養，危險性也會減低很多，這是筆者衷心希望的！

近年來許多醫生已經承認，免疫系統對抵抗傳染性有機物及傷口的復原，居功至偉。同時他們也承認免疫系統亦可用來抵抗非傳染性疾病，其中最引人關注的就是抗癌亦有效。

癌細胞雖非體內無中生有的，但也非外來之物，它是由組織構成的，是人體本身育孕出來的。

癌症的形成可能反映患者本身的防衛能力衰弱，也表示患者的抵抗力和疾病擴張之間的均勢已遭破壞，有利於疾病的發展。因此癌症治療應該加強患者的抵抗力，讓它有能力抑制癌細胞的生長。而人體抵抗力爲什麼會減弱，就不得不考慮到他平日的生活環境，和飲食習慣。如果他生活的周遭環境沒有特別過多致癌物質，那麼他一定是在生活嗜好上，及飲食方面出了問題。如吸煙、酗酒、熬夜及飲食不均衡。所以近年很多研究治療癌症的專家，一致強調必須加強患者的免疫系統，方能禦防和抵抗癌症。

中國醫學對於防病的觀點是「不治已病，治未病」。這是積極性的防禦做法。根據美國國立癌症研究資料統計，百分之三十的癌症是由吸煙所引起，百分之三十五是與飲食有關，兩者相加已是百分之六十五。其餘的像遺傳、生活環境和情緒刺激等，雖然也免不了關係，但在比重上，不若飲食的影響大。

新陳代謝方面專家，認爲癌是一種慢性的、系統性的、新陳代謝的疾病。因受到偏食，導致免疫系統失調的影響，而產生癌細胞的增殖，所以他們的看法是許多外在因素只不過是順水推舟，助其一臂之力而已。

一向很多腫瘤醫療機構皆集中全力做如何消除、減少毒害，或燒死它的各種方法，來阻擋癌細胞的增長。這是消極的做法。不管是切除、化學療法、放射療法，都會引起很多的副作用，使患者受盡折磨，更削弱了他本身的抵抗力，因爲所有用的藥都是以「毒攻毒」的肅殺辦法，少有建設性的。利用放射線治療，對人體也是具有負面影響，不管結果如何，其過程都使患者身心備受壓力和傷害。

有鑑於這種消極療法對患者所受的折磨，所以有人喊出：「治療比疾病本身還可怕」！

但是不管用什麼療法，都沒有立竿見影的奇蹟，所以新陳代謝專家才想到，若要阻止腫瘤的擴散，最好的辦法是從調整新陳代謝的功能著力，增強患者的抵抗力。他們不敢奢望腫瘤能減少或消滅，只希望在以後的日子裡，好的壞的細胞能和平共存。這種附帶的收獲，不無解除性命威脅的作用。因爲以專家的眼光來看，腫瘤減少並不是表示癌症已經痊癒。身體的抵抗力一旦減弱，就像俗話所說的：「野草燒不盡，春風吹又生！」

所以以上這些專家的觀點是；預防、控制或治療癌症的最佳武器，是擁有一套完整及堅強的免疫系統。因此營養對於強化免疫系統有舉足輕重的作用。

所謂營養，就是飲食要均衡健康，吃絕對新鮮的食物。包含各種的維他命和礦物質。這些東西，在生物學上幾乎都具有抗氧化劑作用，能保護細胞，抵抗周遭的許多致癌物質，也有強化免疫系統的效用。

從許多研究報告中指出，維他命A用於腫瘤效果奇佳，但使用它治療癌症，必須用高劑量才能加強細胞介質的免疫力。肝臟若吸收過量維他命A就會中毒，所以取捨之間眞是兩難。唯一的辦法就是從食物中吸收，但在效果上遠不及服用藥劑之有效。

目前證明微量的硒，能加強維他命E的效用，因此能保護人體抵抗各種癌症。以患癌症的動物作試驗，效果顯著。飲食中硒含量愈低，罹癌的比率愈高。因爲維他命E和礦物質的硒能加強人體的免疫力。兩者都是抗氧化劑，能清除血液中的過氧化物。這些過氧化物會破壞細胞黏膜，增加腫瘤轉移的危險。

眞正來說，預防癌症應該從童年就要開始，所以父母的責任很大。如果在孩童時就注意孩子的飲食，養成良好的飲食習慣，將來有助於提高身體的免疫功能，減少各種疾病，和有利於預附癌症的發生。如果以正確的方法養育孩子，不讓他們營養過剩或偏食，也不會讓他們營養不足。在他們生長發育時期，就把身體照料好，就是最好的對抗疾病的預防方法。

早些年，我到大陸探親和旅行，發現很多祖父母和父母，他們極力鼓勵孩子們吃大魚大肉，而且吃得愈多他們就愈高興，其他蔬果則不太要求，眞讓我大吃驚。我不禁好奇的問他們，爲什麼從小就教他們偏食？他們說：自己小的時候，從來就沒有吃飽過，米都不夠吃，魚肉就更不用提了。自己小時候吃的苦，現在有能力了，就要好好的吃，小孩從小吃得好，長大了身體才會好，不要讓他們過自己當年的苦日子。

時代和環境造成的觀念誤差，眞使我深深的嘆息，我眞的爲他們擔憂，這樣養育出來的孩子，除了胖以外，很難有健康的身體，恐怕他們是事與願違了。

台灣早年也是如此，我做學生時候，同學們的便當都經常是幾片黃蘿蔔，和一點酸菜或小魚乾，如果便當裡有幾塊肉，那一定是大拜拜之後留下來的。台灣富足也不過是近二、三十年的事。那個時候，天還未亮，就會聽到一片雞啼聲，此起彼落，熱鬧非凡。因爲幾乎家家戶戶都在小院子裡養雞。現在城市裡的孩子，恐怕很少聽見過雞啼吧，那時候同學中沒有一個是胖子，也不流行節食。等到我出來教書的時候，學生裡已經有不少胖子了，坊間也有不少關於減肥的書在賣，癌症也逐年增加了。去年公布的數據，癌症的死亡率，竟然高居第一位，如果這是富足後的成果，那眞是太可怕了。

「你得了癌症」這句話聽在耳裡，如果你是當事人，可以立刻使你精神崩潰，你即使不暈倒，也會驚嚇得目瞪口呆。

被醫生診斷出是癌症患者的那一天，對任何一位當事人來說都不好過，這是一個致命的打擊，突然之間他們必須面對許多損失、失去收入、失去健康，甚至失去自己心愛的愛人。剛開始遭遇這種疾病會使人陷入混亂，控制這種混亂絕非一件簡單的事，任何勸慰已無濟於事。這時候就必須藉助平日的宗教信仰，先冷靜下來。

我有一位好同學，從她孩子立志當警察那一天起她就夜夜失眠，這位青年人是一位非常有愛心、有正義感的人。他認爲維持社會治安，是約束壞人、幫助好人。一般社會大眾都是好人多，壞人少，他要幫助那大多數的好人。但是在海外，華人父母都不願意兒女當警察或者當軍人，這是危險性比較高的職業，所以華人警察很少。我受他母親之托勸過他，他很冷靜的告訴我：「生命的長短誰也不知道，所以在我們一生中最應該追求的是生命的quality！」

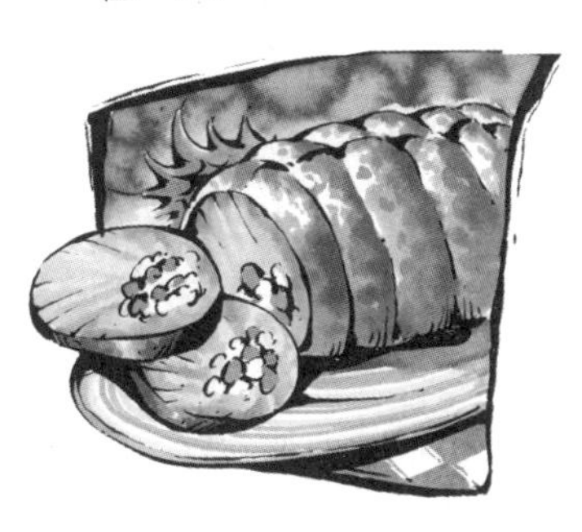

果然，自他從警校畢業以後，除了一般性的公務以外，還特別爲華人社會做了很多事。最顯著的例子，在中文電視台爲觀眾講解很多法律問題。東西方的觀念不同，有些事我們認爲沒有什麼，但是在西方就不可以，很容易就觸犯了法律，驚察就會拘捕你。所以他不但幫助了大多數的好人，也提醒那些存心想做壞事的壞人，讓他們有所警惕，因爲法網難逃，這就是他對自己生命所追求的品質！

事實上，生命本是上蒼所賜。在我們有生之年，應該向這位青年人看齊，追求生命的品質，當不幸罹患了重病的時候，讓自己覺得不枉此生！

不過從西醫的觀點來看，任何癌症都可以治療，任何患癌症的人都有治癒的可能。從歷代名醫所留下來的醫案看，這種病並非必死之病，所以也不必太過恐慌，先把心安定下來，用精神力量抵抗體內的癌細胞。很多人都知道事業失敗，只要仍有鬥志，終有一天會東山再起，所以俗語說失敗爲成功之母。

人的意志力可以戰勝一切，世事見多了，你就不會覺得這是一句毫無意義的老生常談，和這類病患接觸多了，你自然會體會到這句話的眞正意義。

不過生病總不是一件好事，尤其是所罹患的是致命率最高的疾病，害怕是免不了的。所以心中更應該有定見。我在其他章節中已一再提到，人和其他動物一樣，天賦就有一種自療能力。渡過短暫的危險期以後，就有轉機，最怕就是亂了方寸，終日坐困愁城，精神一旦崩潰，身體更迅速的走下坡。因此有很多醫生相信，很多病人不是眞正病死，而是嚇死！試想日日夜夜都想到「死」，食也食不下，睡也睡不著，世間有什麼藥石救得了這類病人。倒不如暫時把生死之事拋開，眞正的把它交給老天。心中一旦解脫了，飯也吃得下，覺也睡得著了，從消極的癌症受害者，轉變爲積極的癌症病人。有喜悅才有生機，你會有興趣去看很多有關於這方面的書，充實你的知識，然後知道那種醫療方法最好，不至於盲目的「病急亂投醫。」

病從那裡來？當我們還是很健康的時，很少人會對這個問題關心，更不會花時間去研究。

但是生病了以後，再去關心和研究這個問題，已經太遲了。不過西洋人有句老話說「永遠不會太遲！」中國人也說「亡羊補牢，未爲晚也」，因爲你若把牢補好，以後羊就不會丟失了。

你若及早注意身體，可能不會生病，但生病以後你肯積極的去追查病因，加以改進，也是一件好事！對病情一定會有幫助的。

一般人只關心身體的外表，換句話說，看得見的地方，他們會留意，而且很在乎。看不見的地方就不會太在意了，一直到有生病的信號以後，才慌了手腳，這眞是非常不智！

要瞭解疾病，我們必須要瞭解身體的結構和各器官的功能。

身體是由無數的細胞所組成，而每個細胞它的結構和功能又是異常複雜，雖然科學已非常發達，宇宙間的奧秘已被科學家發現不少，但是對身體我們仍然瞭解不多，所以才會生各種奇奇怪怪的病，而無法加以防治或徹底消滅。

當我們生病時，體內細胞以各種不同的變化，成為不正常細胞，而我們的知識尙未達到能瞭解細胞在正常生理與病理狀態上的轉變和操作情形。

即使醫藥發達的今天，我們也僅知道除了一些遺傳性的疾病以外，大致可分兩類：一類是由外界傳染而來，這類疾病是由濾過性病毒及細菌入侵所引起。

另一類是細胞自身發生變化，這類疾病通常是由受干擾的器官自身製造出的毒素，或由食物和空氣中的毒素所引起。

當我們罹患了任何一類的疾病時，我們體內的抗體則傾其全力以對抗這些疾病，希望中和這些有害物質，將身體慢慢的調適，從不適合的環境中解救出來。

古今中外傑出的醫家都提倡養生之道，因為他們知道疾病是有原因的，並且會依一定的途徑發展延伸。只要透過某種養生之道，這些都是可以預知和預防的，並設法從體內排除。

他們知道人體有驚人的自我康復能力，雖然缺乏治療，或者已服用有害的藥品，他們仍然可能自我康復，這不能不感謝老天對我們的恩賜。

當我們身體發生不適的時候，心中自然懊惱，像疼痛、發炎、紅腫等，都會給我們生理和心理上很大的折磨。但是沒有這些警告，我們根本不知道自己病了，而且病在什麼地方。

身體爲了要生存，所以永無止息地打著生物戰。它所以發出的各種訊號，即表示它正在和入侵的敵人作戰。

當外來的敵人入侵的時候，體內自然組成一個完整的檢疫所。發炎組織築成厚厚的防線，以防止敵入向身體其他部位蔓延。

舉個簡單的例子，當我們割傷或跌傷時，血液馬上向外流，身體的防衛組織即時防堵，以免大量的血液流失，這就是凝血作用。

要瞭解人爲什麼生病，必須先瞭解身體的活細胞，我們的身體是由無數的細胞所組成，每個細胞都是極爲複雜的機體。即使現代，科學如此發達，我們也只瞭解它極小部分，無法一窺其全貌。所以對於很多疾病，爲什麼會束手無策，就是因爲所知不多。

所幸自巴斯德以後，人類對於細菌學已有相當的研究，使得很多瘟疫及流行病，得以有效的控制。

每種疾病基本上都是細胞的疾病，當體外敵人入侵，體內細胞起而迎戰所引起的不適結果。

因此有很多科學家認爲疾病是保護人體的一種方法，這與自然現象不謀而合。入侵者和防衛者發生了衝突，讓我們產生各種痛苦，讓我們知道自己生病了。

由於它發生了各種警訊，強迫我們必須馬上休息，幫助治療。

痛和發燒、發炎等等現象，是在幫助醫生迅速的作出各種對症下藥的診斷，若無這些訊號，說實在的，醫生實在不知從何下手。

我想大家都知道，健康並不是與生俱來的，只有認眞遵守健康生活的守則，才能獲得及長久保有。但是又有幾個人能做得到呢？尤其是在一個富裕的文明社會，誰不想多享受一點。

很多營養學家除了告訴我們那些食物有那些營養，那些營養是我們身體必需，和對我們有助益之外，也曾提醒我們不當的飲食也會造成身體不良的傷害。

因此我們要用理智去選擇一些對我們健康有益的食物。尤其是當身體已經發出警訊，生病了的時候，你更應該知道有些節制。放棄口腹之慾，遵守大自然的規則，去除貪婪、回歸自然，過一種簡單而質樸的生活。

造物者既然把人體造成一個完善的機器，也給了我們很好的防禦系統，而且經過古今中外無數的醫學精英，一再的爲我們指點迷津，告訴我們養生之道，我們只要依著去做，擁有健康的身體應該不是難事，只可惜世界愈繁華，人類對物質需求就愈高，生病的因素也愈多。

所謂文明社會，也就是一個到處污染的社會，包括精神上和物質上，尤其是大都市，過多的娛樂場所，使人晝夜不分，違反了自然的規律。

又由於對物質的過分追求，造成工作緊張，和過多的壓力，使得心緒不寧。令很多人要尋找各種觀感上、食物上、藥物上的刺激。使一個原本完美的機器，被無知、恐懼和貪婪弄壞了。

卓越的醫生，他治療的方法是要針對健康，而不是疾病，細菌和病毒的入侵，雖然可以令人生病，但是只能在有功能障礙的人體內繁殖，功能良好的人不見得會被它擊倒。

我們飲食習慣的好壞，很多人在童年就養成了。父母為飲食習慣的無知與偏見，也常影響到孩子。因此也很可能影響到一家人一生的健康。

吃得健康，不但與我們生理有關，也與心理有關。

健康的飲食，能使我們精力充沛，心情愉快，有了充沛的精力，才能勝任繁重的工作，如果你是學生，你的成績一定不差，如果你已經出社會工作，由於表現良好，一定也得到上級的賞識，對未來的事業必然大有助益。

如果你心情愉快，人際關係一定處理得很好，同事朋友都樂於和你相處，家人也會一團和氣。

精力充沛的人，不論老少，給人的印象就是容光煥發、心情愉悅，必然笑臉迎人，誰不樂意和一個笑容滿面的人接近呢？

我前面說過，外來的細菌和病毒，只會在功能障礙的人體內產生反應。例如感冒流行，並不會讓每個人都感染感冒，即使同處在一個公共場所，甚至同住在一幢房子裡。身體健康的人還是可以免疫。

如何才能使身體保持健康，當然因素很多，但其中最主要的因素，根據多年來科學家所得的理論應該是食物。

不少科學家認為人體細胞的健康決定於它們的化學變化，而這化學變化卻由個人所食用的食物種類而定。

中國有句老話說物腐而後蟲生，健康的身體可以阻絕或抵抗外來的不良因素，只有細胞組織已經發生了病變，才會讓細菌找到棲息之所。

不管東方西方，傑出的醫學專家，都認為養生之道，也就是預防之道。怎麼養生，除了好的生活環境、好的空氣、好的心境、適當的食物、適當的運動和充分的休息才是好的養生之道。

有病當然使人不好過，尤其是一些難治的病，像癌症，及其他慢性病。

但是凡事必有因，很多專家一致認為，我們受病痛折磨，是因為我們的飲食充滿了有毒的廢物。例如，人造香味、防腐劑、合成品加上過分的煉製。過多的油、鹽，和糖。這些物品，何止刺激我們的胃腸，其他器臟也受累。

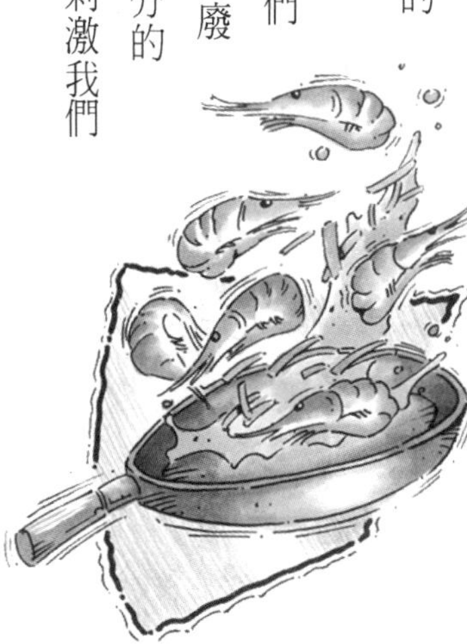

而且不少現代人常常受廣告引誘，濫服藥物，這些藥品多半都是化學合成品，多少也含有一些毒素，眞正是未見其利，先受其害。

正常消化的化學反應不單只是被食品中的廢物擾亂，同時也被有害的藥物入侵。這些毒素，滯留血中，損壞了過濾器官和排泄器官，包括腎、肝、腸和皮膚，這是疾病的眞正原因，明乎此，我們就知道今後應該怎麼做了。

身體因爲要排除這些廢物，不得不加倍工作，所以引致發燒，因爲發燒，我們不得不臥床休息。根據大自然的法則，休息也是天賦給我們最好的治療方法，讓我們體內的細胞有力量和疾病戰爭。

肝和腎是重要的排泄器官，肝的自然排泄途徑是通過腸，而腎則是穿過膀胱和尿道。

當肝不能勝任，無法推展它的排泄功能時，這些垃圾自然被推進血液中，同樣的，當腎臟發炎時，原該由腎排泄的垃圾也被推進血液裡。

那血液中的垃圾怎麼辦呢？它也一定要找尋一條通道，把這些廢物排出去，於是肺就得擔負起這種應由腎排泄的工作，皮膚就取代了肝的地位。

肺當然不能扮演很的腎，於是由這個替代性途徑排泄的廢物所引起的刺激，就引發支氣管炎、肺炎，甚至肺結核。

至於引起那種病，就要看被排除的毒素的個別化學性質所決定。同樣的，假如膽汁中廢物由皮膚排出，就造成很多皮膚病，如癬、疔和粉刺、濕疹之類。這就是皮膚做了肝的替身，所引起的後果。

細胞被有毒的廢物破壞後，便很容易爲細菌所乘，這就是我所說的物必先腐而後蟲生的道理。也就是說疾病是因爲一個不尋常的清除過程所產生的結果。

爲了使體內能順利排除毒物，和回復細胞健康，首先要做的是不要再不斷的增加毒物，除休息外，少量進食或暫時禁食是必要的。

無可諱言的，血毒症是不適當的食物造成的，體內器官被迫變爲清除那些毒物的替代性排除的緊急機構，內分泌腺也被徵召幫忙排毒的工作。

由於工業革命的結果，我們所吃的食物也多半是由工廠生產出來的。因爲工作繁忙，大家都採購一些既可省時、又可省力的食品來食用，而這些食物當然已不是天然食品了。而我們體內仍然擁有和我們祖先一樣的消化系統和肝。

如果我們吃未經加工的天然食品，我們的肝可像我們祖先的肝那樣正常工作，可是如今飲食改變了，肝就會受到損害而不能正常工作。

肝受損的遲早和程度，要看他先天的遺傳好不好，不過遲早是會崩潰的，假如我們不知保護的話。

當它不能過濾和中和血中的毒素時，另一道防線就要被迫上陣。這道防線由內分泌負責，它們試著引導這些毒素進入其他排泄器官，執行這種任務的是腦下垂體，甲狀腺及腎上腺。

內分泌腺被迫機能亢進，而製造出更多的分泌物。但是因爲腺體的分泌與進入腺體的血量有一定的關係，所以這些額外的血液供應使得腺體脹大，以致常常帶來不幸的後果。

大部分偏頭痛病人，他們在孩提時就常發生，這類病人，差不多都是酒精類引起的頭痛。所謂酒精類引起的頭痛，並不是因爲喝酒的緣故，而是飲食中的糖和澱粉發酵所產生的醇，這些醇比酒精的醇害處更大。

如果改變生活習慣，去除大量的糖和澱粉，多食一些天然的蔬菜，病情就會得到緩解。

皮膚的正常功能是呼氣，排汗和一些有毒的含鹽物質的排除，並分泌油脂來潤滑皮膚和毛髮。

在替代排泄時從外皮排出的氣體，酸性的汗及有毒的油脂所造成的病，實在不少，如癬及慢性濕疹就是最顯著的例子。

皮膚病其實是受毒素刺激的結果，它對直接和中和及排除入侵的毒物，和飲食治療的反應，皆有良好的效果。

腎上腺久已被認爲是應急的腺體，它對生命很重要，它的分泌物是氧化作用的媒介。

氧化作用是生命之火，腎過濾毒素的化學過程是依靠氧化作用來維持，它另一功能是調節肌肉的張力，包括腸肌和骨骼肌。

腎上腺過分活動會造成腹瀉，各種腎病，癌症和很多其他疾病，包括畸形的肥胖症等。

至於膽固醇與動脈疾病的關係，首先要找出那些食物能供應造成膽固醇的化學原料，也斷定了膽固醇最重要功用是什麼，哪些食物造成非天然有病態的膽固醇。

血管如果沒有好的天然膽固醇，就像建築物少了混凝土，隨時都會崩塌，故不能缺。而壞的膽固醇對動脈則造成太多的損壞，所以要注意避免。

很多人都側重肉食，認爲它的養分高，對身體最有益，其實並非如此，只吃肉類，雖然能供給我們豐富的蛋白質，過多的話反而會造成一種傷害。因爲健康的飲食，一定要各種各樣的食物都有，這樣才能酸鹼平衡。其實動物性的食物固然營養好，植物性的食物營養也不差，像牛、馬、駱駝、大象體積很大，耐力也好，牠們吃什麼？

人類若肯回歸自然，疾病一定不會像現在這麼多，體力也可能比現在好，只可惜由於習慣和觀念，一般人都不肯作此嘗試。

消化系統事實上是一個化學精煉爐，它用自己的燃料，利用食物中的蛋白質、脂肪、碳水化合物，維他命和礦物質等原料，輸出能量，整個消化過程在消化道內進行。

成人的消化道含有一條長約三十英呎空管，這條連貫的管狀運輸帶，沿途有很多站可供化學師將食物分解，稀釋和溶解，且增添或減少一些化學品，以使食物爲身體所用。

當嚥下的食物在小腸發酵或腐化而使化學作用反常時，它的生成品一定會刺激脆弱的腸細胞。

腸若是不能嘗試儘快擺脫這些刺激物，造成腹瀉排出，就會使小腸痙攣，以便利刺激物不能再向前推近，因而造成便秘或腸阻塞。

因此小腸可列為人體的第一道防線，它的襯裏含有極端精巧與靈敏的細胞，用以抵抗非天然或有害的食物吸收。

經常吸收有害的物質，總有一天會發炎，並破壞這些纖細的襯裏，小腸內的血液便要因為裝載過多的毒物而影響到其正常功能。

食物吃得太多，就會吸收太多，結果不是太胖，就是生病。

很多人都知道胖本身就會造成很多病，所以太胖的人不長壽，就是這個道理。他的病是急性的，或是慢性的，就要看內分泌而定。

當食物進入消化道，除非絨毛發炎，否則當食物顆粒經過時，它會不由自主的吸收。脂肪、蛋白質、礦物質和碳水化合物，由此進入血液和淋巴。

生命中有兩個時期要比正常量多很多的淋巴球，就是生長期和修復期。

淋巴球的另一個功用是，它能做為保護細胞，可以幫助修復創傷，出現於發炎區或毀損的組織周圍。

有趣的是，受傷的細胞修復要比滋養正常或沒有受傷的細胞快速得多，修復作用完畢後，生長速率即又回復正常。

輕微的飲食錯誤，不會立刻被察覺出來，但嚴重的錯誤會帶來即時的不適。消化時，碳水化合物和醣被還原爲葡萄糖，然後爲絨毛的血管吸收，並直接在肌肉燃燒，身體就是用這種方式接受它，作爲肌肉的能和熱。

脂肪也是可燃的，不過它們通常需在碳水化合物的配合下才能完全燃燒，剩餘的脂肪則分貯於身體各處。

唯一值得注意的，就是有些藥物也能引起淋巴球退化，形成白血球過少症，使身體的營養，生長速度和組織的修復能力低於正常。其他的極端情況如淋巴球的氨基酸或碘的過分飽和，也能引起癌症。一種由於局部性細胞的異常生長，而造成腫瘤或惡性組織的病變。

現在我們再來看看肝，肝是一個極端堅強神妙的腺體，能夠再造失去的細胞，並修復破壞了的細胞，它平常只用它全部的五分之一，或更少的部分來工作。患肝癌的病人，被切去百分之九十的肝，只要他還能活著，他這個腺體還是可以在以後長回來。

然而若長期缺乏良好的營養的食品，再加上有害的藥物，外來的毒素及細菌感染，也終使它復原無力。

肝是人體的化學實驗中心，和最重要的解毒者，任何對肝臟有深刻研究的人，都知道它的活動是如此的繁多與複雜。

鈉是維持體內酸鹼平衡不可缺的元素，肝臟是所有器官中含鈉最豐富的，作爲身體最大的鈉庫，除消化器官是人體第一道防線外，肝很顯然的是人體的第二道防線。只有肝臟的過濾功能受阻時，毒物才超越肝臟而進入血液循環中，而只有這樣才有疾病的症狀發生。

鈉是人體必須的元素，既然鈉對健康如此重要，我們如何才能得到它，最好的途徑是從飲食中獲得。

任何食物消化後，所有由腸而出的血液便沾著通管直接進入肝臟。

消化了的食物，有用的元素便被肝臟吸收，以合成新的身體組織，預備氧化的燃料和能量，並貯藏多餘的養份以備不時之需。

毒素和其他有害的物質被肝臟中和，且被肝臟的排泄性分泌物所排除，這分泌物便是膽汁。

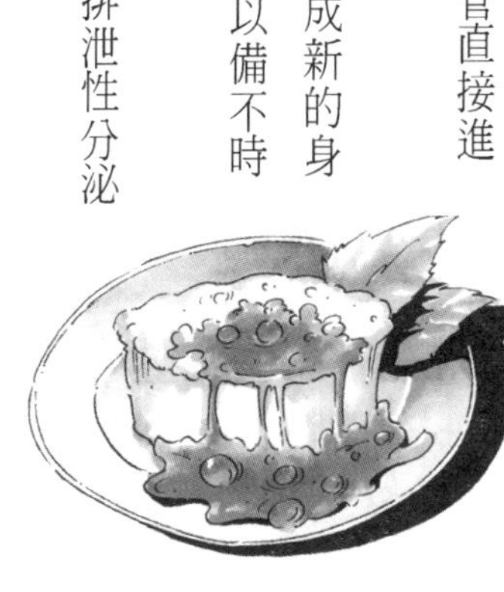

有時因爲鹼性不夠，肝臟中和毒性物質和能力完全減退，於是有毒的膽汁便被釋放至小腸。

當這些有毒的膽汁在小腸前進時，如果引起噁心，而以嘔吐的方式將它迅速排除的話，那是最好。否則大部分有害物質便被吸收，而引致各種程度的腸炎。

有毒膽汁在腸內也能干擾有用的食物的消化，而產生有毒的氣體，造成腹痛。

正常的膽汁是鮮黃色，呈鹼性反應，並對相關的組織無刺激性。但當它變質時，顏色呈深綠色或更深如黑色，便最毒了，此時它對鄰近的組織有強烈的腐蝕性。

正常鹼性的膽汁是無腐蝕性的，差不多可以與任何食物共存。但當肝臟爲了中和毒素而排出鈉時，會漸將鈉用竭，膽酸內正常鈉元素的形成便比較困難了。

當膽汁對覆蓋十二指腸的內容物實在太富刺激性時，它便暫時被貯在膽囊及腸發炎，同時回流到胃，引起嘔吐。

當肝臟內可用的鈉排出太快時，肝細胞會死亡，形成疤痕組織，然後各種不同程度的肝硬化會相繼出現。

有這種症狀的患者，最好的食品是易消化的蛋白質及果蔬之類。而禁絕甜點和大量澱粉，才能慢慢減輕它的不適，和改善它的症狀，使之回復它原本的功能。

肝臟是人體中主要的解毒器，它同時也是過濾器。所有的物質在進入循環之前，先進入到過濾器裡，然後再轉至其他器官。只要肝臟的功能完好，血清就能保持清潔。

當他受到損害時，毒素即進入循環系統而引起刺激與破壞。

所以當我們徹底瞭解它所扮演的角色時，才知道要怎麼小心的保護它。

食物與營養是兩樣不同的東西，人所得到的滋養，不是看他吃多少東西，而是看他能消化及吸收多少東西。

老實說，除了先天有缺陷的嬰兒以外，大部分的嬰兒都有健康的器官。爲什麼有些人健康長壽，身心愉快。有些則在成長的過程中備受疾病所苦，全是後天保養問題。

其實，「養生之道」並非很高深的學問，或是很難實行。有些人天生恬淡，不貪不求，生活只求溫飽，每天過著有規律的正常生活。

有些人天性就貪婪，永遠也不知足，連飲食也如是，才把身體搞壞了，明乎此，就知道該如何過日子了。

前面我們已經知道肝臟扮演的是清理廢物的角色，假如它的功能是正常的話，我們的健康當然不成問題。

但當它不能過濾血液的時候，毒性物質便會進入循環系統，影響內分泌的作用，這時候內分泌就得協助中和和排除對食物消化不良所造成的刺激物。

內分泌是一種無管腺的細小組織，它們不同於汗腺或淚腺等外分泌腺，因爲它們並不是把分泌物注入分泌管中，而是把它製造的特有物質直接送到血液裡，而擴散至各器官。

這些由各個內分泌腺分泌出來的特有物質，我們稱它爲激素或賀爾蒙，也就是血液中的生化使者。就算只有極少量，也具有令人難以置信的影響力，它引導及調節很多生命中精細的生化作用，這些細小的腺體，影響我們的健康至巨。

像我們的身材、面形、身高、皮膚質地好壞及顏色，皮下脂肪的量與分布，身體毛髮的多寡，肌肉的張力，聲音和喉的大小，以及對情緒的控制等，大都在發育初期時，受到內分泌腺或多或少的影響。

內分泌腺大致上可分甲狀腺、腎上腺及腦下垂體，腎上腺是維持生命及健康最重要的腺體，他的位置剛好位於腎臟的上方，由兩部分腺體組成，內層稱爲髓質，外體稱爲皮質。

腎上腺的皮質是交感神經系統的一個主幹，控制及調整身體各方面的意識及無意識的功能。

胎兒七個月大時的腎上腺與腎臟一樣大小，出生後則比腎臟細小，以後則隨著年齡慢慢地縮小。

血液中如果少了腎上腺的分泌物，便會危及生命。所以腎上腺出血，便會導致突然死亡。

生命本身的化學作用，要依賴氧化作用，腎上腺的分泌物就是使體內細胞得以實行氧化作用的激素。

甲狀腺它除了助長細胞繁殖外，還具有下列各項的功能；像修補受損或有病的身體組織，自肝中釋出糖到血液中，調整心跳，正常的細胞生長，腦部及特種感覺活動，和所有身體組織的氧化作用。

腦下垂體，科學家喻它爲腺體之王，是非常神奇的小東西，它位於腦的底部，它特有的功能是推動內分泌系統的其他成員，生產它們獨有的激素。

腦下垂體分爲三部分，前部純粹是腺體的功用，它把分泌物送到血液裡，這種分泌能決定身體的大小及形狀，並決定智力和較高級的腦皮質活動的高低程度，及控制性功能。

中間部分充滿血管，內襯及邊線具有纖毛的特殊細胞，這些細胞是偵察器，可以分析循環中血液的化學成分。

如流經此處的血液含有毒素時，它便會發生一個傳至甲狀腺和腎上腺的訊號，然後這兩者便與腦下垂體聯合，構成抵抗疾病的第三道防線。

腦下垂體的後部，其實是腦的一部分，腦有一個微細部分向下伸延，因此它具有很多高度特殊化的神經細胞。這些細胞含有豐富的激素，能刺激交感神經系統，增加平滑肌的張力和收縮力。

在危急時，腦下垂體會指示甲狀腺及腎上腺開始清除血液中的毒物，甲狀腺會引導排泄物往皮膚、黏膜和漿膜而出。腎上腺則使其透過腸和腎臟排出。

例如，支氣管發炎引起的咳嗽，就是經由支氣管黏膜的漿液性滲出作用，驅逐體內的毒物，經過這種替代性排除後，病人的病情才得以紓解。

患甲狀腺異常症會很虛弱、流汗、心跳加速、突眼及腿部水腫，爲什麼會有此現象，是因爲甲狀腺過於活躍，而加速了代謝反應之故。

所以要充分休息，和食用有中和作用的膳食，食用何種膳食，則視病人的情況和消化能力而定。大致是易消化和含多種維他命及礦物質的食物，都是非常有益的。若平時愛吃刺激性及油炸食物，最全好部戒除。

甲狀腺機能亢進的病人，常常難以入睡，是因爲他的甲狀腺作了肝臟的替身，而變得過分活躍。

消除毒素的途徑主要是依內分泌腺的能力等級與潛力而定。如果最強的是甲狀腺，替代性的排除經過皮膚而進行，不管是經外皮或粘膜，或是漿膜。

如果較強的是腎上腺，則替代性的排除便可能在腸或腎臟進行，或者由於腎上腺反應的影響，使有毒物質在肝臟被過分氧化而燃燒，故常引致體溫升高，出現發燒現象。

有兩種主要因素決定內分泌腺的潛力，一是腺體被情緒或飲食所干擾，一是受遺傳的影響。

那個腺體在危急時有最大的潛力，便決定它替代性排除途徑。若常使用同一途徑作替代性排除，會引致此途徑的萎縮和退化。

當我們在有害的飲食及放縱感情方面不超過天然的極限時，肝臟可以使一般循環正常，反之則生病，道理就是這麼簡單。

不過生病的原因很多，像遺傳因素所致的疾病，不是個人能力所能控制的以外，其他的各種因素大約都在我們控制範圍之內。例如，在飲食上知所節制，不暴飲暴食、不嗜肥美、粗茶淡飯、多吃果蔬。在感情上不憂不懼，按照中醫的理論謂憂傷肺、恐傷腎、怒傷肝，這些都是人體主要器官。再加上飲食不節，即使是鐵金鋼，也會致病。

其實人生在世，絕少十全十美的事，也絕無十全十美的人，凡事不必過分求全，順其自然最好，因爲有很多事是強求不得的，徒然苦了自己。

世間一般人都熱衷富且貴，但是富貴中人能有幾個是眞正快樂的，毀譽不說，身心一刻也不能安閒，總是擔心著人家會利用他、計算他、謀害他，明代末代皇帝在上吊之前，先殺了自己的兒女，還傷心欲絕的要他的兒女下輩子不要投身在帝王家。

食物就是你最好的醫藥

我們知道西藥都是化學合成的產品，所以副作用常是無可避免的，即使是使用了幾十年，最普通的非處方藥，仍然會有已知或未知的副作用。而同樣的有機形態的化學物質，都可以在蔬菜及其他食物中發現，非但沒有副作用，而且對身體有益得多。

當西洋醫學還沒傳到東方之前，我們的老祖宗都是以天然的藥草爲人治病，而且效果奇佳。如果你有興趣翻閱歷代的名醫醫案，你會恍然大悟；原來我們老祖宗留給我們這麼多寶貴遺產。他們都是以人爲試驗，而不是以動物爲試驗的親身經驗。教導他們的後世子孫，希望他們循著前人的路，更能發揚光大。

自從八國聯軍入侵以後，國人信心盡失，認爲東方醫藥落後於西方，所以外來的西醫西藥才會變爲社會的主流。這是非常令人惋惜的事，如果兩者兼容並蓄，或取人之長，補己之短，豈不更好。

其實略知東西方醫藥發展史的人，都知東西方的醫生在還沒有化學合成的藥品之前，都是以食物作爲醫藥。西醫鼻祖希波克拉底斯就有一句很有名的格言：「你的食物就是你的醫藥」當時追隨在他左右的弟子皆遵照其師的食療法爲人治病。

從飲食的歷史中發現，數百年來義大利人都是用綠南瓜做爲萬靈丹。他們爲什麼選中這簡單而沒有刺激性的普通瓜菜呢？也許是巧合，或者是因爲他們發現綠南瓜除了營養以外，產量也多，不但容易取得，而且價廉，人人都吃得起。

事實上這種瓜含有特別豐富的鈉元素，後來營養學家又發現南瓜、胡瓜和西瓜，同樣有很多鈉元素，這種有機鈉是補充耗盡鈉元素肝臟最理想的來源。

含鉀豐富的蔬菜如豌豆及多葉類的蔬菜，提供所需的鹼給胰臟與唾液腺，而胰臟與唾液腺正是人體鉀的倉庫。

鈣是動物的骨骼和植物的甚必需的元素，可在嫩芽莖與根部獲得。

鈉、鉀、鈣是人體需要最多的三種元素，植物自土壤中吸收它們，然後爲我們所用，又植物中還含有很多其他的礦物質和維他命，也都是人體所必需的。

植物界含有很多最佳的藥物，且很多都是我們日常食用的瓜果。在中醫的處方裡，幾乎大部分都是植物性藥草。當年被大眾認爲有「落伍」的東西，如今卻大行其道，世界各國的專家學者正熱衷著研究中國的中醫中藥，並大量從東方進口各類中藥。愈是文化水準高的人，愈是對中藥著迷。有如當年中國人迷信西醫西藥趨勢一樣，正所謂風水輪流轉，可見好的東西總是不會被人遺棄的。

如果你對製藥這方面稍有瞭解，你會發現中西方的科學家正在埋頭苦幹。對中藥研發之熱衷，已漸凌駕西藥之上。大家都在想在藥裡找寶，看誰能搶得先機，這是早年料想不到的事。

現在連可口可樂都要放些中藥，才跟得上時代，可見西方人對中藥之著迷，已到了瘋狂程度，半世紀前誰會想得到呢！

不過在古代及中古時代蔬菜並沒有被重視，在一五八四年，首次將馬鈴薯介紹給歐洲人時，他們接受得很勉強，雖然因農作物歉收而致大饑荒，但歐洲農夫還是拒吃馬鈴薯。

當歐洲人首次認識蕃茄時，也發生同樣的情形。

十四世紀有位作家發現在水果成熟的夏季，腹瀉的病人特別多，因此提出警告，叫人戒食水果。但他不知道是因爲夏

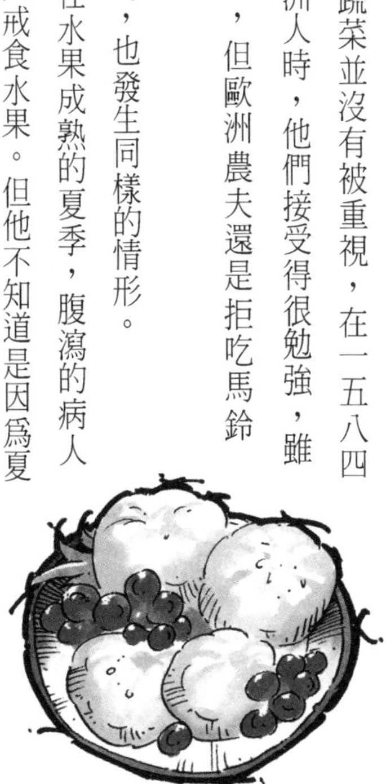

季天氣炎熱，導致細菌迅速繁殖，引起水質不潔，所以腹瀉的病人增多。

不過不管中外，有很多地方，因爲天氣寒冷，一年中難得有幾個月適合瓜菜生長，就是想吃也難找，這是很普遍的情形。

早年有位美國醫生，他寫了一個醫案；有位病人受膿瘡性腳潰瘍，煎熬了數年之久，整雙右腳都腫得很厲害，在足踝上還爛了一個大洞，惡臭無比。當時正是冬天，幾乎沒有什麼新鮮蔬菜，又由於地處偏遠地區，交通又不便，不像今天處處都有超級市場。

當時他惟一能找到的是一種紫花苜蓿的野菜，他讓農夫的妻子到處去找，然後剁碎煮湯，加在葡萄汁裡，每日給病人喝，終於把他病了數年的病醫好了。

有了這次的經驗，從此以後，他都是以各種鹼性的蔬菜汁給病人喝，效果很好。

我依稀記得，在我小的時候，祖母曾告訴過我一件事，就是父親在三歲的時候，腹瀉了數月之久，由於當時兵荒馬亂，請不到醫生，父親是她惟一的兒子，真讓她愁死了。後來有位鄰居的老太太，告訴她趕緊到野外，採幾把馬齒莧回來，煮水給孩子喝包他會好，果然沒幾天病就好了。

我因爲記得這件事，後來特別去翻本草綱目，看看這是什麼妙藥，果然好處不少，難怪不少中醫以它入藥。

植物界和動物界不同的地方，就是它可以從泥土中收集無機的養分。只要有水分，植物的根就可以從土壤中吸收土裡的礦物質，然後將它們運送到葉部。太陽的能量將之轉變爲含有養份與能量的有機化合物。

對人類來說，日常所吃的動植物就是活命與能量的惟一來源。在這些食物中，人體所需要的各種礦物質和維他命，全部不缺。

瓜果蔬菜可分澱粉質，和非澱粉質，多葉的含葉綠素。有些生長在地面，有些生長在地下。有些含脂肪的，有些不含脂肪的。但是所有植物都含有或多或少的維他命與礦物質。

油脂可見於種子與果實中，葉及莖柄也可以找到一些。

當人體受到酸中毒所引起疾病時，通常是由於過度偏愛甜食、澱粉及肉類所致，這時必須改吃鹼性的蔬菜來中和。

人體常患的一些慢性病，如肝炎、腎炎、癌症、神經炎、關節炎、偏頭痛等，乃是酸性中毒的表示。而植物界就是這些病的天然解毒劑，只是沒有人肯深入去研究而已。

得了血毒症時，如果只有肝受損，而還沒有其他特別的病症，以菜汁作爲主食，是很好的治療方法，因爲它會緩和肝臟的充血並回復它的正常功能。

又如糖尿病患者的最佳食療，最好是吃非澱粉性而富有鉀元素的菜汁，因爲這些患者的胰臟已失去控制血糖量的功能。而胰臟的主要化學元素是鉀，所以含鉀豐富的蔬菜對糖尿病有特殊的價值。

這類病人不宜工作過忙，最好是臥床靜養以保持體力。同時盡可能戒除致酸的食物，才能使胰臟不受酸的干擾。直到尿液中不再含糖份爲止。然後可以在小心的飲食照顧下回復日常的工作。

即使回復日常飲食也要非常小心，否則他的尿液中糖份會再次增高，如果不知控制和選擇飲食，他的病會一次又一次的復發，最後演變至不可收拾。

已有不少科學家論及生食蔬菜和熟食蔬菜的價值比較，一般來說一般人比較喜歡熟食蔬菜，而且烹煮過的蔬菜可以軟化包裹著植物細胞的纖維。

人類用熱，草食動物則用發酵，像牛，牠們有好幾個胃。就是這個原因。

不過生的蔬菜對人體也很有好處，主要是它的體積和粗糙性，也可保持腸的內容物不致太乾燥。

人的腸管構造需要粗糙的食物來迅速排除廢物。但要注意的是當腸的襯裡有黏膜炎時，粗纖維的食物常會刺激它，甚至引起出血，所以不能不注意。

如果你喜歡生食蔬菜，我建議你「愛吃就自己做」，因爲一定要經過仔細的清洗過才可以入口。一般超級市場都有切好現成的沙拉在賣，我從不敢買。因爲這是大宗的人爲處理，難免有疏忽。畢竟人的通性是愛自己多過愛別人，不是嗎？自己能做的事，爲什麼不自己做，這是關係著你自己，甚至一家人的健康。

蔬菜中最可貴的是它所含的水份，這是最適合人體需要的。所以炒菜時千萬不要丟棄鍋子裡的菜汁，那全部都是蔬菜的精華。

多年的煮飯經驗，我覺得炒菜時油千萬不能過熱，過熱的油不但損壞了油的品質，且對身體有害。所以在油稍熱時就把菜放下，不但不會油煙四射，保持廚房的清潔，而且也對身體有益，千萬不能像餐館那樣炒。

當菜已經下鍋，溫度很熱時，趕緊放少量的水，別讓菜本身的水蒸發乾，然後蓋上鍋蓋，一、二分鐘後，菜就炒好了，而且特別翠綠。

請記住，炒菜一定要蓋鍋蓋，菜才容易煮熟，而且不會讓菜的原汁蒸發了。

其實很多人都知道飲食必須均勻，任何食物只要對身體有益而烹調又得法的話，都應該吃。

所謂烹調得法，是指不要煎炸，含油量很多，或燒烤煙薰。鹽漬過久的食物最好不要吃，非但無益，反而有害，像鹹魚之類。

肉類也應該吃，只是不可過量，過高的蛋白質，只會造成血液變酸，造成酸鹼不平衡，嚴重時會致病，也會要命！這是營養學家一再給我們的忠告。

很多人爲什麼迷信肉類及嗜食肉類，就是因不瞭解生理上的新陳代謝的道理。以往農業社會肉類少而又貴，一般老百姓皆視它爲珍品。所以有能力最好多吃些，對身體才會好的錯誤觀念，尤其是老一輩的家長，都有這種想法，所以拼命鼓勵，甚至強迫孩子們多吃肉。

我在大陸旅行的時候，發現現今一般老百姓無不嗜肉，這是他們對吃最大改變。這可能是經過長期饑餓以後的一種補償作用吧！所以經濟環境改善以後，癌症及其他慢性病反而增加了很多。這應該是吃出來的毛病。

所以作爲一位家庭主婦，主理中饋的人，一定要有一個正確的飲食觀念，捨棄個別的偏愛，嚴格的遵守好的、合適的生活習慣，家人的健康才有保障。

蔬菜最好是現炒現吃，而且炒時時間要掌握好，因爲過份的烹煮會破壞酵素與維他命。

如果用菜汁機打蔬菜作飲料，最好用煮過的冷開水，或蒸餾水，自來水不一定是百分之一百的安全，即使歐美也是如此。

香料是天然的殺蟲劑，是造物者將它放在一些植物中，用以阻止昆蟲的侵襲，雖然可刺激食慾，卻不可多吃。

我們如果想生活得健康愉快，不受疾病所苦，在生活上千萬不能任性、放縱自己。好逸惡勞當然不可取，「人如流水，不動則腐。」多動可使人精力充沛、身體結實，抵抗疾病的能力增強。

在飲食方面，尤其是要知所節制。古代帝后，因為沒有營養學觀念，又沒有人敢規勸他們。窮奢極慾，在飲食方面，每日三餐就有上百種美食羅列在他們的面前，雖有一群御醫環繞左右，照顧他們的健康，可是也無能為力。他們的命都不長，追根究底，可以用一句話來形容：他們是吃死的！

人若富有以後，雖有能力日日享用山珍海味，但請記住，這樣做眞會要了你的命！把錢浪費在胃裡，倒不如把錢放進腦子裡。多買點書讀讀，反而會使你氣質高雅，少了一般的俗氣。也不會腦滿腸肥，走幾步路就氣喘。記不記得有句俗話說：

「人的腰帶愈寬，離棺材也就愈近！」

吃進去很容易，也很享受，胖了以後想減肥，那可難了，花錢去吃，再花大量銀子減肥，眞是矛盾極了。

現代人幾乎人人都吃得過量了，這些多餘的食物在體內變成一堆垃圾，對人體絕無好處。清淡健康的飲食才能使我們的身體長保健康，除非有外在的因素入侵，否則我們體內器官，絕不會因爲吃這種食物而受損。

中國人的養生哲學

養生是研究怎樣保養身體，從而使之達到健康長壽的一門學問，我國歷史悠久，各家有關養生論著異彩斑斕，光輝耀眼。

《黃帝內經》不僅是我國歷史上第一部偉大的醫學巨著，也是精彩的養生論著，他十分重視「天人合一」的養生法，認爲人體是小周天，正如宇宙是大周天，指出人與天也相應，「順四時而適寒暑」，並提出「法於陰陽，和於術數」，「春夏養陽，秋火養陰」。在「形」與「神」的調養中，主張適勞逸，愼飮食以養形，重視和七情，靜思慮心養神。

《上古天眞論》謂：「夫上古聖人之教下也，皆謂之虛邪賊風，避之有時，恬淡虛無，眞氣從之，精神內守，病安從來。是以志閑而少欲，心安而不懼，形勞而不倦，氣從以順，各從其欲，皆得所願。」

談到漢朝的養生，淮南王劉安的養生經驗：「養生大要在於德、靜、虛、平、粹五至」：「故心不憂樂，德之至也；通而不變，靜之至也；嗜欲不載，虛之至也；無所好憎，平之至也；不與物散，粹之至也。此五至者，通於神明。」也就是說五至的目的，在於以中制外，用內在的理性控制外在的誘惑。但凡物慾和情慾追求太過，不知節制，非但傷「形」，也傷「神」。人的一切食、衣、住、行、都與養生有關，每一樣都要合乎中庸之道。人的所有外在行為，都由心來主宰，所以應與內在的理性，控制外在的誘惑，才不會出亂子。一切行為準則都在社會規範之中，自然活得心安理得，心安則病不至，理得則行不亂。如此人生，必然愉悅健康，長壽也就是自然的事了。

其實人之所以生病，多半是因為飲食不節，精神不安等生理和心理因素所造成。

現代社會過於緊張的生活節奏，加上追逐名利也要費盡心機。人際關係的錯綜複雜，金錢至上的思想影響，所以天天心情煩躁，情緒緊張，焦慮不安。

三國魏晉南北朝時，著名的學者嵇康，在他的〈養生論〉中認為：神仙是「稟之自然，非積學所能致也。至於導養得理，以盡性命，上獲千餘歲，下可數百年，可有之耳。」

何謂「導養得理，以盡性命」他的解釋是「形恃神以立，神須形以存」，說明形、神的依存關係。他又提出既要「修性以保神」，又要「安心以養身」，使之「形神相親，表裡俱濟」。

關於修性、安心的具體途徑，他主張：「愛惜不凄於情，憂喜不留於意」。只有這樣才會「泊然無感，而體氣和平」。

陶弘景是南朝齊梁時代道教思想家、醫學家，隱居茅山，武帝禮聘不出，但朝廷大事輒就諮詢，時人稱爲「山中宰相」。他的思想脫胎於老莊，並揉合儒家與佛教的觀點，他說：「我命在我，不在天，但愚人不能知此道爲生命之要，所以致百病風邪者，皆由恣意極情，不知自惜，故虛損生也。人生而命有長短者，非自然也，皆由將身不謹，飲食過差，淫佚無度，忤逆陰陽、魂神不守，精竭命衰，百病萌生，故不終其壽」。

又說：「世人不修耆壽，咸多夭歿者，皆由不自愛惜，忿爭盡意，邀名射利，聚毒攻神，內傷骨體，外乏筋肉，血氣將無，經脈便壅，內裏空疏，惟招眾疾，正氣日衰，邪氣日盛矣」。

「人生大期，百年為限，節護之者，可至千歲，如膏之用，小炷與大耳。眾人大言而我小語，眾人多煩而我少記，眾人悸暴而我不怒。不以人事累意，淡然無為，神氣自滿，以為不死之藥，天下莫我知也」。

「養性之道，莫之行、久坐、久臥、久聽。莫強食飲、莫大醉、莫大愁憂、莫大哀思。此所謂能中和，能中和者必久壽也」。

養生大要：「一日嗇神；二日愛氣；三日養形；四日導引；五日言語；六日飲食；七日房室；八日反俗；九日醫藥；十日禁忌。過此以往，義可略焉」。

「百病橫夭，多由飲食，飲食之患，過於聲色。聲色可絕之逾年，飲食不可廢之一日。為益亦多，為害亦切」。

陶弘景他不但是思想家，而且是非常高明的醫學家，所以他對人為什麼會生病，觀查得非常入微，從各人的生活習慣，飲食的多寡，心情是否愉悅開朗，心性是否善良，都一一剖析得很清楚，因此他說，我命在我，不在於天！

中國道家稱修養本性而得道的人為眞人，孫思邈是我國唐代最偉大的醫學家和養生學家，他把一生貢獻給醫學，二十歲時已精通老莊及諸子百家學說，兼好佛教經典，並精研醫學，所以思想學問博大精深，世稱孫眞人。

由於他弱冠就已享盛名，隋文帝曾召他擔任國子博士，他託病不仕，隱居太白山，享年一百零二歲，是中國醫學史上最長壽的醫學名家。

他爲淡泊名利，又穩居深山，遍讀前輩醫家的著作，成就了了不起的事業，終於成了一位留芳千古的眞人。

他認爲人的生命比千金還更重要，所以把他的著作命名爲《千金要方》，該書內容非常豐富，除有關臨床各種的診斷和治療外，更提及食療及預防，養生各方面精確看法，對後世醫家影響至巨。

在歷代醫家中，把道德修養列爲養生首務而又身體力行，深受其益的，首推這位長壽翁孫思邈了，因爲他長壽，更使人信服重視道德修養，有益於健康長壽。

在《千金要方》中，他提及養生的有「養性」、「辟穀」、「退居」、「補益」等四卷，卷中所載，大多平易可行，切合實際；「行住坐臥，言談語笑，寢食造次之間，能行不妄失者，則可延年益壽矣」。

孫眞人認爲「神仙之道難至，養性之術亦崇」，一個人只要能拋棄名利聲色、喜怒滋味、善於養生，那麼延年益壽或長命百歲是可以達到的。

唐代司馬承禎所著「天隱子」一書，主張養生家修眞達性，不能頓悟，必須循序漸進，安然而行。他說：「存謂存我之神，想謂想我之身。閉目即見自己之目，收心即見自己之心，心與目皆不離我身，不傷我神，則存想之漸也。凡人目終日視他人，故心亦逐外走；終日接他事，故目亦逐名瞻，營營浮光，未嘗復照，奈何不病且夭邪？」

宋、金、元時期，我國養生術儒、釋、道、醫彼此影響融合，形成了一個百家爭鳴的局面。

宋代醫官王懷隱《太平聖惠方》，其中有關養生的論述，著重在食療和藥餌上，說：「安人之本，必資於食；救疾之道，乃憑於藥」。強調注意飲食，對於醫療保健和健康長壽，是非常重要的。

那麼怎樣「必資於食」呢？換句話說，也就是如何飲食才合養生之道呢？就是食物要新鮮，調配要合理，口味要清淡，合時有節，食後要運動調護，才有助吸收消化，爲身體所用。

關於飲食的新鮮清潔，孔子曾有段話說：「食不厭精，膾不厭細，食饐而餲，魚餒而內敗不食，色惡不食」。意思是說，選精要好，如果霉爛腐敗的、變色的、氣味難聞的都不能吃。勉強吃了，必然招致疾病。

食物新鮮清潔，還要合理的調配，而且不可偏食，才能符合人體營養要求，所以《素問——藏氣法時論》：「五穀爲養，五果爲助，五畜爲益，五菜爲元，氣味合而服之，以補益精氣」。

至於康復期的病人，尤其要借助飲食合理的調配，才能使他早日回復健康。除了合理的調配，還要五味調和，所謂五味是指甜、酸、苦、辛、鹹等味，《素問——生氣通天論》又說「是故謹和五味，骨正筋柔，氣血以流，腠理以密，如是則骨氣以精。謹道如法，長有天命」。

五味調和能夠滋養五臟，氣血、筋骨、所以能夠延年益壽，如果平日飲食中五味有所偏嗜的話，不論嗜酸、嗜苦、嗜甜、嗜辣、嗜鹹，都將有損健康，不利養生。又說：「味過於酸，肝氣以津，脾氣乃絕；味過於鹹，大骨氣勞，短肌，心氣抑；味過於甘，心氣喘滿，色黑，腎氣不衡；味過於苦，脾氣不濡，胃氣乃厚；味過於辛，筋脈沮弛，精神乃央」。

至於素食清淡，是指平時飲食以果蔬爲主。《呂氏春秋》也說：「肥肉美酒，務以自強，命日爛腸之食」。

說到「合時有節」，是說每日三餐要定時定量，不要暴飲暴食。

晉代張華《博物志》說：「所食逾多，心逾塞，年逾損焉」。孫眞人也說：「飲食過多則聚積，渴飲過多則成痰」。

金元四大家之一李杲說：「飲食自倍，則脾胃之氣即傷，而元氣亦不能充，而諸疾之由生也」。

明代龔廷賢《壽世保元》中，強調：「食唯半飽無兼味，酒至三分莫過頻」。說得更爲透徹。

食療在中國有著悠久的歷史，早在《神農本草經》中就記載了很多食物對治病的功效，爲後世應用食物治病開了先河，至唐代孫思邈更進一步強調了食療的重要性，謂「不知食宜者，不足以存生；不明藥忌者，不能以除病」。

又說：「是故食能排邪而安臟腑，悅神爽志，以資氣血。若能用食平疴，釋情遺疾者，可謂良工。長年餌老之奇法，極養生之術也。夫爲醫者當須先洞曉病源，知其所犯，以食治之；食療不愈，然後命藥。」

可見飲食之道的重要了，若能寓強身治病於飲食之中，明白那些食物該吃，那些不該吃，那些對身體有益，非但強身，自己也能成良醫了。

北宋書畫名家蘇東坡，除書畫外對醫學和養生也有精深的研究，他任性逍遙，隨緣放曠，日常生活，是「已飢方食，未飽先止，散步逍遙，務令腹空」。又說：「吾聞戰國中有一方，五服之有效，故以奉傳，其藥四味而已，一日無事以當貴；二日早寢以當富；三日安步以當車；四日晚食以當肉。夫已飢而食，蔬菜有過於八珍。既飽之餘，雖芻豢滿前，惟恐其不持去也」。

明代學者呂坤對養生問題也有很精闢的警語：「天地間之禍人者莫如多。令人易多者莫如美；美味令人多食，美色令人多慾，美聲令人多聽，美物令人多貪，美官令人多求，美室令人多居，美田令人多置，美寢令人多逸，美言令人多戀，美景令人多留，美趣令人多思，皆禍媒也」。這些話也許令人聽不入耳，尤其是生長在這浮華世界裡的現代人，但若往深一層去想，卻是最好的明哲保身之道。因爲不美則不令人多，不多則不令人敗。浮華富貴，豈只是過眼煙雲，且常令人身敗名裂，像漁夫釣魚要用餌，魚則見餌而不見鉤，吞餌則必死。獵人捕虎，必先掘阱，然後把肥羊置之阱上，虎見羊而不見阱，所以爲想吃羊而墮獵人陷阱。

所以呂氏又曰：「萬物生於性，死於情。故上智去情，君子正情，眾人任情，小人肆性，夫知情之能死人也。則當遊心於澹泊無味之鄉，而於世之欣戚趨避，漠然不以嬰其慮。身苦而心樂，感殊而應一。其所不能逃去，與天下同，其所瞭解獨得者，與天下異，世之慾惡無窮，人之精力有限。以有限與無窮鬥，則物之勝，不啻千萬，奈之何不病且死也」。

所以人若想活得心安，不憂不病，為兒孩立榜樣，遠離罪惡，應戒酒色財氣，試看世間貪婪者，不管是為官為商，有幾人得善終！

鄭板橋是清代著名的書畫家，文學家，他的墨寶眞跡留下多少，無人得知。但有二句話，卻是家喻戶曉的，就是「難得糊塗」和「吃虧是福」。也是很多人奉為人生哲學的金科玉律。若人人都能不事事計較，在個人方面自然少了許多紛爭，避了許多閒氣，在社會方面亦不會有殺人放火等害人的事。社會安寧，大家免於恐懼，人人安居樂業，豈止能長壽，且可富裕。

板橋被罷官以後，並未憂鬱喪志，還是歡歡喜喜的過日子。他從不因宦海浮沉，生活貧困而耿耿於懷，反而寄情於詩、書、畫之中，造就他高人一等的藝術造詣，所以有人說，有所得必有所失，而有所失必有所得，眞是至理名言，就看各人的安排取捨了。

曾國藩一生戎馬倥傯，但對醫學及養生十分重視，他的養生法是，「懲忿窒慾，少食多動」八個字。凡事盡其在我，聽其在天，若凡事強求，往往未必如願，反而傷情傷身。行事如此，養生亦然，體強者如富人因戒奢而益富，體弱者如貧人因節儉而自全。

清代名人石天基常言，養生有六法，就是，一、常存安靜心；二、常存正覺心；三、常存歡喜心；四、常存良善心；五、常存和悅心；六、常存安樂心。又說：「壽雖天定之數，而人之所以能延者，德也。善養生者，當以德行爲主，而以調養爲佐。兩者並行不悖，體自健而壽命自可延長。」他強調養生應以養心爲上：「心爲一身之主宰，萬事之類應，調和其心，則五官百骸未有不調和者也！」。

花開花謝，時去時來，是宇宙的正常規律，非人力所能爲，所以人生得失，若以這個道理來推想，也是常規。所以不必過分喜樂或者憂傷，如果事事因得失而多思慮，人生那還有歡喜心。「事至則應，事過則止。」才能毋暴怒，毋焦思，「量盡人力，餘聽天命」；任何事都有一個極限，人力雖或可勝天，但也爲極限所限，明乎此，則心自寬，心寬則體健，是必然的道理。

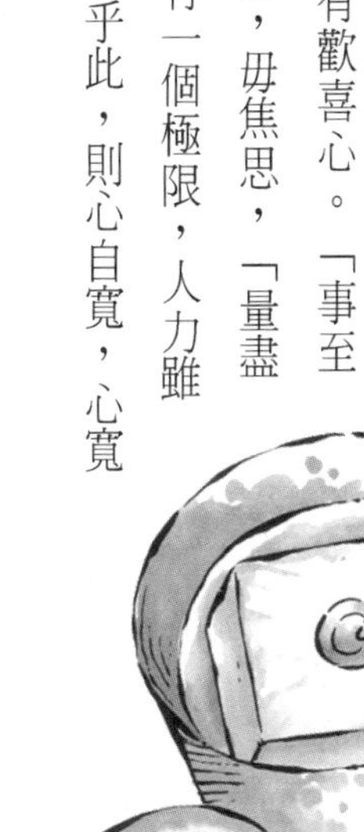

邵康節先生有一條勸人養生歌：「得歲月，延歲月，得歡悅，且歡悅，萬事乘除總在天，何必愁腸千萬結」。人生在世須要就事安樂，若能就事安樂，自然日日時時，俱享自在快樂之福，而得怡養年壽之道亦在其中。

「萬事乘除總在天，何必愁腸千萬結」，若把它看作消極想法，那就錯了，現代人因爲事事積極，心思無一刻得閒，按中醫的理論：「思慮多，則心火上炎，心火上炎，則腎水下固，心腎不交，人理絕矣」。

我們常勸人，凡事若肯退一步想，則海闊天空。說實在的，眞實的人生，不是只吃這碗飯，只穿這件衣，屋再大，也不過只睡一張床。如果不能滿足，總覺得有此還少彼，缺東而補西的，時時刻刻都爲自己過不去，眞正的人生意義又在那裡，古人有說：「他騎駿馬我騎驢，仔細思量我不如，回頭看見推車漢，上雖不足下有餘」。

有一位壽翁對訪問他養生之道的記者說：「養生健身之道，健心第一，即看得穿、想得透、忍得住、放得下」。

看得穿——凡事都要從正反兩面來看，比較其利害得失，能做就做，不可勉強。

想得透——前因後果，過去、現在、未來，處處回顧自省，自然不惑，爲人行事，若能如此，必然不會鑄成大錯。

理。

忍得住——是指遇事不驚，處處泰然，不要硬拼，委婉周旋，這是避禍最高哲理。

放得下——在功名、男女、生死的人生關鍵時刻，就像我前面所說的：「他騎駿馬我騎驢，回頭看見推車漢，上雖不足下有餘」。如果常存此心，還有什麼事放不下呢？所以這位壽翁雖說了短短的十二個字。已道盡了人生處世的最高境界，聖人也不過如此，難怪他能長壽了。

俗語說：「知足常樂」，聖賢的長生秘訣是：安於天地和氣之間，順應著天地四時的變化，對於世俗的嗜慾適可而止。避開忿怒驚恐的情緒侵擾，雖活在世俗之中，卻不受世俗不良的影響。加以外不勞形，內無思慮，一切以清靜恬愉爲主，知足樂觀爲要，所以形體不老，百病不生，精神不散。

上古時代那些懂得養生之道的人，非但時時注意應順天地自然環境和四時陰陽的變化，並且還在飲食、起居、勞逸上做適當的調適，所以大多身體健康，精神充沛，活到年歲的極限，所以《素問——上古天眞論》「上古之人，其和道者，法於陰陽，和於術數，食飲有節，起居有常，不妄作勞，故能形與神俱，而盡終其天年，度百歲乃去」。

養生家一致認為，起居生活離不開活動，但活動也得有個節制，不能太過，元朝學者李冶說：「大抵人不能常動，亦不能常靜，常動則膠於陽，而有以失於陰；常靜則膠於陰，而有以失於陽，陰陽偏勝，則傷之者至矣」。

又如清人金武祥，他在《粟香隨筆》裡說：「嘗見養生格言云：寵辱不驚，肝木自寧，動靜以敬，心火自定，飲食有節，脾土不洩；調息寡言，肺金自全，淡泊寡欲，腎水自足」。

要做到肝木寧、心火定、脾土固、肺金全，就非要摒除一切世俗干擾，清靜自恬，否則人間一切雜務，孜孜擾擾，捨本逐末，到頭來機關算盡，也未必如其意，反而日夜憂煩，得了精神病或癌症也未可知。

古人有五難之說：「名利不去，一難也；喜怒不除，二難也；聲色不去，三難也；滋味不去，四難也；神慮精散，五難也」。又說：「藥補不如食補」。

何謂食補？食補就是飲食養生，不僅包括飲食療法，病後的調養也概括在內，孫思邈說：「不知食宜者，不足以生存也」。

明鄭瑄：「胃為水穀之海，脾居中央，磨而消之，化為血氣，以滋一身，灌五臟，故修生者，不可不美飲食，非水陸畢備，異品珍饈為美也」。

他更強調，生冷勿食（這與西洋飲食習慣正好相反），「粗硬勿食、勿強飲，先饑而食，食不過飽，先渴而飲，飲不過多」。

養生學者皆認爲不要太餓才進食，因爲太餓傷脾。

但凡人都知道饑餓可以傷人，還可能死人，過飽亦如是，所以說：「食取補氣，不饑即已，飽生眾疾，至於用藥消化，尤傷和也」。

日本醫學專家曾就這門問題作過研究，所得的結論說：「進食過飽後，大腦中的纖維芽細胞生長因子比進食前一下子猛進好幾萬倍，而這種纖維芽細胞生長因子正是引起人體大腦早衰的一種主要物質。大腦一早衰，其他器官也就跟著起連鎖反應了。此外還有一種說法，就是適當的少食能使機體處於半饑餓狀態，使內分泌及免疫系統受到衝擊，由此可促進機體的調節功能，使機體內環境更趨穩定，免疫力增加，神經系統功能保持平衡」。

日本的文化脫胎於中國，她的哲學，醫學更以中國爲師，所以她的飲食文化更是和中國的大同小異，因此西洋學者把它歸諸東方文化，所謂東方文化，當然以中國文化爲主。

中國醫學認爲，人之所以能夠睡眠，是陽入於陰，也就是衛氣入於營氣的緣故。

明代學者陳繼儒說：「睡是眼之食，七日不眠，眼則枯。」意思是說，睡眠是眼睛的飲食，如果七日不睡，眼睛就會疲憊不堪。這只是局部情形，若就整體來說，一個人若長期失眠，不但眼枯疲憊，還會引起神經衰弱，旁及食慾不振，血壓也失常。

所以一個健康的人，一定要有充足的睡眠，人一旦進入睡眠狀態，一切生理活動和新陳代謝都會降低，心跳、呼吸也減慢，體溫和血壓亦呈下降趨勢，正因爲是一種機體在一天工作學習後的徹底調整和休息，所以睡眠對於每個人的健康非常重要。

宋代蔡季通謂睡眠「先睡心」，他說：「睡側而屈，覺正而伸，早晚以時，先睡心，後見眼」。就是說，在睡眠時，不但要注意側身屈膝，還要按時上床，先要把「心」安定下來，把一切憂煩雜念都拋開，這樣才能恬然入夢。

邵康節的《能寐吟》說得更爲透徹：「大驚不寐，大憂不寐，大喜不寐，大安能寐。何故不寐？湛於有累。何故能寐？行於無事」。

追本溯源，「先睡心」的說法，大致遠始於唐代孫眞人，他說：「半醉酒，獨自宿，軟枕頭，暖兯足，能息心，自瞑目」。所謂「息心」就是安心，亦即「睡心」，若心不安，又怎麼睡！所以要擯棄一切能夠引起心緒波動的外來干擾，就算用功讀書，也不可以熬夜。

明代學者謝肇淛就說：「夜讀書不可過子時，蓋人當是時，諸血歸心，不得入睡，則血耗而生病矣」。子時是午夜十一時至凌晨一時。因爲夜半子時，人體諸血歸心，若勞心苦讀，錯過了此時，則難以入睡，就會引起血液的損耗，嚴重的還可能引起機能失調，所以經常熬夜，可招致種種疾病，不能不當心了！

《千金方》說過「暖益足」即是睡時足要暖才會睡得安，所以睡前要以熱水浸足，這樣可以導致血流下行，人也慢慢的放鬆了。浸好以後用雙手交替按摩足底湧泉穴，因爲湧泉穴是少陰腎經，腎主水，經過按摩，可以引火歸源，這樣火入水中，水火並濟，睡得就安穩了。

清阮蔡生說：「足寒傷心，人怨傷國」。謂沖和之氣生於足，而流於四股，通體舒泰，所以善養生者，冬日必暖其足。

清劉獻廷謂對失眠之人，還有一種勞動療法，他舉了一個例子，說山東長白山人馬紹先，因患失眠久治療無效，於是在家中園圃裡親自躬耕，經過了一個短時間，多年爲失眠所苦之症，竟然不藥而癒。

因爲勞動時，肢體勤快，而腦筋放鬆，可以驅除腦海裡的胡思亂想，故能安然入夢。

蘇東坡常說他深得睡中「三昧」，說：「我平生在寢寐時，得到了其中的三昧」。那就是初睡時，先把四肢伸長得舒舒服服，如有小痛之處，就稍作按摩，按摩後即閉目，用耳靜聽呼吸，呼吸既已調勻，就要靜心息慮了。

第二天五更初起時，要用梳子梳頭數百次，使血液運行暢順，並用手按摩面頰，然後再小睡片刻，謂「數刻之味，其美無涯，通夕之味，殆非可比」。

清慈禧太后亦深諳睡趣，文獻記載，慈禧每年秋天必親自採菊，曬乾置於枕頭中。這樣不僅清香四溢，還可使人不致昏睡。不但鼻中可聞陣陣花香，耳中還可聽窣窣之聲，使身心都頓時舒暢。

《後漢書——華佗傳》有載，華佗有一天對他的學生說：「人體欲得勞動，但不當使極耳。動搖則穀氣得消，血脈流通，病不得生，譬如戶樞，終不朽也」。

《素問——上古天眞論》在談到眞人、至人、聖人和賢人的養生法時說：「外不勞形於事，內無思想之患」。又說：「恬淡虛無，眞氣從之，精神內守，病安從來」。

唐代王冰解釋爲：「恬淡虛無，靜也。法道清靜，精氣內持，故其氣從，邪不能爲害」。「心者，君主之官也，神明出焉」。「主不明則十二官危，使道閉塞而不通，形乃大傷，以此養生則殃」。

一個人只要能恬淡虛無，虛極靜篤，體內精氣就會內持而不消散，使外邪無可乘之機，病則無從生。

所以「恬淡虛無」的關鍵在於息心寧靜，如果心有所動，則神不寧，又何清靜之有？所謂「主明」，就是心地明澈而不惑亂。「主不明」，就是心不明，所以情緒紛紛擾擾。

因為心是藏神的，心動則神疲，性靜則形逸，《淮南子》中也有討論到這點，說：「人生而靜，天之性也」。「夫精神氣志者，靜而日充者以壯，躁而日耗者以老」。

因此他在剖析「抑情忍欲，割棄榮願，而嗜好常在耳目之前，所希在數十年之後，又恐兩失」。但凡人一方面幻想長壽，另一方面又難以徹底割棄情慾，內心當然有戰爭。所以只要在思想上做功夫，認清「知名立之傷聽，故忽而不營」。才能做到「形神相親，表裡俱濟」。否則心想名位，而強加抑壓，也是徒勞無功。

事實上，精神上的養靜，遠比形骸上的養靜難得多，所以提出「清虛清泰，少私寡欲」，少私寡欲，在古時候已經不易做到，更何況處在今天這個聲色犬馬，充滿誘惑的社會，既不能離群索居，做一名隱者，那麼要摒棄一切人情的干擾，和物慾的誘惑，更是難上加難。

嵇康在他的《養生論》中闡述：「清虛靜泰，少私寡欲，知名位之傷德，故忽而不營，非欲而強禁也；識厚味之害性，故棄而勿顧，非貪而後抑也」。他對名位、厚味等種種欲念，放到傷德，害性等理性上去討論，是希望從根本上著手，才會發生作用，否則欲而強禁，貪而後抑，就很難做到了。

人生在世，不如意事十常八九，知足才會長樂，不要樣樣和比自己強的人比，譬如少年男女，如果自嘆貌不若潘安之俊，也沒有西施之美，不妨多看看，相貌平庸的人又何止你一個，走在街上竟日也難得發現一位潘安或西施，實在不必為這個耿耿於懷，倒不如把這種情緒昇華，努力上進，好好做人，儘量修養內在美，讓人又敬又愛。

由於心為形主，精神主宰形骸，所以形骸的養靜功夫，自然還得從精神的養靜功夫修煉。假如心一妄動，形骸上的養靜使徒有其表了。

孔子在飲食養生上說：「飯蔬食，飲水，曲肱而枕之，樂亦在其中矣。不義而富且貴，於我如浮雲」。又說「君子食無求飽，居無求安」。無求飽是每餐不要吃得太飽，大約七、八分飽就好了，太飽則加重腸胃的負擔。居無求安，人天生就有些惰性，太安逸了就四肢懈怠，不想動了。

在人的本性上，孔子亦指出，「君子有三戒；少之時，血氣未定，戒之在色；及其壯也，血氣方剛，戒之在鬥；及其老也，血氣既衰，戒之在得」。

在心性修養方面，他說：「益者三樂，損者三樂」；以得到禮的調節為樂，以宣揚別人的好處為樂，以交賢友為樂，這種樂就樂得有益。若以驕傲為樂，以遊蕩忘返為樂，以晏飲荒淫為樂，那就樂得有損了。

孟子在心性上的修養則謂：「盡其心者，知其性也；知其性，則知天矣。存其心，養其性，所以事天也。夭壽不貳，修身以俟之，所以立命也」。

他認為能夠運用善良本性的人，就懂什麼是人性了，懂得人性的人，就知人的天命了，保持人的本性，培養人性，這就是我用來對待天命的方法。所以不論壽之長短我將矢志不移，修身養性以等待天命的來臨，這就是我安身立命的方法。這就是「死生有命，富貴在天」的認知方法，把人生的一切，包括死生，都由天命來安排，就可以避免很多焦慮和煩憂。

南宋朱熹的養生方法是「毋求飽，毋食味，食必以時，毋恥惡食」。

明代學者鄭瑄，他的養生訣是：「人大言，我小語；人多煩，我少記；人悸怖，我不怒」。又謂：「淡然無爲，神氣自滿，此長生之藥」。

鄭瑄在他的《昨非庵日續纂》裡，記述他家鄉有位壽翁，他問他飲食之道，他說：「吃食須細嚼細咽，以津液送之，然後精微散於脾，華色充膚；粗快則只為糟粕，塡塞腸胃耳」。

以現代醫學的觀點來看，雖是一鄉間老者，也很有醫學頭腦；因爲唾液中含有多種消化酸，所以在未進入腸胃時，這些消化酸已把食物分解，使腸胃易於吸收，減輕它的工作。

清趙翼在他《檐曝雜記》裡，也載了一則壽翁的話：「好吃的不多吃，不好吃的全不吃」。

好吃的東西，由於味道好，所以常不免貪吃，貪吃則過量，過量則造成腸胃的負擔，尤其是對老年人至爲不利。因此千萬不可多吃。反之不好吃的東西，一定不適合自己，吃了也是無益，故不要吃。

老年人的膳食應以易消化的食物爲主，葷素需均衡切不可過量，七、八分飽就成了。烹調時應低脂、低鹽、少食油炸及燒烤食物，飲料以天然果汁或淡茶為宜。飲水也要適量，過多會造成心臟和腎臟負擔，過少會使血液黏稠度增高及便秘。

營養過度和營養不良均不合養生之道。

長壽問題，是一個相當複雜的問題，它不僅包括遺傳、生活和飲食習慣、居住環境，也包括心境、道德修養等精神因素。心境開朗對健康非常重要，有的人之所以老衰得快，有些人則慢，除了其他因素以外，精神狀態佔了很大的關係。這種精神力量可以戰勝疾病。

每個人的人生都應該有目標，不管年青或年老，切莫認為自己年老了，不必再做什麼事，這是大錯特錯，你可以把節奏放慢些，但是一定要找些有意義的事做，那怕是去當義工。只要還活著，就是社會的一分子，就應對社會有所貢獻，才不會想到自己是一個無用之人。鼓舞著心理上那種求生的欲望，而且輕微的運動，也可以鍛鍊筋骨，不易衰老得很快。

孫思邈是大儒，也是上醫，他的養生座右銘是這樣寫的：「怒甚偏傷氣，思多太損神。神疲心易役，氣弱病相侵。勿使悲歡極，當令飲食均。再三防夜醉，第一戒晨嗔。亥寢鳴雲鼓，寅興漱玉津。妖邪難犯已，精氣自全身。若要無諸病，常常節五辛。安神宜悅樂，惜氣保和純。壽夭休論命，修行本在人。若能遵此理，平地可朝眞」。

宋程伊川三少三宜箴：「口中言少、心頭事少、肚裡食少，有此三少，神仙可到」。

酒宜節飲，忿宜速懲，慾宜力制，依此三宜，疾病自稀。

明鄭瑄：「從靜中觀物動，向閒處看人忙，才得超塵脫俗的趣味；遇忙處會偷閒，處鬧中能取靜，便是安身立命的功夫」。

清石天基卻病歌：「人或生長氣血弱，不會快活疾病作。病一作，心要樂；心一樂，病都卻。心病還將心藥醫，心不快活空服藥。且來唱我快活歌，便是長生不老藥」。

明龔廷賢常壽樂：「老年應唱老年歌，那有蓬萊與仙閣？淡泊寧靜明素志，涵養心中有太和，寡慾自然神氣爽，清心克制念頭多。廣闊胸襟容四海，浩然正氣彌六合。青松不老人常壽，願爲鵲橋渡天河」。

明冷謙養生十六宜：「面宜常擦，髮宜常梳，目宜常運，耳宜常彈，齒宜常叩，口宜常閉，津宜常嚥，氣宜常提，心宜常靜，神宜常存，背宜常暖，腹宜常摩，胸宜常擴，囊宜常裹，言語宜常緘默，皮膚宜常乾浴」。

人類有史以來，不分中外，皆希望健康長壽，中國文化源遠流長，哲人輩出。以上所錄之歌，都是文字淺白，道理易明。你只要記得其中幾句話，能終身奉行不渝，則受益匪淺了。所謂讀書不在多，而在於身體力行，命在天，也在我，就看你怎麼樣過日子，肯不肯珍現你的身體了。

預防勝於治療

事實上，很多研究結果，常常是昨日是，而今日非，尤其是在醫藥方面，當人們面對這些氾濫而又互相衝突矛盾的資訊時，實在有些無所適從，而今天的科學家，由於名和利的爭奪戰，很多還沒成熟的研究結果，就已搶先推出來，而且以語不驚人死不休的態勢讓全世界的人相信，他所發表的是惟一了不起的發明。

所以多年來就出現了生蛋和熟蛋之爭，到如今仍然我們不知是吃生蛋好，還是熟蛋好，尤其是像我姑姑那輩的人，仍然有很多人相信早上如果打一個生蛋在牛奶裡，是最滋補的。

既然有這許多混亂的資訊，我們要健康，就要多用理智去分析，最明智的一個辦法，就是暫時擱下各家之言，等待一段時間，別的實驗報告出來以後，比較了再作決定也不遲。

我在這裡想舉一個例子，家父是德國柏林大學的藥理學博士，又在醫學院裡教了一輩子的書，但是如非萬不得已，我們生病時，他絕不隨便用藥，即使用藥也是愈少量愈好，不會像一般開業醫生那樣，一下子就用猛藥，他用藥的原則是除了少量以外，也不用新發明的藥，因為有沒有副作用，要經過很多年以後才知道，沒有十年廿年以上歷史的藥，他絕不敢輕易嘗試。因為那是吃下肚子裡的東西。

今天的社會，是廣告氾濫的社會，商人為了賺錢，往往隱瞞了許多事實。做我們這一行的最清楚，沒有必要去做人家的試驗品。所以對於新的產品，尤其是一些新問世的藥，最好是停、聽、看，因為動物試驗和人體畢竟有很大的差距，而且有些副作用也不是短暫的時間裡就可以知道的！

但是老祖宗吃了幾千年的天然食品——蔬菜瓜果對身體是絕對有益的，而且造物者在創造天地的時候，就依照四時的氣候來造物，所以熱帶有熱帶的瓜菜水果，溫帶也有溫帶的，你居住在哪裡，就吃哪裡產的食物，是絕對錯不了的。中醫治病會依患者體質寒熱下藥。百物皆然，亦有寒熱之分，吃對了得益，

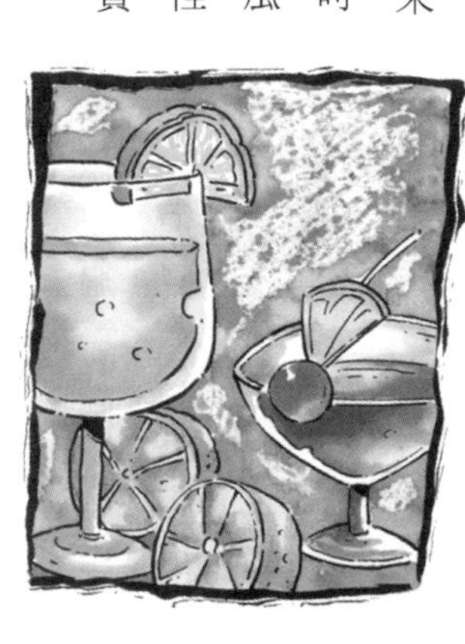

吃錯了就會產生不適。

而且上帝造人，原本就是要我們吃植物性的食物，這些食物最適合我們的消化系統。只是人類太聰明，也太自私，才會爲了滿足自己口腹之慾，而對異類趕盡殺絕。我不是道德學家，也無意提倡大家都要吃素，雖然大家都知道植物性的食物對我們的健康很有益處，但是已經吃了幾千年的東西，又是大家公認美味可口的，沒有理由戒絕，而且也不符合一些人的經濟效益。

只是過多的營養肥膩吃下肚，對我們的腸胃是一種負擔，也加重了其他內臟的工作。當它們都無法承受的時候，其結果就是怠工或病變。

科學發達以後，各式各樣的新產品層出不窮，我們在享受這些新物質的同時，多少也付出了一些代價，尤其是一些不知道選擇，只會盲從的消費者，受害最深。所以爲了你的健康，每一樣下肚子的東西，你都要深思熟慮，不管它的廣告詞多迷人，加添了什麼維他命、礦物質、蛋白質，你都要多考慮一下，以免吃下很多無謂的東西，干擾了生理的自然運作。

就以婦女爲例，其實全世界的女性在生理構造上是完全一樣的，出生於美國的黑人婦女，其罹患乳癌的機率，是同樣生於肯亞婦女二、三十倍，這是很多人都知道的事實。

她們都是同一祖先，同一族類，遺傳的基因應該沒有很大的差異，所不同的是居住的環境和飲食，她們在享受物質文明的同時，也付出了高昂的代價。

居住在非洲落後貧窮地區的婦女，她們所吃的是僅足以維生的少量天然食物，與今天生長在美國高大肥胖的黑人婦女，在體態上就有很大的差異，她們的生理構造雖然相同，但內臟運作卻有天地之別。

所以乳癌是環境和飲食上的疾病，而非遺傳。「多食而不勞」是全世界富裕地區的人的通病。體內堆積的是來不及消耗、排泄的食物垃圾，把各個的器官都累壞了，難怪它們要罷工。大家如果明白這道理，就知道該如何過日子了。

既然環境及飲食是造成這種癌症的主要原因，那麼環境和飲食是不是我們能掌握的呢？當然百分之一百是可以的。營養及飲食是環境因素中影響最深遠的一環，由此只要注意飲食，很多癌症都可以預防的，又豈止是乳癌而已，只是它比較明顯，且易於統計，所以很多專家就以它爲例。

對於一些不相信除了遺傳，還有其他外在的因素，將導致乳癌的學者專家，應該考慮到一個事實，就是爲什麼攝取脂肪極少的地區，乳癌的發生率極低。而那些脂肪食用量高的國家，乳癌的發病率亦相對的提高，就不難理解其中的奧秘了。

還有從低發生率遷移到高發生率的地區以後，因爲飲食習慣已溶入了當地的社會，就和當地的婦女一樣，變爲高度的危險群，這是很難以別的理由去解釋的。

所有疾病都有原因，儘管今天科學已經很昌明，好像無所不能，然而有時候，我們還是深感無能爲力，如果我們無法得知病因，則應該試著找出較合理的原因，特別是那些可依循安全又適當的途徑，而自己能力又能掌握和改變的。

事實上，的確有許多其他因素是非人力所能掌控的，例如，遺傳因素。但是改變飲食習慣，以及改善肥胖，是任何人都是力所能及的事，而且不會傷害到個人的健康，或生活品質，只是你願不願意去做而已！

我們都知道食物是營養我們的身體，所以每一樣東西下到我們胃以後，會迅速的進入我們身體的各個器官，這些東西，對我們身體是好是壞，也迅速發生影響，只是我們肉眼看不見而已！但是我們體內的細胞知道，這些食物是幫助它，或干擾它，頃刻就可判斷出來。

很多國家的衛生機構，對各種危害其國民的重大疾病，都傾全力去研究調查，他們發表的報告都有可靠的數據，可信度極高，如癌症就是一個例子，他們所觀察到的實際情形，均強調飲食的差異，這對疾病有很大的關係，而這種差異性從幼年開始便影響著每個人。

在已開發的國家，如北美、北歐、澳洲等國，其婦女乳癌的罹患率，是亞洲與非洲一些貧窮而落後國家婦女的五、六倍。

乳癌發生率低的國家對於脂肪的攝取較少，而在乳癌發生率高的國家，對脂肪攝取量就較多，這些事實都是有統計數字可查的，所以不必懷疑，因爲這種對比關係，在所有國家的研究上一再出現。

單就這種訊息，就足以說明癌症和飲食的關係了，我們又怎能掉於輕心。

即使對於同一國內的遷移，研究結果也顯示出，只有脂肪攝取較高的地區，才有較高的乳癌罹患率，這種例子就曾在義大利發生，在南部和北部之間就有著顯著的差別，因爲南部較繁榮也較富裕，所以發生率比北部高。

又如從亞俄遷移到歐俄的婦女，若已溶入當地社會的習慣的話，換言之，與西式生活相同的話，發病率也增加了。

一個較高脂肪和較低纖維的飲食結果，就足以推翻原有的遺傳理論，也造成了較多罹患乳癌的機會，所以我們應該相信改變生活模式的重要性。

食用脂肪量達百分之廿四的婦女，有較高的機會得到乳癌，因此，脂肪吃得越少，就將獲得更多的保護。

我再舉一個例子，日本於二次世界大戰後，由於美軍駐防，很多人生活都日趨西方。而戰後的日本，奮發圖強、經濟迅速起飛，富有以後的日本人，首先想到的是吃，因為在二戰期間，一切為前線，日本也像當年的德國一樣，食物奇缺，一旦有錢了，吃得好是很容易的事。他們飲食中的肉類和脂肪增加以後，癌症也增加了，尤其是婦女的乳癌。

日本在戰前及戰時，他們的脂肪攝取量非常低，只占總熱量的百分之七點五，現在的比例是百分之二十八，而且仍在繼續的增加中。

一九四六年美軍占領日本時，也開始輸入美國的飲食文化，他們輸入牛肉，香煙和速食油炸的西方食品。對乳類、肉類、蛋和雞的消耗量，迅速增加了九十倍。

戰前他們不容易吃到乳製品，如今的消耗量已是戰前的二十多倍，而且還在繼續的增加中。

由於這些高熱量的西方食品，普遍的受到日本人喜愛，二、三十年以後，乳癌的發生率就增加了百分之五十八，而且還有升高的趨勢，其他種類的癌症，也急起直追。

平心而論，每一個國家，每一位平民百姓，無不追求富足。物質的高度享受，也帶來各種意想不到的慢性病。

六十年代以後，一般人對飽和脂肪、膽固醇已有相當的認識，認爲它與心臟血管疾病有很大的關聯。所以大量改吃植物油，以爲這些無膽固醇的產品，是有益身體的好油，結果油類的消耗量大量的增加。

但是這些植物性所謂好油，全是加工過的氫化油，不是純粹的天然食品中的油，這些油在加工的過程中需要經過加熱，添加化學劑、漂白、去味和氧化，如此製造出來的油，含有很多的化學物質，而且裝在透明的瓶子中，更增加了氧化的機會，同時也受到光線的破壞。

當然油可以令食物增加風味，但是我們的身體並不是靠油脂在運作，我們遠古的祖先何曾有現成的濃縮油可用，他們也不是活得好好的。

也許降低了飽和脂肪的攝取，或者使我們的心臟和血管，受到部分的保護，但是卻提高了直腸癌，乳癌和前列腺癌的罹患率。

因爲我們的身體不是用來消化及代謝化學物質的，它們只適合消化自然的食物，除了一些較窮的地區之外，一般而言，每個人平均一年的油類消耗量起碼在二十多磅以上，這數目是相當驚人的。

有很多營養學家，認爲植物種子油中，橄欖油很不錯，椰子油最差，但它仍然不是健康食品，因爲仍含有超過百分之十單元是飽和脂肪，大量食用，還是有害的。

一般來說，吃魚比吃肉好，在挪威，婦女吃魚比吃肉多，所以乳癌的罹患率也較低。

在烹調方面，魚用煮的比煎炸好，因爲不必放很多油去處理，食用煮的魚比吃肉更能降低患癌機會。

科學家以動物爲試驗，探測高脂食物對牠們的影響，當動物被餵以高脂的食物時，腫瘤會隨之增長，如果增加飲食中纖維的攝取有利於對抗腫瘤。

近幾年的研究報告，發現將人類的乳癌細胞，移植在一群割除了胸腺的老鼠身上，然後用含有不同分量的玉米油的食物去餵牠們，範圍從百分之五至二十三，發現在攝取較高脂肪的老鼠身上，成長和蔓延的速度都較快。

但在另一項實驗中，研究人員將人類的乳癌細胞經由靜脈注射入老鼠體內，然後餵給牠們十字花科的蔬菜，結果減低了癌細胞的擴散。

由這些試驗得出的結果：第一、脂肪有促使惡性腫瘤或癌症發生；第二、高脂飲食使惡性腫瘤更易擴散。

雖然這些試驗不是以人類為對象，但我們已得到了一個啓示，高脂食物對人類何嘗不是如此。

我們知道乳癌是與賀爾蒙息息相關的疾病，在缺少女性賀爾蒙的情況下，它幾乎不會發生，而飲食中的脂肪攝取量與女性體內的動情激素有著明顯的關係。若增加飲食中脂肪的攝取量，動情激素的分泌便會隨之增加。當減少脂肪的攝取時，動情激素的分泌也減少，這就是脂肪為什麼會提高乳癌的發生率的有力證明。

飲食中的脂肪會抑制免疫系統的作用，我們體內的身體警察白血球是主要用來摧毀癌細胞的工具，低脂飲食將顯著的提高白血球的活動力，高脂飲食則正好相反；抑制了免疫功能。

飲食中的脂肪將促使各種癌症發生，像大腸癌、子宮癌、卵巢瘤、胰臟癌、攝護腺癌，甚至肺癌，都與飲食中脂肪的增加程度有關，讀者們，你們可要慎重的多想一想，改變一下你們的飲食習慣吧！

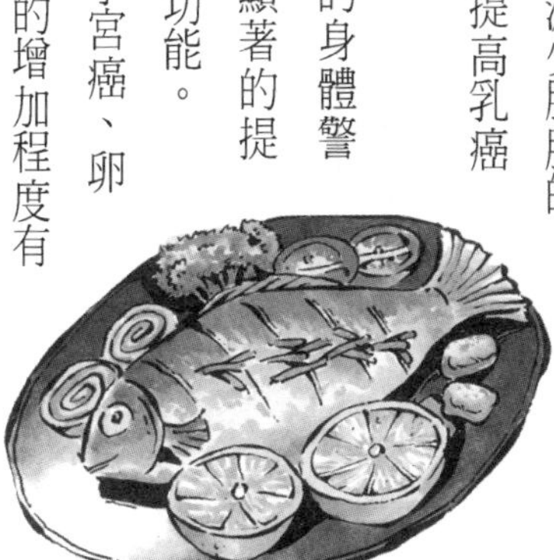

誘發癌症的食物

以動物作試驗，如吃燒焦的油類或脂肪，可使癌症加速擴散，近年來有不少的科學家從事這方面的試驗及研究，所得到的同共結論，都認為吃烤肉或燒肉是很危險，特別是反複燒烤的更危險。

把癌原給老鼠吃，或塗在表皮上，給他吃新鮮的蔬菜或未加熱的玉米，則不會誘發癌症，如餵食經油炸過的東西，有百分之五十都得了癌症。

一九九〇年，我隨外子叔游回江蘇常州探親，他的親戚以為我們在國外吃不到家鄉食物，特地起了個大早去買燒餅油條給我們當早餐。燒餅還可以，油條則很可怕，我一看就知道是陳年經久不換，炸了又炸的油炸出來的，所以顏色才會深得發黑。我沒有吃，也勸他們不要吃，但是他們說：「你放心，我們經常買來吃，也沒有事！」

我知道十幾廿十年前大陸物資還是很缺乏，和今天的繁華有很大不同，他們是不可能經常吃的。

他們不知道今日的溫哥華在吃的方面，眞是五花八門，應有盡有，中國人一到國外，表現最出色的，就是「吃」的文化，別說燒餅油條，這些國粹食品，全世界各地的食品，只要你想吃，都能吃到。

中國人愛吃油條，外國人愛吃燒烤，每個家庭幾乎都有燒烤爐。除自己愛吃外，經常在後花園舉行燒烤大會，招待親友。這些以現在的飲食觀念來看，都不是健康食品，絕不宜多吃。

礦物質營養與癌症也有關係，如果動物的飼料中銅量豐富，可控制癌症的擴散，也可減少肝硬化後轉爲肝癌的可能性。

肝受到任何傷害，都容易得癌症。以動物作試驗，食物中缺乏維他命B_1、B_2、E、膽素、蛋白質和氨基酸裡的蛋氨酸，肝就容易受損。

如果吃了大量的藥物，化學物及殺蟲劑等，也會使肝受到傷害。因此易誘發肝癌，如能吃大量的蛋氨酸則不易生癌。

很多種藥物都會使肝臟受損，即使極輕微的毒素，也會使肝減少產生酵。服用藥物過量，也證實會得肝硬化症，甚至兒童也會如此。

又如給動物吃大量的藥作研究，牠們如缺維他命E和蛋白質時，對肝傷害更爲嚴重，如果再缺十五種主要氨基酸時，肝受損的程度更不可收拾。

肉類中所含的殺蟲劑比市面上所售的蔬菜所含的殺蟲劑更爲有害，這點不可不注意。

社會繁榮，所帶來的副加品，是空氣污染，這是無可避免的事，所謂有得必有失，就是這個道理。

我們每天呼吸那些污濁的空氣，使我們的呼吸器官、血液受到很大的傷害。再加上農藥、藥物，各種的化學物質，醃製肉類的硝酸鹽，如香腸、火腿、臘肉之類、防腐劑、食品加添劑、香料、糖精、色素等等，都是誘發癌症的食物。

有些食物如果不加工，是不會對身體有害的。但是經過精細加工後的食物，就會使我們的身體容易感染某些疾病。又如多吸煙，或接觸癌原及吃下已腐敗發霉的食物，很容易引發癌症。

如果用已發霉的種子榨出的油，消費者是不會知道的，那也是癌原之一。當然這種可能不會很多，但也不能不當心。所以不管那一種油都不好大量使用，即使是很安全的植物油。因爲油好，食用過量，好油也變成壞油了，對身體絕對有害。

如果多吃天然水果瓜菜、青豆、黃豆類的食物，身體就會產生解毒能力，得肺癌或其他癌症的機率也會減少很多。如果食物中熱量高，由脂肪或碳水化合物供給的都一樣，所有各種癌症都會擴散得很快。

但如果少吃氫化過的油類，加工過的碳水化合物食品，熱量則會減少。即使已經得了癌症，也會減緩。因爲加工食品所產生的熱量，可使惡性腫瘤變得更加危險。

多餘的蛋白質當然也會轉化爲脂肪，也會產生熱量。但是一個人的百分之五十熱量，如由好的蛋白質轉化而來，癌症細胞則不會很快擴散。得了癌症的人，酵母是最好的食物，因爲它含蛋白質及維他命群極爲豐富。

B_2和泛酸對癌細胞比正常細胞的作用比較大，如果常吃含這兩種豐富維他命的食物，對患者是非常有益的，而這些東西，在天然食品中含量都很豐富。

食品工業不管在西方或東方，每年所花的廣告費，是非常驚人，少說也有上百億美元。

他們寫了很多動人的廣告詞，甚至雇請各類專家爲他們寫文章，非要使所有的人都相信他們的話，買他們的產品。

很多藥商也是如此，他們言之鑿的特效藥，有時非但無效，還吃出一大堆毛病出來，你說有多可怕。

有些食品工廠，深怕消費者對營養知識增加，不買他們的產品，將某些產品附加了一些所謂營養的物品。例如將食品加了一些維他命和礦物質。由於他們的宣傳，使人產生誤解，以為加了這一點營養，就可抵消食物加工時失去的大部分營養。

像我們所吃的白麵包，在麵粉加工時，麥胚芽裡所含的油脂，很快的受到破壞。不但沒有營養，而且有損麵粉的原來香味，如果再加以冷藏，還會減少其價值。

一般人對加料麵包，以為比全麥麵包還要好，但據美國農業部門所公布的資料顯示，白麵包和全麥麵包相比，已失去了百分之六十的鈣、百分之七十的鉀、七十六的鐵、七十八的鎂、五十的亞蔴酸、九十B_1、六十一B_2、八十菸草酸。

雖然胚芽的蛋白質僅失去百分之二十二，但它特別富有氨基酸，對於幫助小孩生長已大打折扣。

其餘失掉的營養百分比：像葉酸失去了七十九點二、B_6失去了六十三點三、鋅五十四點四、泛酸六十九、維他命E全失、錳八十四、銅七十四。

現在的食品業，有些已將白麵包放入一種褐色素，使人誤認為是全麥麵包。的確這種麵包口感很好，不像全麥麵包的粗糙，但常吃這種東西，除無多少營養之外，而且還多受一種色素之害。

此外，所有的軟性飲料，人造果汁及各種果凍，除了甜甜的化學合成品之外，毫無營養可言。

所有加工過食品，它的各種化學物、添加劑、防腐劑，吃多了以後，都會使人慢性中毒，甚至引發癌症。

現在的科學家，都集中全力研製有關克服各種疾病的藥物和如何去開發這些藥物資源。尤其是對癌症的醫療更是不遺餘力，但是卻很少人研究怎麼樣才使人過得更健康，教導民眾有關維護健康的知識，避免各種疾病的發生。

間中也有些學者專家，由於好奇或使命感，或偶然的機會到一些落後地區去旅行，這些蠻荒落後地區的人，當然還是保持著原始的生活。這些人所吃的食物有限，有些專吃肉、魚而沒有蔬菜，另一些人則專吃蔬菜和穀類，這都是因爲居住的環境的緣故，不得不受這種限制。

這些人各方面相比雖然差異很大，但其共同點是，他們所食的全部食物正符合身體各種需要，不會像文明人一樣過飽或過量。

這些專家觀察後所得的結論是；凡是吃不加工的食品的人，他們的脊背挺直，耐力持久、精神愉快。

這些人骨骼發育良好，牙齒健康，沒有蛀牙，身體各部分都健康。

而文明人常害的病，像癌症、潰瘍、高血壓、肺結核、心與腎的疾病，肌肉萎縮與各種硬化症等，在這些人中幾乎沒有。

在這些族群中，也沒有發現精神病，或壓力所產生的憂鬱症，更不會像文明社會的人那樣酗酒、吸毒、同性戀等。他們物質雖然缺乏，但他們很知足，每天除了找食物以外，就是唱唱歌、跳跳舞，生活得很愉快，所以身體很健康。

多年前有一組懂醫藥的傳教士，在非洲腹地，並對一百多萬人作了健康檢查，也沒有發現有人患癌症，精神上也都很健康。另一組則前往南美洲一些落後地區，所發現的也是同樣結果。

乳癌的成因

乳癌是女性的頭號殺手，每年因乳癌所受的罪和喪生的婦女，眞是難以數計，令人聞之喪膽，因此身爲婦女們，爲了你自己和下一代，要知道如何保護自己，即使不幸地已經罹患了，你也要趕緊鎮定下來，首先從飲食上去調整，只要有一線生機，你都要去爭取。

在乳癌的發生上，動情激素無疑的扮演著關鍵性的角色。動情激素是什麼?主要的是女性賀爾蒙，這些賀爾蒙在體內分泌時間的長短、量的多寡，再加上遺傳上的敏感性，將是主要決定一個婦女是否罹患乳癌的原因。

在那些罹患乳癌的患者體內，有著較高濃度的動情激素，它顯然是乳癌的啓動因子，詳細的機轉至今仍未明，不過它似乎會刺激乳房異常的細胞增加，而可能演變成乳癌。

乳癌危機與月經周期的總次數有關，營養好的世代，比營養差的世代，有相當大的差別。現代的小女生，比她們祖母外婆那一輩提早了許多，這是相當普遍的現象。雖然發展成乳癌的危險因素是累積而來的，但有一個很明顯的現象，即使婦女體內，在停經之後所分泌的女性賀爾蒙較少，如果她體重超越常人，危險性仍會增高，因此停經後，肥胖成了主要的危險因素。

很不幸的，今天的美國婦女，每十個人中就有一個會得乳癌的機率，換句話說，每個家庭的成員或親戚都有乳癌的患者，這是多可怕的精神壓力！

除歐美外，東方的幾個主要城市，由於經濟繁榮，乳癌患者的數目亦逐年上升，幾乎是與經濟發展同步。這是什麼原因，惟一可解釋的是經濟好了，民眾口袋的鈔票多了，大家比以前更注重飲食。於是各種可怕的富貴病尾隨而至，乳癌只是其中的一種而已！

治療癌症的三步曲是：開刀、放射線治療及被普遍使用的化學治療。有醫療保險的國家，病人除了受罪以外，還不必為醫療費用發愁。沒實行醫保制的國家，個人負擔就大了，只能以「傾家蕩產」四個字來形容。

其實乳癌患者，除女性外，男性也會發生，只是比較少而已，大約是一百比一。

男性乳癌患者與女性乳癌患者有著相同的危險因素，而且其中最主要原因之一，就是飲食中的油脂量太多。

男性乳癌罹患率最高的地區，在德國西部，該處百姓飲食的總熱量中，有百分之四十九的比例是來自脂肪。

根據歷年來各國專家所研究出來的結果顯示，不當的飲食是罪魁禍首。過多的肉類，過高的油脂和過多的蛋白質是誘發乳癌的主因。每天吃肉的人得乳癌的機會是很少吃肉，或根本不吃肉的人的四倍。

同樣的，吃的蛋愈多，就愈容易得乳癌，奶油及乳酪吃得愈多也愈容易得乳癌。

另外還發現一個現象，就是吃很多乳製品的素食婦女，每天飲牛乳，吃奶油及乳酪，可是她們因爲不吃肉，所以得出的結果如下：一、肉食者。二、吃乳品的素食者。三、純素食者。

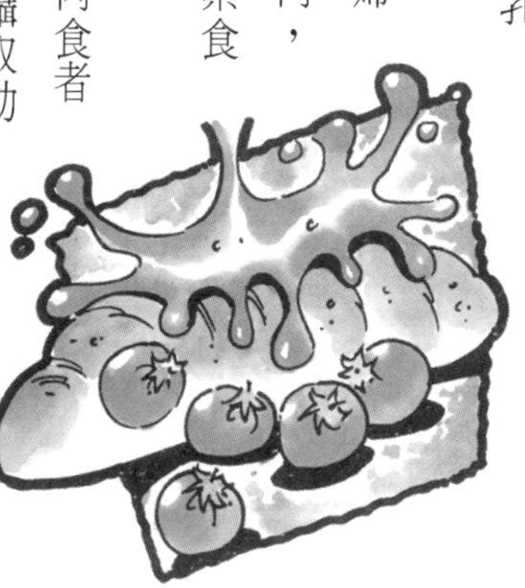

好幾個研究報告發現，素食者初經來潮的時間比肉食者晚。以日本爲例，因爲飲食已日漸西化，因而增加了攝取動

物油脂量，結果是日本女孩的初經愈來愈早。

根據日本國家癌症研究院的平山武司醫生及他的同事發現，月經初潮早的女孩（十三歲以下），得乳癌的機率是月經來得晚的女孩的四倍。

在世界其他地區所做的研究報告，也肯定了日本的發現。一個年輕女孩攝取的油脂愈多，她的初經則愈早，得乳癌的機會也愈大。

研究報告也同時顯示，當攝取的動物油脂增加時，月經會變得比較多，時間也較長，而且也比較痛，經前的問題也比較多。

吃肉類、乳品及蛋多的婦女，不但初經早，同時也使停經往後延，其平均停經期往往是五十歲左右。這與吃很少、或不吃動物油脂的婦女平均四十六歲的停經有明顯的差別。

飲食中的脂肪和肥胖已成為動情激素的多寡的指標。肥胖的婦女不僅會有較高濃度的動情激素，而且也較有經期不適的問題。

雖然在停經之前，肥胖並不是造成乳癌的主要危險因素，然而在停經之後，它卻是愈趨主要的角色。

停經後的肥胖將造成皮下脂肪組織產生大量的動情激素。這種動情激素與卵巢所分泌的無關。因此有時年輕的乳癌患者並不胖，可能還很瘦。而停經後的乳癌患者，卻普遍有超重情形。

那麼飲食和導致乳癌的賀爾蒙之間有什麼關係呢？美國波士頓一項研究，測量吃素和吃肉的婦女，體內的動情激素的濃度，結果顯示兩者之間有著極大的差異。吃素的婦女，其糞便中含有較多的動情激素，血液中和膽管中都較少。吃肉的婦女情形則剛好相反，因此飲食似乎是調整女性賀爾蒙的一個可控制的主要因素。那麼換句話說，這也不是可以成爲預防乳癌，首要的可控制的因素嗎！

飲食中的纖維質同樣的也會影響到血液中的動情激素的含量。食物中含有越多的纖維質，越能降低血液中的動情激素。纖維能夠改變小腸對動情激素的吸收，並且幫助人體經由小腸將它排出去。因此我們得出的結論，就是乳癌是一種與動情激素有關的疾病。而纖維質可排除過多的動情激素。

我在上面已經提到過，初經的年齡是與營養有關。在北美，一般來說，平均的初經年齡是十二點二歲（一百年前則是十七歲），比起中國一些地區十四歲到十六歲之間早了好幾年。

為什麼會如此呢？我們可以從生長於北美的中國或其他亞洲的婦女看出端倪，因為營養和生活習慣的改變，她們和年輕的當地國的女孩一樣，月經都來早了。這點又再次說明了生活環境改變的因素，而非遺傳因素所導致乳癌發生率提高的原因。

在日本十八世紀的日本女性，平均的初經年齡為十六點五歲。如今已降至十二點六歲，已和北美差不多了。這又再次證明營養和脂肪的攝取量增加所造成的普遍現象。

另一個發現是青春期來得較早，且體重較胖的女孩，初經發生也較早。

我們都知道，體重的增加與飲食中的脂肪脫不了關係，這是不爭的事實。體內長期含有較高濃度的賀爾蒙，不僅會長得比較高大，也是日後可能引發乳癌及其他癌症的導因。

這些年我們從各國專家所提出的報告中，可看出生活愈趨於西化所併發的心肌梗塞、攝護腺癌、乳癌和子宮頸癌，子宮內膜癌及其他重大疾病的發生率快速增加。從日本及亞洲其他各大主要城市就可以看出來了，這些年有誰不談癌色變！

美國人曾自傲他們的營養觀念是全世界最好的，也最安全的。如今因各種報告出爐以後，才知道西方的多肉、多油、多糖的飲食習慣是最不安全、危害性最大的。

在北美生活過的人都知道他們所烘製的糕餅、奶油特別厚，而且甜得難以入口，與東方店所售的眞是大異其趣。吃肉更是大塊文章，所以走在街上，極目所見，難得見到幾個稱得上苗條的人，擦身而過的，不論男女，都是腰圍粗壯，大腹便便的。與我幼時在香港街口所見抬頭挺胸、行動敏捷的洋人相差太多了！

在非洲女性的初經年齡平均是十六點五歲，停經通常是在三十多歲，而她們乳癌的發生率是全世界最低的。

我國古代的醫書裡也曾提及，提早停經對婦女的種種好處，以當時的環境，當然不可能有什麼調查報告，他們的發現只是從個人的行醫經驗中發現。

我們夫婦移居北美以後，也開了一個小型診所，發現西方婦女在更年期，問題特別多，心理的、生理的一大堆。也許是她們特別怕老，所以常有求助賀爾蒙的習慣，希望挽回些許青春，或因腰酸背痛、骨質疏鬆的症候出現，藉助賀爾蒙減輕一些痛苦。

其實一個人的外貌，是從他們的心境和對身體保養得宜所決定的。心境開朗、凡事樂觀、飲食有節的人，外貌一定比實際的年齡輕。而且一個心平氣和，身體健康的人，不管什麼年齡，她臉上所流露出來的神采也必定是相當迷人的！

從許多統計數字看，乳癌和其他癌症發生率高的國家，都有脂肪攝取過多的問題。相反的，脂肪攝取量低的國家，乳癌及其癌症發生必定也是很低，你們認為這是巧合嗎？當然不是。

一般人皆以爲乳癌是無法預防的，這是一種既危險又錯誤的想法。事實證明乳癌的危險性隨著飲食及生活習慣的改變，而大爲減低。只是稍爲節制一下口腹之慾，吃清淡、高纖維的粗食，多做一些運動，不讓脂肪在體內積存，就能避免罹患的危險。活得很老都很健康，好花結好果，如果人事都盡了，其他的就只有託付於天了！你可曾聽說過，我們的命運，可由於某種因緣，而大幅的改變。對於不可知的未來，先做好目前所知的。這樣一個人，連老天都會見憐的，不是嗎？

最近在報紙上看到一則台灣衛生機構所調查出來的報告，癌症已成爲台灣死亡率的第一名。數字之高，實在叫人膽戰心驚，就像瘟疫一樣，不斷地蔓延。除了患者個人和家庭痛苦殘破以外，社會也付出很大的成本。爲了醫治這些病人，每年所花費的醫療費用，眞是天文數字。那麼我們爲什麼不及早教育社會大眾，讓他們多瞭解一些預防之道呢？

我們對於高脂食物的喜愛，何止危害我們的健康，同時也因爲這種錯誤無知的選擇，衍生出許許多多的社會問題。

以往女性初經在十六、七歲，換句話說要到十八、九歲才有可能生育。如今因爲營養的關係，加速了她們的成熟，十二、三就可成爲未婚媽媽。小孩生小孩，造成了不少的家庭和社會問題。

請不要小看這短短的幾年，一個高中生和一個國中生相較，她們心智的成熟度會相差很多，理性和學識能使她們懂得保護自己，有很多事不會亂來。

固然家庭教育和學校教育沒有灌輸給她們正確的性知識，但若她們能晚熟幾年，很多事都會全盤思考，犯錯的機會就會少了許多。她們個人和家庭也少了很多困擾，社會的結構也會健全很多。畢竟她們會懂得多想想；幹嘛要以自己的終生幸福來陪葬呢！

但是營養令她們身體比心智早熟得多，一個人的心智在未成熟的幼稚期，除了好玩和一時衝動以外，很少想到其他，對於這些出軌的小孩，我們又何忍苛責！

很多父母都盼望孩子快高長大，但是孩童時期的快速成長，與壽命的長短有關。

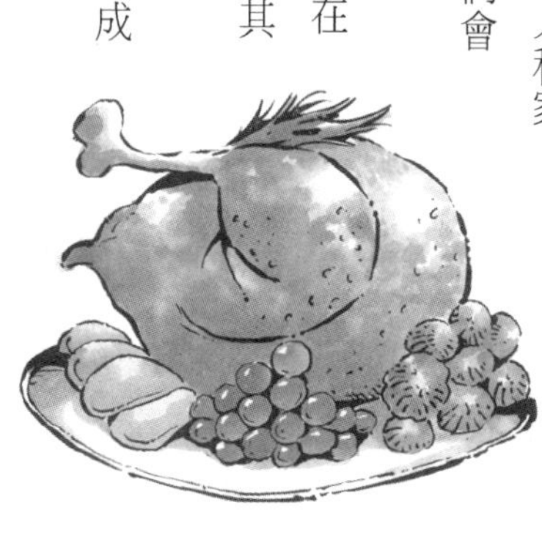

當然壽命的長短因素很多，遺傳佔了極高的比重。但是快速成長，是營養使然。過重和過高都影響將來的壽命，這是很多專家經過多年的研究觀察所得的結論，絕對不是無根無據、空口說白話。

到了生育年齡將盡時，富裕國家的婦女，比那些生活水準差的國家婦女乳癌發病率高了很多。

前文已經提過，月經週期總數較多者，得乳癌的機率也較高。換語之，動情激素分泌時間長短和多寡，是婦女乳癌和子宮癌發病率的關鍵因素。

愛美是人類的天性，尤其是一些富裕和教育程度高的國家，停經後的賀爾蒙的補充治療，視爲調整賀爾蒙的最好方法，但是醫學界曾經假設乳癌和子宮癌的增加，是使用賀爾蒙治療的慘痛代價。

他們所根據的理論，就是一些極少使用賀爾蒙國家的婦女，罹患乳癌和子宮癌的機率都少得多。

早在一九四七年就已經有報告提出，補充賀爾蒙具有危險性的警告，他們指出使用動情激素療法的停經婦女，出現子宮內膜異常變化及出血情形。

直到一九七〇年，婦女因使用賀爾蒙補充治療，而得到子宮癌的比例逐漸增加。

儘管如此，但有些醫生仍然建議婦女們可使用賀爾蒙補充療法，來減輕停經後惱人的種種症狀，不過在時間上要有所限制。

但是亦有專家認爲應該採用改善飲食的方法，即吃低脂、低蛋白和高纖維的飲食。因爲良好的健康似乎不是靠藥物就可獲得。何況還有不少已知和未知的風險，就更應該愼重考慮了。

如果相信只有藥物才能維護健康的話，那麼我們又如何解釋在那些藥物資源缺乏的貧窮地區，卻鮮有心臟病、骨質疏鬆症等問題，又該作何解釋呢？反而一些大量使用賀爾蒙的國家，如美國、加拿大、英國、澳洲和歐洲的婦女，卻深受骨質疏鬆症和心臟病之苦。

有人做過一項調查，比較日本婦女和西方婦女尿液中的動情激素的濃度，如果能順利的排泄掉過多的動情激素的話，它會出現在尿液中。

實驗結果顯示，日本婦女比西方婦女排出多達一百倍甚至到一千倍的動情激素。

爲何會有這種現象，他們的猜想是日本人愛吃豆腐及其他豆類食品，這些食物對於停經後婦女體內動情激素的改變具有生理性的影響。因此日本婦女的停經後症狀不若西方婦女之嚴重是可想而知的。同時也說明了飲食與賀爾蒙之間，及與疾病之間的關係。

另外一種現象是素食婦女比肉食婦女停經較早。由於較早的初經，和延遲停經是婦女癌症的致病原因。因此吃素被認爲具有預防的功效，也是有理可尋的。何況素食有較多的纖維質，也是對身體最有益。

癌症和其他慢性病是最耗費社會成本的病，爲了救治這類病人除醫藥外，還要大量護理人員。難怪現今很多國家醫療保險經費年年都是負成長，因爲有太多這些病人了。

最近我去拜訪了一位好朋友，她請我們一家吃晚飯，我陪她在廚房炒菜，油鹽都放得很少，我稱讚她深諳飲食之道，她欣喜的告訴我，到今天爲止，她已平安的渡過了五年。

這位好友是乳癌患者，很幸運的發現尙早，除開刀切除外，未受放射及化療之苦。及後改變飲食習慣及吃一些中藥調理，除體力差一點以外，一切都很好。

她原本不是喜愛大魚大肉的人，只是從小家境好，先生又是大官，難免應酬多些，當然吃了不少高脂類食物。所幸她及時警覺，不貪戀口腹之慾，所以保養得很不錯。

多年以來，的確有各類專家，做了不少的努力，所得的結論，幾乎是一致的，飲食習慣是誘發癌症的主因。當然還有其他因素，但都不及食物影響之大。他們都提出同樣的警告，就是捨棄油脂、高蛋白、低纖維的肉類食物。改吃高纖維、低油脂植物性的食物。可是這些忠告並未有在社會上發生很大作用。一般人還是依然故我，導致癌症患者數字年年上升。是否是因爲我們的健康教育做得不夠，及傳媒又不夠熱心。

我深信如果我們的衛生機構，如果在這方面廣爲宣傳，教導老百姓「怎麼吃」的正確觀念，傳媒也肯助一臂之力的話，癌症的發病率一定會降低很多。

等到檢查報告完全證實以後，再採取各種懲罰性的痛苦治療，爲時已晚了。雖然仍有機會康復，不過心靈上的打擊及肉體的折磨，所付出的代價實在太大了！

上醫治未病

所謂上醫者，是指學問、醫德、醫術皆好的醫生，這些醫生，未必是大醫院裡的名醫，名醫也未必是上醫，這中間有很大的分野。這種上醫不一定在做臨床，他可能在實驗室裡埋頭苦幹，或者著書立說，或者是在講台上作育英才。

我父親曾把「醫分五等」的話編進他的講義裡，「醫分五等」這句話並無褒貶之意，只是期望受教於他的學生，個個都能成為濟世救的好醫生。

所謂五等者，第一等是發明家，因為他的發明，全世界的人類及所有後世子孫都能受惠。這種惠澤天下蒼生的人，理應被尊為天下第一等人。第二等是著書立說，他可能因時代和環境的關係，沒有實驗室供他實驗，但他的經驗和理念，使他的讀者受到啓發，觸動了靈機，因而有所發明。像我國漢代醫聖張仲景，及明代的李時珍，他們所寫的劃時代的巨著，影響後世至為深遠。第三等是作育英才的人，如果他一生中，能教授出幾千個學生，而這些學生個個都是英才，對國家社會有多麼大的貢獻。第四等是懸壺濟世，以他所學，誠心誠意爲病人服務。第五等則是以錢爲出發點，乘人之危。

凡爲人師表者，總會對學生有許多期許，就像作父母的一樣。我父親把醫生爲五等，就是不希望他們之中有第五等的醫生。

「上醫治未病」是我國醫學中重要的治療守則，它也反映了我國醫學強調預防醫學的積極理念。

預防醫學是以防病爲先，治病爲後。眞正是醫學專家所應走的路。一個社會如果預防醫學做得好，可以減少很多社會成本，疫症不會流行，慢性病也不會泛濫。

個人如果懂得預防之道，慢性病也不會上身了。所以說上醫不治已病，而治未病，就像一位偉大的政治家他一定是在國家未亂之時，就已制定各種好的方針，逐步施行，務必國泰民安爲他最終目標。若亂子已經發生，再去戡亂，則無異臨渴挖井，爲時已晚了。

那麼預防疾病，應該怎樣著手呢？在中國醫學上有非常豐富的論著，如《素問——上古天眞論》，就有：「食飲有節，起居有常，不妨作勞」。

所謂起居有常，就是該工作的時候工作，該睡覺的時候睡覺，不可日夜顛倒。喜愛夜生活的人，在外飲酒作樂，留連忘返，這些不過正軌生活的人，他的健康遲早會出問題，他的家庭也會破碎。

要想有健康的身體必須要食飲有節，不該吃的去吃，不該飲的去飲，內臟器官不起革命才怪，當承接到了一個極限，就只有罷工了。工人罷工，工廠會癱瘓。內臟罷工，就是衰竭。到了那一步，即使華陀再世，也未必救得了他的命。

再說「人如流水，不動則腐」，一個只知飲食，而四體不動的人，不是享福，而是自找麻煩。我們必須從小就要養成勤勞的習慣，才能把我們吃進去的食物，有效的消耗掉。以動物爲例，一群生長在曠野的牛、羊、雞、鴨，其健康壽命都比只關在欄裡或籠裡養的好和長，像籠中養的雞，不管用多好的飼料來養，都是一身肥油，人也是一樣，如果不運動，肌肉一定不結實，精神也不會好，一身都是脂肪，走幾步路說不定就喘了起來。

現代的人，都是吃得太多、動得太少，綜觀古今長壽老人，普遍都有控制飲食的習慣。早在秦漢時代，人們對限食可以延年已有相當的認識，爲什麼限食能延長壽命，因爲過多的食物徒然加重內臟的工作，超量的工作加快它的損傷。反而限食可以延緩衰老，延長壽命。在遺傳學上認爲，生命過程是按一定的時刻安排的，超量的營養有揠苗助長之嫌，尤其是對生長中的兒童。所以有些學者認爲食量如果恰到好處，健康一定沒有問題。食量愈多，壽命會愈短。因爲過多的食物，無法有效的消耗掉，留在體內就變成了脂肪。脂肪是疾病之源，許多癌症都是因爲體內有過多的脂肪，才加速發病的。

在我們的日常生活中，大致可分爲物質生活和精神生活。物質是有形的，很容易控制。精神是無形的，不容易控制。有形供養無形，無形作用於有形，其間彼此影響，相輔相成。

很多事都脫離不了物極必反的原理，像美味的飲食，本來是滋養身體的，可是如果不知節制，就很容易超量或偏食，那就非但對身體無益，反而是一種禍害了。

同樣道理，喜怒哀樂本爲人類感情生活中難以避免的重要內容，然而喜怒不節則傷臟，由於情緒失控往往導致神經系統功能失調，嚴重的還由此引起整個機能紊亂，導致百病叢生，早衰，甚至短命的後果。

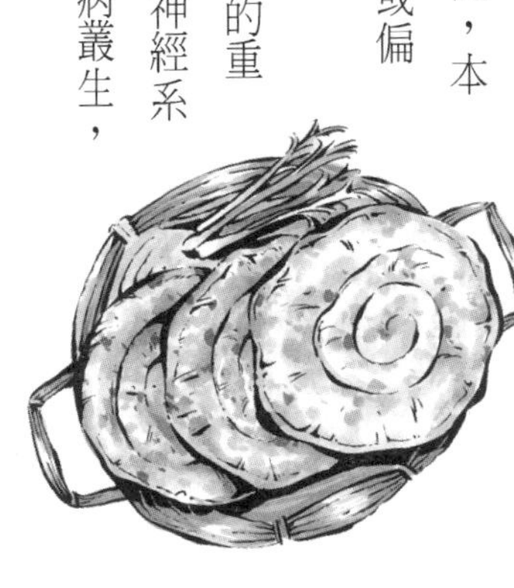

魏末名士嵇康，在他的〈養生論〉裡，告誡後人，若要防病，要從「一」字做起，切不可以認爲「一怒不足以侵性，一哀不足以傷身」。怒和哀對身體傷害至大，尤其是身體不好的，或年紀大的人，有心肺疾病或已潛伏有癌症的患者，一怒會使他們中風或吐血，一哀使他們病情馬上加劇。

目前在醫學的領域裡已經日漸流行一種新的研究，他們認爲很多疾病都是因爲精神因素而起。所以有部分學者專家已把興趣轉移到精神神經免疫學方面，研究人體抵抗疾病系統中的生理和心理狀態。特別是心理，大腦及免疫系統的關係上。他們已經發現人的情緒、態度和處理問題的方式，均強烈的作用在體內的免疫系統上。

有人對一些癌症患者的精神狀態進行調查，發現意志堅強、充滿鬥志的癌症患者，有百分之七十五可存活五年以上。而求生意志低落、失去信心的患者，僅有百分之三十五存活五年以上。這說明精神狀態對疾病的影響。

心理因素對免疫功能爲什麼會產生如此巨大的影響呢？一般認爲主要是因爲神經內分泌的作用所致。

一個人精神狀態良好，則神經介質、激素等物質分泌適量、維持平衡、協調免疫系統的功能處於最佳狀態。因此無論預防或治療癌症，都需要進行心理的治療。

情緒的長期壓力對健康的影響，也常因人而異，有些人經得起各種挫折。緊張情緒只能暫時影響其生活的效能，但不致損害其健康；但有些人則不同，本來是精神上的痛苦，卻轉化成為機體上的疾病。最常見的心身性疾病有腸胃潰瘍、甲狀腺亢進、哮喘、偏頭痛、高血壓、結腸炎、神經性皮炎等。癌症的發生也被公認與情緒的壓力有關。

一個人由於長期遭受劇烈的緊張的情緒刺激，就可能導致軀體性疾病。不良的情緒刺激，可引起神經生物化學反應，及內分泌發生變化。當人情緒激動時，會使人精神疲憊不堪，免疫功能降低，病魔便會乘虛而入，潛伏在體內的癌細胞也會乘機產生。

癌症是一種複雜的多因素疾病，如生活節奏加快，居住條件差、人口稠密、空氣污染、人際關係緊張和長期勞碌，常引起體內環境的失衡，使身體的抵抗力減弱，免疫系統功能下降，就更容易受到癌症的侵襲。

要保持心理健康，一方面應糾正對行為失常的偏差觀念，以提高對心理疾病的基本認識；另一方面應主動培養個人的心理健康意識。

其次要認識心理疾病是能夠預防的，長期焦慮、緊張是形成心理失常的主要原因。雖然生活在這個競爭激烈的社會裡，但也不可強求自己做力不能及的事，應該儘量使自己的生活過得輕鬆一些，充實一些，遇事要冷靜、達觀，要用理智戰勝情感，絕不能讓消極的情緒長期困擾自己。嚴格說，任何人都會有發生行為偏差的可能，眞正生理、心理都健康的人並不很多。任何人也無法預料自己是否會遭受挫折而發生心理失常。所以當自己不幸陷進情緒低潮，發生心理偏差的時候，要正視自己的疾病，不要諱病忌醫。

不過健康心理的養成，除了需要好的環境，和旁人的協助外，主要還是要依靠自己。每個人在群體生活中，都無法避免所有的矛盾和挫折，所以要想辦法去適應，要化解這種不利於自己的因素。要正確的估計自己，既不能估計過高，也不可自暴自棄。承認事實，才能避免不必要的心理衝突。

熟悉三國故事的人，都知道諸葛亮是位有才略知謀的人，唯一的缺點就是事必親躬，不重視起居飲食。司馬懿從蜀使口中已打聽到有關諸葛亮的生活起居情形後，就斷言這位蜀相活不長了。結果不出他所料，不久諸葛亮就與世長辭了，享年才五十四歲，正是壯年。如他不是費神、操心太過、忽略起居調攝，當不至如此短命。

中醫所謂起居調攝，主要是包括作息正常、勞逸適度，《黃帝內經》所謂「起居有常」，是健康長壽的基本要素之一。如果「起居無節」，就會影響健康，引起早衰。

中醫有關「勞倦致病」的理論，認爲「體欲常勞」，可以強壯體魄，健全精神。但過度工作，則耗氣，正氣耗散，病邪容易入侵。

過勞固然影響健康，但過逸也同樣對身體不好。長期養尊處優，安逸不勞，會使氣血鬱滯。

《內經》謂：「不妄作勞」、既反對「久行」、「久視」，也反對「久坐」、「久臥」，因爲「久坐傷肉」、「久臥傷氣」，可見安逸可以致病。

久坐之人因缺乏運動，消化功能減退，以致氣短乏力，影響肌肉的鍛鍊。睡眠雖可恢復體力，但過多的睡眠，會使氣血運行緩慢，令人肢體困軟。有研究指出，每晚睡眠超過十小時的成人，其死亡率比每晚睡七、八小時的人高百分之八十。且多數是心腦血管病突發。這可能是因睡眠時間過長，血液運行不良之故。

神醫華佗認爲「人體常欲勞動，但不當使極耳」。孫眞人也說：「養性之道，常欲小勞，但莫大疲」。又說：「人之壽夭，在於樽節」。

「神」是人體生命活動和精神活動的主宰，但凡一視、一聽、一言、一思、任萬物、理萬機，無不受神的統馭。故神氣易動而難靜，易耗而難守。爲使神氣充盛而不無故損耗，古代養生家都主張恬淡虛無、清心寡欲，做到目不妄視、耳不妄聽、口不妄言、身不妄動、心不妄念。

老子說：「五色令人盲，五音令人聾」。

精氣神爲人身三寶，其中「神」統馭精氣，是生命存亡標誌。《攝生三要》云：「聚精在於養氣，養氣在於存神，神之於氣，猶母之於子也。故神凝則氣聚，神散則氣消。若寶惜精氣而不知存神，是茹其華而忘其根矣」。

「氣」是生命活動的動力，它充滿全身，運行不息，關係到人體的健康和壽夭。古人攝生十分強調「惜氣」，中醫認爲，言爲心聲，聲由氣發，故惜氣要節言少語。

再談「節勞」。適當的體力和腦力勞動可以宣暢氣血，壯筋強骨，調神健腦，但必須掌握「勞而不倦」的原則，因爲「勞倦」是主要的發病原因之一。

陶弘景謂：「神大用則竭，形大勞則斃」。「五勞者，任意施爲，過傷五臟，使五神不寧而爲病，故曰五勞。以其盡力謀慮則肝勞，曲運神機則心勞，意外致思則脾勞，預事而憂則肺勞，矜恃志節則腎勞。是皆不量稟賦，臨事過度，遂傷五臟」。

我們終日役役，不是心勞，就是體勞，導致形體勞倦和筋肉骨節的勞傷，另一方面也累及體內的臟腑，損耗氣血而致病。

《內經》是最早提出「食飲有節」的原則，其後孫思邈才進一步闡明節制飲食的重要性，他說：「凡常飲食，每令節儉，若貪味多餐，臨盤大飽，食迄覺腹中膨脹短氣，成致暴疾」。又說：「廚膳勿使哺肉豐盛，常令儉約為佳」。

孫思邈的主張，不但不應該多吃，而且肉類也不應該吃太多，最好是在不飢不飽之間，對健康最有益。據他觀察，凡是窮鄉，百姓都很節儉，反而少病長壽。江南領南是中國富裕之區，海陸佳肴，無所不備，土俗多病而民早夭。

西風東漸以後，人人強調蛋白質，所以牛奶、雞、蛋、牛、豬肉等認為最富蛋白質。所以營養學家跟著西方走，教導人們要攝取高量蛋白質才符合身體的需要，結果東方人也得西方人同樣的病。最可怕的是癌症患者的增加，已到了人人自危的程度，誰知道下次體檢的結果，你會不會也中了獎，被醫生宣布——你得了癌症！

其實中國人的飲食哲學是最高明的哲學，所以我在書中列舉了很多哲人神醫的話，來印證今天的醫學專家所做的研究報告，他們幾千年前就已經知道了，並且著書立說，諄諄告戒後世子孫。可惜的是，生活一旦富裕以後，老祖宗的那些教誨，老早就置之腦後。一直到癌症患者直線上升，危及我們的生命了，才有人想起：難道眞的吃出了問題！

外國人也是如此，在科技還沒有進步之前，他們的食物照樣的也很貧乏。他們個個都要努力工作，才勉強有食物下肚，所以談不上什麼豐盛。一直到農業、工業革命以後，物質生活才富足起來。但緊接著各種慢性疾病卻年年增加。尤其是癌症，所以聰明的科學家不得不追查原因，原來所有這些病全出在飲食上！

在《養生膚語》中，除了勸人節制飲食之外，還反對五味偏嗜，提倡進食清淡之物，方合養生之道：「人生食用最宜加謹，多辛食則氣散，多鹹食則氣墜，多甘食則氣積，多酸食則氣結，多苦食則氣抑。修眞之士，所以調和五臟，流通精神，全賴酌量五味，約省酒食，使不過則可也」。

很多人富且貴以後，日日飲宴，吃幾萬元一桌的酒食，大家歡天喜地，樂在其中。其實他們吃下去全是臟腑不能接受的東西，他們眼睛看不見，但是體內的臟腑知道，它們每分鐘都跟這些廢料作戰，日日如此，那能不損傷。

現在北美、西歐的高級知識分子，已經知道有關飲食致病的資訊。大家紛紛的改食素食，他們不敢吃紅肉，因爲知道牛、豬是用什麼養出來的（我在你知道你吃的是什麼嗎？篇中有詳細的介紹），所以今天東方人拼命學西方人吃牛排的時候，他們的高級知識分子已經不吃了。

關於飲食習慣，我們先哲常常強調，等肚子餓了再進食，未飽先止；吃到六、七分飽就好放筷子了。先渴而飲，飲不可多，不要迷信每天一定要喝足八大杯水，那是飲料公司的廣告辭，適可而止就好了，否則過多會造成腎臟的負擔，加快它的損耗。除清水及稀釋的新鮮果汁以外，任何瓶裝、罐裝的飲料，你最好不要去碰，因爲我寫過食品製造方面的書，我知道那裡面放了什麼東西。我知道我寫這些話，那些飲料公司一定恨死我了，因爲阻礙了他們的商機。但良心告訴我，應該說實話，救救那些無知的孩子，因爲孩子好動，渴了就牛飲，父母也認爲無大礙，儘量供應。在北美已經漸漸有人喊出反對的聲音，所以可口可樂裡面才加了一些中藥，中藥是否能改正它對人體的害處，要有人做過試驗才知。

「暮無飽食」，古人多半日出而作，日落而息，吃飽了就睡，那能消化，所以晚餐應該少食點。

「晦無大醉」，晦是夜的意義，很多人都是晚上飲酒，醉了就回家倒頭大睡。

「忌因喜食而多食」，人皆好美味，因美味而多食，這是人之常情。但美味之物，一定非清淡之物，多食有害無益，所以有些人日日喜歡上大飯店飲宴，不肯在家吃青菜豆腐，就是這個道理。

「因飢餓而急食」，人若餓極必然狼吞虎嚥，食物不經細嚼就下了腸胃，是飲食大忌，不但會超量，且也不易消化。

如果我們在日常生活中各方面都能「撙節」，就是最好的養生之道了。

陶弘景在他的《養生延命錄》裡說：「少思、少念、少欲、少事、少語、少笑（指的是大笑、狂笑）、少愁、少樂、少喜、少怒、少好、少惡，此十二少，養生之都契也」。

其實從人體的生理功能來看，動和靜都不能少，應該交替運作，即日出而起，入夜而寐，久行思坐，久坐思行，動和靜於養生防病皆有幫助，不可偏廢。

人生的喜怒哀樂都可傷身，如果飲食不節，汲汲於名利，睡難安枕的話，誰都知道遲早會生病的。

人固然不能愛逸惡勞，但也不能運動過劇，因爲兩者都是極端。我每天開車上班，常見不少男女背心短褲在行人道上長跑，夏天如此，冬日也如是。加拿大地近北極圈，每年十月以後，又陰又冷，在嚴寒之下如此鍛鍊，實在有違自然。他們肉食很多，又愛劇烈運動，看似牛高馬大，其實很多人都是虛有其表，關節病變不良於行的很多。與先哲所言的養生之道完全不同，中國人有些看似東亞病夫，瘦瘦弱弱，但是抵抗力倒很好。

清代石天基說：「命雖天定之數，而人之所以能延者，德也，善養生者，當以德行爲主，而以調養爲佐」。

《無名氏多少箴》有言：「多收書、少積玉、少取名、多忍辱；多行善，少干祿。便宜勿再往，好事不如沒」。

「多收書」，一定是個愛書的人，愛書者必然好讀書，讀書不僅可以明理，並且因爲腦筋多動，亦能延緩衰老。

「多忍辱」，忍辱負重能夠培養一個人寬宏的度量，是養生養性的不二法門。很多人因爲不能忍辱，所以世間才多紛爭，殺人放火之徒，多半是內心含恨，才有這些越軌行爲。若從不爲辱所困惱，把這種惱轉化爲有用的進取心，則人生會多了許多坦途。

「少積玉」，古人說玩物喪志，玉是貴重之物，凡喜愛貴重之物者，必是貪婪之人，此種人爲官，有求於他者，必然投其所好，日久即成貪官。

「少取名」，名和利，都是世俗之人的最愛，能看破名利的世間能有幾人？這兩者都不是唾手可得，一定要費盡心機去鑽營。日日苦思，刻刻焦慮，除非是老天特別眷顧，否則怎能善終。

「多行善」，是與人爲善，我爲人人，人人爲我，有了這種雅量，心中自然安樂，安樂是卻病延年的良藥。

「少干祿」，是指官場是非多，應酬多，違心的事也多，政治人物，一入官場，即身不由己。

以上這些話都是至理名言，其實人生在世，不要樣樣想佔盡便宜，到頭來往往也是一場空，眞正的快樂人生，是心安理得，無病無痛，父賢子孝，一家和樂。一個身罹惡疾的人，終日纏綿床褥，受盡醫療切割之苦，即使有億萬家財，也無福消受了，反而留給日後子孫不盡的紛爭，甚至手足相殘，也是常有的事，忠厚才能傳家，財富可能傳禍！

我父親爲我們說過一件他親身經歷過的事，在他剛留學回國不久，有一位在廣東做了很多年的省長，家財萬貫，遠近知名。患了重病，醫了多年總不見好。家父並非臨床醫生，只是多喝了幾年洋水，有博士頭銜，所以非要請家父爲他治病不可。家父只好勉爲其難的去了，他知道家父不會要他的診金，所以老早就命人準備好一小袋各國的古錢送給他。誰知老省長還未斷氣，他小兒子已經在大門口架起了機關槍等著大哥歸來。好在他還識大體，沒有亂殺無辜，否則家父也出不了那座大宅的大門了。但是家中像戰場，個個人都大驚失色，能逃命的趕緊逃命。一下子全宅大亂，趟在病床上還未斷氣的老人家，他的知覺仍然很清醒，難道看不見家人倉惶的神色，和生死一線間的恐懼。

人世間的慘事，還有那一樁比兄弟爲家財，而同室操戈更慘，身爲父母的人，原爲兒孫打算，費盡心機積聚財富。他何曾不知道，他如此做法，不但臭名遠播，也是國法難容，內心可能也有過掙扎。但他絕未想到後果是如此。

唐太宗是歷代明君之一，可是爲了爭帝位，居然將兄和弟都一併殺了。他的父皇原本有三個兒子，一瞬間就少了兩個，如果他是尋常百姓，一定不會在晚年有喪子之痛，說不定三兄弟還很友愛呢。

台灣豪門爭產，不也演出很多醜劇，所以以其爲鑽營名利，賠上了健康，賠上了兄弟相殘，倒不如恬淡過日子。忠厚傳家才是子孫之福。

我父親在我們小的時候說這個故事時，曾拿出那小袋錢給我們看過，後來就不知所蹤了。

古人教我們養生，要從生活的細節做起，並且要終生奉行不渝，除了教我們怎樣養生之外，萬一不幸染了病怎麼辦？

有病要早治，這是他們一再強調的。在《素問——陰陽應象大論》裡也有談到，大意是。

古時名醫為人治病，「先治皮毛，其次治肌膚，其次治筋脈，其次治六腑，其次治五臟」。文中說「皮毛、肌膚、筋脈、六腑、五臟」，是指疾病由淺入深的演變過程。

實際上每種疾病都是由淺入深，只是在病情輕的時候，不易察覺。病剛開始時，邪尚在人的體表。中醫診病「望、聞、問、切」，人若有病，氣色即發生變化。故把望放在前面，當病在體表的時候，氣血脈腑尚未波及，自然容易醫治。等到病邪傳到裡面，與正氣相混或傷及正氣，治療就困難了。因為「攻邪惟恐傷正，扶正又怕助邪」，醫生下藥，眞是左右為難。顧得了這個，又顧不了那個。所以有經驗的醫生常說：「要把一個病人醫好，是病人的幸運，也是醫生的幸運！」

在三百六十行裡面，醫生這個行業，最為艱巨，因為人家把性命交到你手上，心中的壓力該有多大！天下的怪病甚多，醫生也是常人，不是神！就算是疏忽，也有學問學不到的地方，那種有心無力的感覺，才眞是痛苦！

《史記》裡曾記載過一個眞人眞事：名醫扁鵲一次晉見齊桓公時說：「您有病在體表，不治，病將加重」。

齊桓公非但不信，還以爲他想求官，故意這樣說。之後又有二次見到齊桓公，告訴他要及時醫治，因爲病已往內發展了。齊桓公還是疑心他，沒有把他的話放在心上。大約這就是居高位者的通病吧，總以爲人家想向他要好處。

到了第四次，扁鵲又有機會見到桓公，卻一句話也沒說，轉身就跑。

他爲什麼要跑，因爲前幾次見到他，雖已日漸病重，但他尚有把握爲他治好，所以勸他，是想盡一個醫生的天職。但是這次見他，見他已病入膏肓，沒法治了。

一個已沒有辦法治的病人，又是一位權貴，任何醫生都不敢接手，即使以扁鵲之能。讓這樣一位病人往你手上送，說句很不雅的話；就像手上抓了一把屎，想丟，還是沾了一

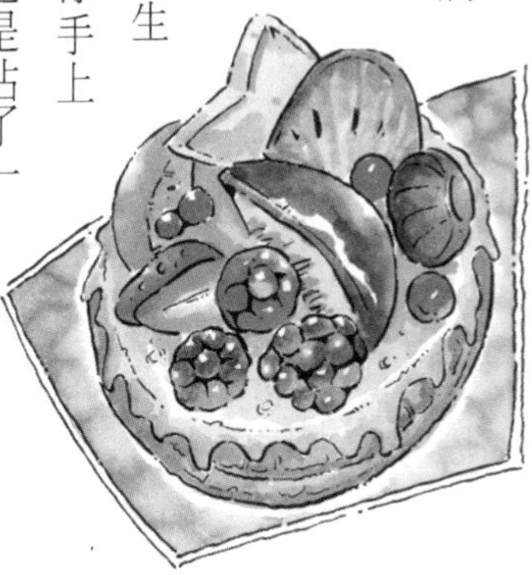

身臭！

他這急急忙忙轉身就走，倒引起桓公的好奇，派人去追他，問他爲什麼一聲不響轉身就跑，扁鵲說：「他的病已深入骨髓，沒辦法救了」。

果然不出扁鵲所料，五天後，桓公就死了。

齊桓公是一國之君，誰向他示好，總以爲人家有求於他，所以事事防衛著，這是在上位者的通病。但是一般人，也有諱疾忌醫的毛病，否則醫院裡也不會有那麼多醫不好的病人。

難經也有說：「所謂治未病者，見肝之病，則當知肝傳之與脾，故先實其脾氣，無令得受肝之邪，故曰治未病焉。中工治已病者，見肝之病，不曉相傳，但一心治肝，故曰治已病也」。

張仲景在《金匱要略》裡也有相同的說法，可見人的五臟彼此相輔，又彼此制約，這樣才能維持著整個人體生理內在的平衡。我在前面數章裡，也討論過西醫的觀點，也和中醫觀點一樣，人體的臟腑因爲血液的輸送，任何一個臟腑有病，必使其他臟腑受到牽連。

張仲景認爲治肝必須補脾，他說：

「脾能傷腎，腎氣微弱則水不行，水不行則心火氣盛，心火氣盛則傷肺，肺被傷則金氣不行，金氣不行則肝氣盛。」

所以實脾之後，肝氣可以得到恢復，則肝病自癒。

人體某一部分發生病變，通常會影響到沒有病變的其他器官。因此在治療時既要考慮解決好已病部分，也要顧到未病部分。疾病存在著自身發展的某些規律，醫生治病時，應該善於把握這些規律，阻斷其向壞的方向發展，促使其向好的方面發展。清代名醫葉天士說他治病「務在先安未受邪之地」，確是至理名言，真不愧有神醫之名。

癌症與高脂飲食的關係

現在讓我們再探討一下癌症與高脂飲食的關係，你才會相信很多癌症其實是吃出來的。

高脂飲食改變了生活於大腸中細菌種類，其中一種細菌將引起動情激素複合物的分解，結果使得動情激素再次被吸收，血液中的賀爾蒙濃度相對的提高。常吃肉類的人，其糞便中的動情激素含量，比只吃蔬果的人低。

高脂食物幾乎都是低纖維的食物，因爲低纖維的食物將增加賀爾蒙的濃度，因此增加飲食中的纖維，可減少賀爾蒙的濃度，因爲可增加了賀爾蒙從小腸排出的量。又如飲食中有某些型態的脂肪，會破壞細胞的表面和DNA內部的細胞核，而產生癌症。

人類祖先以野食蔬果和獵物爲生，與他們的後代的生理結構，雖然隨著時間及生活環境發展有些許變化，但他們的身體依然能適應祖先時代的生活狀況。

而他們的基因遺傳，與幾百年前的祖宗仍是一樣的。但是當時的生活環境，與飲食習慣卻因著時間的變化，有天壤之別。

如今我們的生活方式與自然法則，與我們遠古祖先背道而馳，遠古時代，我們祖先攝取的脂肪，與目前文明人類所攝取的脂肪，何止相去千里，簡直是難以比較。而且他們所吃的全部是天然且多元的不飽和脂肪和高纖維的食物，而今天我們大多數人所吃的，幾乎全是人工加工過的油類和精緻的低纖維食物。

今天過著文明生活的我們，普遍存在各種健康問題，乃源於我們現在的飲食無法和我們身體相配合。因爲我們的胃原本只適應植物性的食物，過多的肉類和脂肪當然會被我們身體內細胞所排斥。

農業改革以後，人類逐漸捨棄了天然食物。工業革命以後，人類的健康更日益惡化。伴隨而至的是癌症，與退化性的疾病發生率，驚人的成長。

由於改變了家畜禽的飼養方式，大家都以經濟效益爲出發點，在飼料方面也有很大的改變，農場主人會以賀爾蒙、抗生素和人工脂化的食物餵養他們的畜物，以迎合市場的需要。

野生動物的肉，含必需的多元不飽和脂肪酸，和非常低的飽和性、存積性脂肪。但是如今所飼養的畜物，牠們所吃的食物，都是人工加料過的飼料，含有很多的飽和性脂肪。

飼養的牛，其脂肪含量高達百分之六十，而野生動物體內的脂肪，從不超過其體重百分之四。

現代我們飼養畜物的目標，似乎在於牠們的肥胖程度，因爲含油脂高的肉類，吃起來口感比較好，烹調後也比較嫩。那個商人不迎合顧客的選擇呢？當然投其所好了！

如去皮的雞胸肉含有百分之十九的脂肪，去皮的雞腿含有百分之四十七的脂肪，這些脂肪量是半世紀前的三倍。

一般中國人都精於飲食，若讓其選擇，大家一定愛吃雞腿，不愛吃雞胸肉，除非經過特別的處理。吃魚也愛吃魚腹，因爲這部位含魚油最多，肉質最嫩，這是食家的最愛。

據說北京烤鴨之所以中外馳名，不是因爲烤的功夫好，而是飼養的時候，有特別的飼料配方，和不讓他們下地行走，全部關在籠子裡。養到一定磅數，才送到市場裡，所以肉質肥嫩。可見油脂是多麼的吸引人。

除了肉類以外，油脂也是我們需要特別注意的，一般人都以為植物油多吃一點沒有大礙，其實這是很大的錯誤。

我們古代的祖先，並沒有人工製造過的食物，和濃縮的植物油，所以吃的全部是天然油脂，而且量也不多。

一茶匙的玉米油需要十四根玉米才能壓榨出來，我相信任何一個家庭，每日三餐炒菜用的油，都超過此量十倍以上，到餐館進餐更不得了，常常是數十倍之多，這些都常常被我們忽視的問題。只有看過統計數字以後，我們才會恍然大悟，原來我們每天不知不覺之間，吃下了這許多油！

人體本來就無法負擔這麼多的油，含大量油脂的飲食，曾被專家指出將抑制免疫系統，因而會促使癌症的生長與擴散，但是這些事一般人是不知道的，所以天天吃得很快樂。如欲導正正確的觀念，衛生機構必須多多宣導，傳媒也肯賣力的報導，才會深入大眾的腦子裡。

現在飼養的雞和牛，常因飼料中添加了動情激素而使其體重增加，在歐洲如義大利和西德，都發生過兒童因吃了違法添加油脂，或以賀爾蒙飼養的動物肉類，及牛奶而中毒的事件發生，甚至只有四、五歲的女童，就已經月經來潮、子宮增大、卵巢囊腫、乳房也開始發育、體毛出現等早熟現象。這些都是因爲攝食含有賀爾蒙所至，所以賀爾蒙也是很嚴重的污染源。

以美國爲例，雖然美國動物肉類所測出的賀爾蒙量並不很高，但在雞的飼料中，含有百分之三十至九十的比例賀爾蒙。羊群和豬群中有百分之八十。而牛隻中則有百分之六十之多。因此曾經有過歐洲國家禁止美國的牛肉進口的事件發生。

這些添加物並不是都會因烹煮而失去其作用，若是我們多吃了這些食物，對身體是絕對沒有好處的。不要說一般的家庭主婦不知道，就連衛生機構的官員也未必全盤瞭解，否則他們眞的有虧職守了。

回顧人類的歷史，無論東方或西方，一般百姓都以穀類、小麥類、豆類及瓜果蔬菜爲主食。肉類食物並不常見，而且昂貴，非一般大衆能吃得起。只有一些皇公大臣、富貴人家才有機會天天吃肉。

不說古代，那太久遠了，就我記憶所及，我小時候，中國、台灣及東南亞諸國，一般農家及勞苦大衆都很少有機會吃魚和肉，但是他們的健康卻並不差。反而肉食普及以後，體能反而差了。

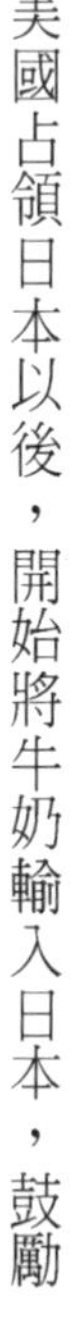

以中國人的飲食習慣，南方食米，北方食麵，其營養價值相差無幾。

因爲豆腐的發明，中國人更利用黃豆發豆芽，做成豆腐、豆漿，這些食物所含之蛋白質特別高，而且價廉物美。即使不喝牛奶、少吃雞蛋，蛋百質也不至於缺乏。貧苦人家，終年多賴以米飯、麵條、饅頭蔬果爲生。除年節偶有機會吃肉以外，幾乎終年吃素。

以往的日本人飲食也很清淡，主要包括米飯、蔬菜和一些魚、海帶、紫菜之類。只有貴族和軍人才吃得起肉。

儘管如此，東方人的體能並不比西方人差，以往中國人或日本人，一天跑四、五十里或七、八十里的路是很平常的事。但自從飲食豐富，肉類油脂吃多了以後，不論中國人或日本人都不再具有這種耐力，除非他們是訓練有素的長跑健將。

日本人開始普遍吃牛肉是近代的事，大約是二次大戰以後，拜美軍之賜。

美國占領日本以後，開始將牛奶輸入日本，鼓勵

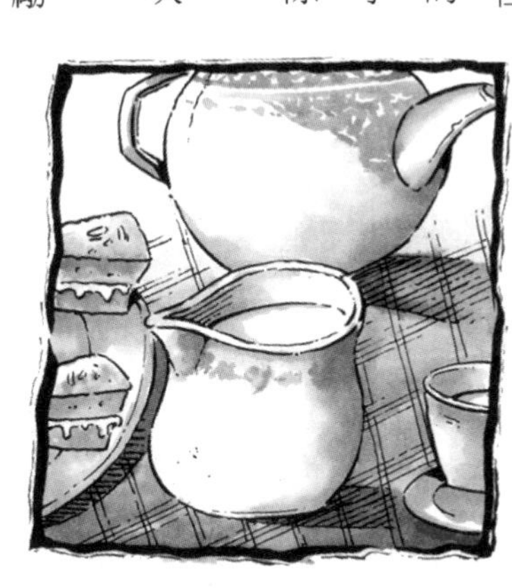

學童多飲牛奶，把牛奶引入學校，作為早午餐的一部分。

當然這種西式的文化入侵，使今日的日本百姓不但喜愛西式的裝扮，更愛西方的飲食，有人作過統計，如今在日本幾乎每九十分鐘就有一家新的美式速食店開張。

無論東方或西方，幾乎所有文化中，都會有一種穀類食物來提供人類所需要的醣類和蛋百質。亞洲人為米飯，歐洲和北美為小麥，在墨西哥和拉丁美洲則為玉蜀黍。

當人們開始喜歡吃白米飯和白麵包時，就把很多寶貴的胚芽和皮被機器磨掉了，這些東西具有很高的營養價值，和非常豐富的纖維質、礦物質和維他命，科學知識發達的今天，飲食文化卻倒退了，讓我們的身體吃了大虧。

工業革命以後，人工加工食物取代了很好的天然食品。若不是因科技的高度發展，而製造出經久不壞的罐頭，醃製過的香腸、火腿和冷凍食物，一般人也不會如此錯誤的選擇。

這些改變了天然食品的風味和營養的食品，儘管廣告打得很動聽，對人體還是會發生持續性的危害。

古人所食的樣樣都是非常新鮮的天然食品，所以使他們免於受慢性疾病之苦，相較之下，現代人的飲食習慣，是多麼不具健康意義。

現代人的飲食，常吃了很多垃圾食物而不自知，尤其是孩子們，大量的冰淇淋、汽水、巧克力、奶油麵包、炸雞。這些東西除了滿足我們的口腹之慾以外，只給了我們糖和油脂。它提供了短暫的卡路里，但不滋養我們的細胞和器官。因爲這些東西最缺的是維他命、礦物質、蛋白質和纖維，我們身體裡最需要的東西它沒有提供，反而提供這些最不需要的油和糖，長期食用，只會造成肥胖和營養不足。

健康的飲食確能預防癌症

有很多人懷疑，像飲食這樣簡單的事，就能用來輔助對抗癌症嗎？經過近代各國的專家研究分析，所獲得的結果，不容我們有半點懷疑，的確是可以的！

因爲我們身體的血液和細胞的構造者和維持者是食物，食物合不合適，其中差異極大，好的食物，也即是合適的食物營養我們的身體，使我們生長壯碩、精神充沛，不好的食物，不但不能營養我們的身體，使我們受益，反而像毒藥一樣，使我們身體不適、精神疲倦，其結果導致健康衰退，抵抗力、免疫力完全減弱。

所謂癌症，就是因爲血液污穢所引起的疾病，明白了這個道理，就知道會不會生病，要養生，首先就得從食物著手，這是無庸置疑的！

有不少專家做過研究，認爲患乳癌或子宮癌的婦女，只有百分之二點五的個案是與家族的病史有關，在比例上並不是很高，家族病史是一般人都知道的危險因素之一，但這只是基因，並不是眞正引起這疾病的原因。

這種因遺傳而來的敏感性，只是對婦女的健康產生極微小的作用，除非她們喜歡高脂肪、低纖維的飲食，這是今日被一般醫學專家所確知，這種飲食是引起癌症最主要的原因之一，既然已經找出了原因，那麼去預防它的發生，當然是可以的。

以往亞洲婦女到了美加，過著美式生活以後，罹患乳癌的比率迅速提高，但是如今亞洲很多富裕地區，婦女患此病的比率也較以往提高了很多，西風東漸以後，飲食西化，已經是一種時尚，這種結果當然是必然的。

事實上吃低脂高纖食品的婦女，不僅有效的降低乳癌的危險性，而且也減少罹患致命疾病的可能性，像高血壓、心肌梗塞、中風和糖尿病，男性亦然。

美國有位醫生，他是美國第一艘和平希望號醫務船上的外科主治醫師，他隨船到過很多國家，以他的經驗，所得的結論是：「乳癌的發生率在不同國家有非常顯著的差異性，而這種差異似乎和當地的人們在日常生活中的嗜好和習慣有關，特別是飲食。」

這位外科醫生，當希望號航行到斯里蘭卡首都可倫坡時，他希望將美國最先進的外科技術傳授給當地的住院醫師和醫學院的學生，於是要求他們去找一位適合帶到船上、接受手術的乳癌病人，但是幾個禮拜過去了，他們仍無法交差。於是他請他們到最大的綜合醫院去找，這所大醫院，每日都有數千名門診病人，如果在美國，隨便一找就有一百幾十人，但是在這裡他們等了數星期，才等到一、二個病人。

爲什麼會這樣？他起初百思不解，當時他除了熟習他的外科手術以外，對營養科學認知並不多，因爲當他還是學生時候，他的教授們從來不曾告訴過他，營養是重要的病因之一。

直到後來，他因爲好奇而作了這方面的調查和研究後，才知道富裕社會和貧窮社會在飲食方面就有很大的差異；不同的飲食會產生不同的疾病，這是後來所有醫學家都知道的事。

現在的孩子一般來說都是營養豐富，女孩往往在十二歲之前月經就已經來了。初經早，停經卻遲，常在五十歲以後。

營養過剩所伴隨而來的是肥胖，又常飲酒及長期口服避孕藥，再加上喜愛服用賀爾蒙。生活過度安逸，又愛美味的高脂低纖食品，這些人就特別注意了！因爲這些都是誘發癌症的原因。

一種橫掃整個國家的疾病，一定有其共通的危險因素，多年研究所得的結果，已知豐富的飲食，便是一個主要受到懷疑的危險因素。因爲它可能造成動情激素的分泌增加，進而引起乳癌的發生。

所有疾病都有原因，雖然不像種瓜得瓜、種豆得豆那麼簡單。如果我們無法得知病因，則應該試著去找出較爲合理的原因，特別是那些自己可以做得到的。

飲食預防雖然不能立竿見影，但至少不會令我們肥胖。肥胖對很多病都有致命性的影響，癌症只是其中之一而已！所以爲什麼今天大家都急著要減肥，除了外貌的因素以外，的確可以引起許多慢性疾病。

所有疾病都要付出代價，尤其是癌症，一旦家中有人罹患了此病，其本人固然要受到肉體和精神雙重煎熬外，一家老小也都受累，簡直可用坐困愁城，肝膽具裂這些話來形容。

我不敢說如果限制飲食中脂肪與肉類的攝取，並多吃高纖維粗糙的天然健康食品，就能避免癌症的發生。但我敢說可以減少致癌的機率。這是科學家們多年調查研究所得出的結果。所有證據都支持這個論點。像乳癌，如果能減少百分之十五的脂肪或熱量的攝取，將大大的減低罹患此病的可能性。

每一個人都必須具備一些保健常識，而且越早著手越好。但年紀小的時候，若沒有父母師長的協助和教導，孩子們又從何得知。

但是最新的資料顯示，修正我們飲食習慣，任何時候開始健康都有著正面的影響。

很多癌症在第一次被診查出來之前，其潛伏期已經很久了。即使有些罕見的腫瘤成長非常迅速，也要數年以上。而最慢也要十五、六年或更長的時間才會出現症狀，有了症狀以後，才會找醫生檢查。

在如此緩慢的過程中，使得癌細胞有足的時候擴散到身體其他器官去，這是我們對於爲什麼早期診斷，但仍常是爲時已晚所應有的認知。這好比強盜已入屋，要想趕他出去，不但要大費周章，能不能成功，還是未知之數，因此小心門戶才是上上之策。

爲什麼醫生不教導我們預防呢？這可分幾方面來說，醫生在醫學院讀書時，教授們並未加強他們對營養和預防的重要性。除非他個人有興趣去研究，才會在這方面下功夫。

一般醫生都偏好高科技醫學設備，如日飛猛進的儀器，複雜的外科手術和藥物治療，那些婆婆媽媽的勸告，應該是學校老師和傳媒的事。況且醫生也是人，他們同樣的想吃美味的食物，要他們去提倡一種自己都無法遵循的生活方式，是相當困難的。

而且病人常不願意改變自己喜歡的生活模式，醫生也不願堅持己見，而與病人意見相左，產生裂痕，影響病人對他的感情和信賴。

尤其是有些病人覺得生病已經很苦，爲什麼不多享樂一下，醫生也以體諒和同情的心，會隨著他們去做。

我的先生就是這樣的一個人，尤其是對一個已有相當年紀的癌症末期病人，他不堅持要他戒絕他的嗜好，和喜歡的飲食。

以前我們診所隔壁有一間日本料理店，我們有位病人，每次從我們診所出去，必定去那裡吃生魚片，還問我們愛不愛吃，他可以請客。我們都勸過他，最好不要吃這些非常有刺激性的東西，但他總是笑笑，我還想堅持，我先生就會阻止我，說：「隨他去吧！」

他是一位東歐人，早年隻身來到加拿大，辛苦工作了很多年，沒有人分享他的成果，他只有用吃來滿足自己。已經到了這一步，做醫生的實在不忍心勸阻他唯一讓他還能享受到的樂趣。

由此可見要想改變一個人的生活習慣不是一件容易的事，就像叫癮君子戒煙一樣，他們不會聽人家勸告的，除非他自己肯下決心，否則誰說都沒用。關於癌症可以預防的理論，未必能說服很多人，因為有人會說，這還沒有絕對的證明呀！

但是絕對的證明，需要絕對毫無瑕疵的研究，這是不可能做到的。不過在美國西雅圖一家乳癌研究中心的醫生，他們以五年的時間，針對六百五十位參與降低脂肪攝取計劃的婦女進行研究，計劃中百分之八十三的人持續完成整個課程，她們都感受到不像過去那麼焦慮和沮喪，反而覺得活力增加了，也比較樂觀。

以我個人的經驗來說，我愛食未磨皮的糙米。因爲米中的精華全在胚芽，胚芽對我們的益處很多，這是非常健康的食品，而且自改吃糙米以後，最顯而見的，是我不再便秘。

因爲我有這方面的認知，所以能吃出飯中的甜香，但是我的孩子卻認爲難以下嚥。尤其是我兒子更不習慣，他在舊金山工作，每日三餐都在外解決，偶而回家探望我們。每一口飯都要費力去嚼，想快快吞下都不成，當然有意見了。

爲什麼會有這麼大的不同，因爲他們少了這一份對糙米的認知，不理解糙米對身體的好處，所以會有兩種不同的感受。

還有一點是因爲媽媽喜歡，他們認爲是被逼的，不同的認知，就會有不同的感受，味覺也會隨著人的心理而改變。就像吃苦瓜一樣，苦瓜苦不苦，當然苦，但是苦瓜對人的益處很多。甜和苦是兩個極端，有人愛吃，是喜歡那種苦味，有人是因爲它對身體有益，所以也樂於接受。因此要想說服一個人，必先要告訴他整個事情的眞相，他知道好壞以後，就由他自己去決定了。

所以要想改變一個人的生活習慣，不是一件容易的事，有人認爲吃美味的食物，是人生一大享受。有人則認爲養生最重要，再美味的食物，如果對我無益的，還是不吃爲妙。譬如一位高血壓或心臟病的病人，美酒當前，他若舉杯痛飲，後果如何，大家都知道。

幾年前我們有一位病人，體重三百多磅，足足是我體重的三倍，他是德裔加人，因爲戰爭失去了父母，從小就在孤兒院長大。那時候的德國眞是民窮財盡，只有在戰後聖誕節或過年時候，才有一些善心人士，送些糖果給孤兒院裡的孩子。當他第一次吃了巧克力糖時，就被那種特別的味道迷住了。但是全院那麼多孩

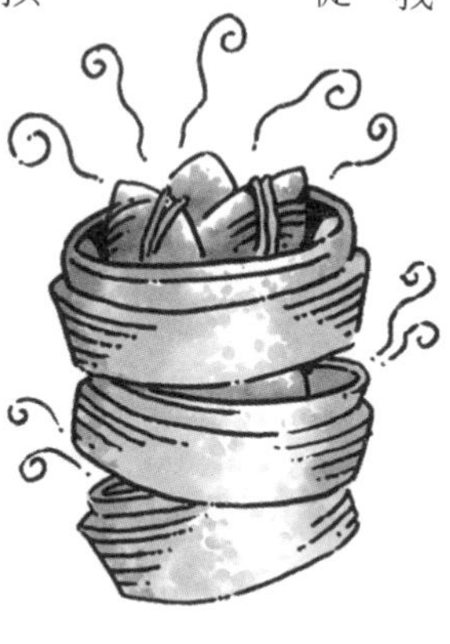

子，每人分到一顆半顆已經很不錯了，哪裡能多吃。所以從那時候起他就有一個夢想，有朝一日，他只要有錢，第一件事就是買一大盒巧克力糖，好好的吃個夠。

後來他移民到加拿大，就乾脆開間糖果店，近水樓台，除了做生意之外，自己也每天有巧克力可吃，從那時候開始，他就一天一天的胖起來。

他是人家介紹他來醫心臟病的，他走幾步路就氣喘，睡覺時也不能平躺著，一定要斜斜的靠著，非常辛苦。

試想一個三百多磅的人，肚裡的肥油堆得像一座小山，躺下來很難過，想坐起來則更辛苦，非要有人幫忙不可，他太太雖然也想助他一臂之力，奈何沒那個體力，所以很多年他都沒有上過床好好的睡過覺。

昨天中午歡送一位陳醫師遠行，座中有位張醫師說他有位朋友從小家貧，後來時來運轉，中學畢業後，就投身飲食業，因爲經營得法，一連開了七間，發了大財。

當年他就立志要吃盡天下美味，發達以後，不管到哪裡，第一件事就是打聽當地的餐館，哪一家的菜做得最好。如今已四五十歲人了，除了胖以外，全身都是病，但仍不改他的好吃，連醫生勸他都沒用，這就是心理學上的補償作用。

人一旦有了這種心理，就會下意識的去做，直到出了毛病，還不肯停止。

癌症會遺傳的影響不大

幾乎很多疾病都涉及遺傳方面的問題，癌症也不例外，在討論到遺傳的作用時，就不得不考慮到家庭中的生活方式，因爲兩者是分不開的。

我相信每個人的飲食習慣都受父母的影響，所謂「媽媽的味道」，影響孩子最深遠。他們從小養成的生活和飲食習慣，幾乎有父母的模式可循。像口味重家庭出來的孩子，終其一生也像其父母一樣嗜鹽。

有很多癌症患者，有超過百分之八十的個案，並無家族病史，乳癌、子宮癌也是如此。除了遺傳因素以外，我們應該考慮的是生活的環境和飲食習慣。

當然遺傳的因素是任何人都無法改變的，那是老天的旨意，我們只好認了。但環境的因素是可以改變的，控制權在每個人自己的手中，尤其是在飲食方面。在其他章我已引證了許多例子，足以證明此話非虛。只是有些人並不瞭解個中的因果關係，既然對這方面沒有認識，當然就難預防了。

我寫這本書的目的，是想幫助讀者去瞭解；凡事必有因，疾病也是如此。癌症的成因在哪裡？我們首先要瞭解，第二步才會想方法去預防。

如今已經有很多報告出來了，跡象都很明顯。像丹麥，在第一次大戰時由於食物短缺，所以政府當局當機立斷，下令宰殺大量家畜，以節省被牲畜所消耗的五穀雜糧。並將可耕土地全用來種植糧食。

這項緊急措施，迫使丹麥全國百姓不得不改變其飲食習慣，全部只好吃素了。但也得感謝這項措施，因為強迫吃素，因此降低了三分之一非戰爭性的死亡率。也是因為全部吃素，卻使得人們的健康情況大為改善。

這種因禍得福的結果的確令人深感意外，這就是很明顯的因果關係，當初誰又想得到呢！

有不少學者做過調查，所得的結果令他們非常驚訝，因為在第一次大戰中，各國的糧食都不充裕，所有的癌症和心臟病的發生率都下降了，並且在戰後好幾年仍維持著相當低的比例。

同樣的情形也發生在第二次世界大戰期間及戰後，當時科學的資料分析，收集及保存，都比第一次大戰進步及完整許多，因此更加提高了研究結果的可信度。

心臟病和癌症的發生率直到戰後七年才回復到戰前的狀況。鐵的事實擺在眼前，我們怎能不信呢！

由於戰爭對人力物力的消耗，歐洲許多地方食物供應不足，像德國所有食物都受配給限制，並且大部分只能以穀麥類和蔬菜為主，每人所分配到的量，僅僅讓你不致餓死。肉類、脂肪奇缺，吃得少、勞動量又大，當然沒有胖子，胖子少了，其他慢性病也少了。

另外一項來自義大利的調查，也是相同的結果，第二次世界大戰中，義大利南部食物短缺的情形比北部嚴重，南北兩地的心臟病和癌症發生率也相差極大。北部是南部的五倍之多。

當時尚為青少年的人，因食物不足，成長以後，倒反而少患這些慢性病。

奉勸天下父母，要相信這些事實，不要儘量以「好食物」餵養你們的兒女，給他們吃粗食淡飯反而會讓他們長大以後，少受一些疾病折磨。所以若想他們長命百歲，從小時候開始，就要節制他們的飲食，垃圾食物更不可取，花錢充實他們的胃，倒不如花錢充實他們的腦。從小就養成少食糖，少食肥膩的飲食習慣，將來成長以後，豈止英俊苗條，一生也少些病痛。這是老天給他們的福，因爲他們有懂得養育他們的父母，也是父母給他們的福，因爲父母給他們健康的飲食和觀念，使他們一生受益無窮。

第三個戰時的研究來自挪威，在二次大戰時，也是因爲食物缺乏，脂肪和熱量均不足的情況之下，在這段期間渡過青春期的人，也與以上諸國一樣，尤其是罹患乳癌的機率，明顯的降低。

其他的研究也同樣證實，青春期如攝取高脂食物的人，更增加了以後得到心臟病癌症的危險。

從各種各地得來的訊息證明，當我們追求口腹之慾的同時，已經隱藏了日後健康的危機。

納粹集中營的女性倖存者，都有熱量不足，油脂很低的情形，至使月經停止，後來的追蹤結果也沒有乳癌及子宮癌發生的報告。

無疑的，飲食的確會改變賀爾蒙，進而影響癌細胞的發展。

由上述這些啓示，現在的人是食得太多了，尤其是繁華大都市的人。如果他們能節制一點，吃一半的量，不但可以使一些貧窮落後地區的人有足夠的糧食，也使自己

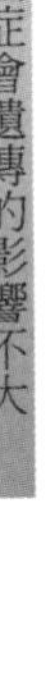

日後少生很多病，少吃一些苦，他們會活得更快樂，也會長壽很多年。

這不是癡人說夢的話，也無關愛心問題，而是每個人的切身問題。不單是爲了可惜那些食物，而是可憐他們因食得過多，而受很多疾病的苦。

美國曾經集合了數百位專家，花了兩年多的時間作研究，所得的結論是罹患乳癌（乳癌是西方婦女頭號殺手）的婦女中，百分之六十比例與其飲食習慣有著直接或間接關係，如果再加上抽煙和喝酒，情況就更加嚴重了。

他們很肯定的指出：「大部分的癌症都存在於外在的致病因素，因此應該是可以預防的。」

當然過量的蛋白質和低纖維食物同樣也會提高罹患癌症的機會，但都不及脂肪所造成的危害性。

以乳癌和肺癌來說，經過許多分析和動物試驗結果，改變環境及生活習慣所帶來的影響，得出了明確的結論，乳癌基本上是種飲食疾病，就像肺癌是一種和抽煙有關的疾病一樣。

我希望讀者們讀了這本書以後，應該有一個認識，尤其是掌廚的家庭主婦，對你們丈夫和兒女日後的健康，有相當高的決定是你烹調出來的菜肴，是高脂抑或是低脂的。因爲很多慢性疾病的危險性，隨著飲食及生活習慣的改變而大爲提高或減低。

其實在改變飲食上，原則上是非常簡單的，假定你已經知道其中原因的話，我相信無需醫生或別人勸說，你自會馬上付諸行動，因爲只是摒除高脂低纖維的食物，而改吃低脂高纖維的食物而已！

如果大家都知道飲食的脂肪量會改變體內賀爾蒙的濃度所衍生出的結果，足以影響我們的生命的話，即使那些食物不能滿足你的胃口，你也樂於改變的，不是嗎？

事實上食物是否適口，完全取決於一個人的心理，而且短時期也許不習慣，日子久了，不但會習慣，而且還會吃出其中的美味來。

當一個人在其一生中大部分的時間，限制飲食中脂肪與肉類的攝取，而多吃一些青菜和水果，便能使健康獲得相當程度的保障的話，除非是傻瓜，否則有誰不願意去嘗試呢！只是有太多的人不明白其中的緣由，不知道怎麼去做而已！

在北美眞正有錢的人，吃得都很節制，一方面是教育程度較高，而且也有很多健康顧問，隨時給他們提點。所以身材都保持得肥瘦適中。倒是一些中下層次的人，沒有許多顧問時時給他們指導，又沒有機會多讀書，往往隨著自己的喜好，亂吃一通，結果造成了許多大胖子。有病又負擔不起醫藥費，眞正是雪上加霜，叫人爲他們難過。

節制飲食最好是從孩童時候就開始，一位聰明的母親，她一定知道怎麼做，但這並不意味著成人就沒有這份幸運，西洋有句諺語：「永遠不會太遲」，只要你清楚這方面的訊息，並且馬上實行，對健康還是很有助益的，最怕的是你半信半疑，又不肯放棄口腹之慾，那將來就有可能受苦了。

食鹽也是對身體有害的刺激物

食物製成血液，血液再供養細胞，因此要維持健康就得瞭解食物的化學變化和消化過程。

什麼是營養，營養與刺激的不同又在那裡？

如果在疾病未完全破壞身體器官之前，醫師就能診斷出來，這才是對病人提供眞正的服務。通常症狀出現之前，器官的機能，已經有明顯的障礙。所以我們必須對身體的化學變化，包括內分泌腺的化學作用及機能，有相當的瞭解，才能確保我們的健康。

維持健康的身體，有賴合適的食物，這些食物必然是天然的機體。而無機物、即使是僅用少量，也會引起刺激，更會在不知不覺間成爲毒害。

大量或長期使用這些無機物，像化學的調味料，及過量的食鹽，會引起身體器官的退化。

很久以前就已觀察到某些症狀，食鹽可使情況更壞。現在我們才知道這是因爲食鹽干擾了代謝廢物的排泄，像腎臟病的病人發生水腫，是血中含過多鹽的結果。

另外食鹽妨害尿酸的排泄，使風濕及濕疹的症狀更爲嚴重，這些都是肉眼看得見的表面變化。

在狗及雞等動物對照試驗中，又證實了餵食食鹽，縱使是很少量，也可引致死亡。剖驗的結果，發現了因鹽沉積而成尿酸結石，充滿了牠們的肝和腎。我們吃鹽是否也會造成同樣的影響呢？我想不需我多解釋，讀者們已知道大概。

早年的印第安人及愛斯基摩人，極少有機會吃鹽，和中國內陸一些不產鹽地區的百姓一樣，他們終年見不到一粒鹽，但他們仍然很健康。

事實上，我們在普通食鹽所取得的氯化鈉，遠超過人體對氯化鈉的需要，況且這些元素普遍存在於食物中，故很少有缺乏或不足的可能。除非是有些人長久採用特殊限制的膳食，或長期在酷熱的天氣下工作，流汗過多，才需要吃些鹽。

為什麼鹽會有害？

量少的時候，鹽可立刻經汗及尿而從身體排泄出去。量較多時它便會滯留於身體組織及血液中，引起血氣過多的狀態，這表示有超過的正常量的氯化鈉在血液中循環。

這種份量的食鹽會明顯地對身體產生刺激，如果這種刺激狀態發生急促流汗，血中的鹽便會驟然下降，而形成血氣過少的狀態，這樣子的血中鹽驟然下降，會使身體細胞及血液中平衡受干擾，造成身體組織的休克，較爲敏感的神經組織受損尤大。

當然，人體能藉皮膚及腎臟等通道，可以很快的把鹽分排出。只要身體健康，抵抗力強，而且內分泌腺能充分發揮功能，就不會有太多的鹽滯留。

但若排泄的通道不能充分發揮作用，便會造成鹽的積聚以及很多隨之而來的傷害，通常這種傷害分三個階段發生：

第一階段：肝、腎、皮膚個別或全部都可能引起機能性的退化。

第二階段：官能被破壞。

第三階段：鹽中毒。

此時各種蔓延很廣的腎臟病變就會出現——尿中會有蛋白，圓柱狀腎細胞退化物——紅血球和膿等。

在第一個階段，尿中即出現過多的氯化鈉，但無症狀及病徵，所以不易使人察覺。

第二個階段，包括適當的運動，及吃得過飽後皆可使尿中暫時出現蛋白質。

第三個階段，腎臟已受損過甚，以致鹽的排泄大受阻礙。到此時，再去限制膳食中的鹽分，已沒有多大的意義了。鹽的攝取到了某一地步，便可引起危險的事實已得到充分的證明。

我們食用無機鹽是非常不智的，餐餐吃重口味的飯菜，尤其是老年人及兒童，對身體傷害尤其是大。那麼我們何不從食物中直接吸收有機鹽呢！其實不管是動物或植物，其本身都含有機鹽。只是自從懂得用海水曬鹽以後，人們的口味變重了，那些含少量的有機鹽的動植物已不能滿足我們日漸加重的味覺。

我不知道人類把海水曬成鹽的歷史有多久，但是在未懂得曬鹽以供食用之前，必有一段很長的時間。他們所吃的鹽，全部都是動植物本身所含的有機鹽。而不是靠近沿海的居民，由於運輸的困難，即使懂得生產鹽以後，仍然無法吃到鹽，而他們不也生活得好好的。

其他的刺激物，如咖啡、煙草、酒精都可以在體內組織及血液中增高濃度，如果突然中斷這些刺激物，便會引起神經平衡的嚴重失調。

又如當你年輕又健康時，經常喝咖啡，能立刻把咖啡酸排出體外，這不會引起任何有害的反應。不過當腎隨著年齡而漸漸退化時，總有一天在喝過咖啡後，就不能立刻排泄咖啡酸，而一點一滴的積存在體內。久而久之，就會出現某種程度的不適，於是開始戒除，但不會馬上好轉，酒也是一樣。

考古人類學家研究發現早期人類頭骨的時候，便發現他們的牙齒都有極佳的狀況。在他們那個時代，食物中大約有八、九成都是植物類，這是造成他們美觀而生長完整的牙齒原因。

如今大部分的醫療專業人員，都相信很多慢性疾病，如高血壓、心臟病、肝臟病、腎臟病、癌症，幾乎多多少少都與不適當的飲食和生活習慣有關連。

有人說，我們所吃的，只有一小部分能為我們身體所用，其餘大部分都變成廢物，一部分排泄出去，其餘的都積存在體內，危害我們的健康。

所以我們吃下一大堆食物時，只可能取用其中四分之一，另外四分之三，後來都成了醫生的利益。

事實上吃得太多，吃得太好、太精緻，對我們都沒有好處，只製造出更多的胖子，和各種可怕的慢性病人。

人應該學會如何控制飲食，節省一點，自己第一個獲益。因爲少生很多病，也不必爲減肥而煩惱，胃少塞一點東西，腦袋多放一點東西，整個人生可能改觀，分多一口飯給那些缺糧缺衣的人，不也是很快樂嗎！

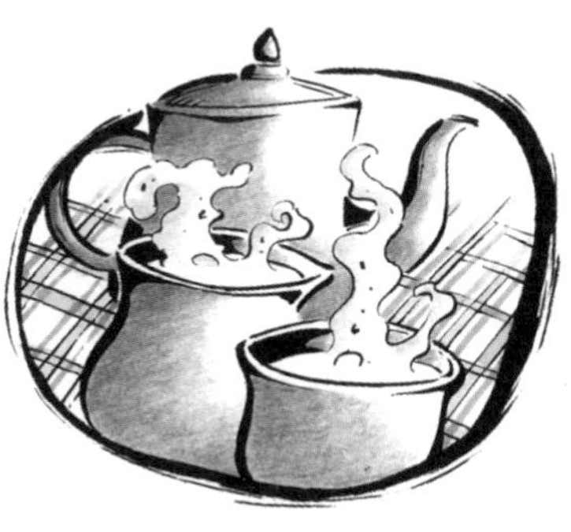

完善的飲食規劃應在人生起點時就做好

人類的母乳和其他哺乳動物的乳，如牛、羊、豬等都是最早，也是最好的食物，在營養學上有其獨特的地位，比任何食物都完美。但是現在的一般父母，在孩子只有數個月時，就急著爲孩子補充牛奶，總認爲不這樣，孩子發育就會不好。

等到稍爲長大一點，更鼓勵孩子多喝一點，甚至把牛奶當飲料。這種超量的飲用，當然可以把孩子養得又胖又壯。但這樣的養育法，不能不說是有點揠苗助長之嫌。

如果肝臟的化學功能正常，當然無大礙，因爲牛乳的蛋白質，很容易變成我們身體的蛋白質。

但當肝臟的分泌有毒，並且膽汁呈酸性反應時，過多的蛋白質，非但無益，反而更增加負擔。

因爲牛乳中的鈣含量較人乳高出很多，所以小牛生長迅速，比人類嬰兒生長快速得多。在前六個月，小牛的體重每個月就會增加一倍，所以需要大量的鈣使牠的骨骼可以承擔牠的體重。但是人類的嬰兒比小牛的生長慢了很多，所以並不需要那麼多的鈣。

因爲小牛生長快速，所以需要蛋白質的量也較多，這些大量的蛋白質，給與小牛很多能量。而且小牛需要較少的乳糖，和人類的嬰兒正好相反。嬰兒需要較多的乳糖，而只需要較少的蛋白質和鈣質。母乳就是依照這種比例來構成的，所以是最好的，最合適的嬰兒食品。如果把孩子當作小牛在養，無疑是一種錯誤的做法，所以爲什麼現代的醫生和營養學家都極力鼓吹，嬰兒要吃母乳，就是這個道理。

六個月大的嬰兒，每日廿四小時，需要量是一公升。稍大可以增加一些其他副食品時，則每天一點五公升就夠了。

其實一個人如果在人生的起點時，就規劃好他的飲食，對他日後的健康絕對是有助益的。

如果肝的分泌物和膽汁是有毒而又帶酸性時，在胃內形成的乳酪，便不再是如軟絮狀，而是變爲像橡膠一樣，因而導致消化不良和便秘。

鹼性和含鈣豐富的乳汁，中和了酸性膽汁，產生泥白色的尿酸鹽，既會淤塞膽管，又很容易於膽囊中沉積，而形成膽石，同時舌苔也增厚，並有口臭。

人的舌是肝的肝試器，舌苔的色澤或水腫（即兩旁的牙印很深），都指示肝臟受損的程度。因此我們對如何使用牛乳作爲肝病患者的膳食，以提供蛋白質一事必須小心，尤其是對老年人。

牛乳飲用得宜，它是最佳的食物，可以作爲人體組織的再造者但是必須緊記牛乳膳食並不是每個人都適合，它的反應依肝臟的形況而定，而肝臟的情況，基本上可從舌及尿液的檢查中得知。

酵母對人的貢獻很大，我們日常很多食物都用到酵母，如做糕餅饅頭及麵包，因爲用酵母發酵，增加了它的鬆軟度，不但可口，且容易消化。它可能是在一個很偶然的情況下被人類發現而被利用。

因爲它的弱鹼性，可以安撫發炎的表面，吸收並中和酸，對酸性或有毒的膽汁而言，酵母是最有價值解毒劑，且含有豐富的維他命B，它有增加正常碳水化合物消化的能力，和阻止未完全氧化的脂肪酸，乳酸和醋酸的積聚。

酸性或有毒的膽汁常會刺激小腸，引起痙攣，而中斷正常的蠕動，這是引起便秘的原因之一。

鹼性的酵母中和腸內的刺激物，同時可以恢復腸的正常運動。

酵母對皮膚也有很好的效用，很久以前便已用它作爲面疱和粉刺的治療劑了。

酵母中的維他命幫助錯亂的肝臟正確地氧化膳食中的脂肪，這是非常重要的。食物中的脂肪未完全氧化而阻塞了皮脂腺，所以造成粉刺，因此吃酵母可以減輕面皰和粉刺。明乎此，方知健康的飲食對我們健康的重要了。

若懂得選擇適合我們身體的飲食，不但我們內臟受益，我們身體表面的皮膚也會光滑無比。所謂有諸內，而形之外。那種光澤不是用化粧品可以辦得到的。

就我所知，酵母若混和少許的玫瑰露（在北美很多大型的超級市場，均有出售，價錢也不貴）可以調配成很好的清香又廉價的化粧品。

除皮膚病外，酵母對潰瘍患者也有好處。在腸內是柔軟、弱鹼性。既無腐蝕性，當然沒有刺激性。對出血性胃潰瘍的病人來說，以少許牛奶或水稀釋後服用，是非常有幫助的。

酵母是植物，由幾個如紅血球大小的小細胞組成，好像一串葡萄般疏鬆地連在一起，它們與其他植物的細胞不同，因爲沒有被纖維包裹。

烹煮會破壞酵母細胞的部分維他命，它在活的狀態時是維他命B最豐富的來源，且含鹼性元素，尤以鉀和鈉爲甚，對胃、腸和肝的酸爲最具有價值性的緩衡作用。

酵母不能與酸性果汁一起吃，請記住這點，特別是橙汁、檸檬汁和蕃茄汁，因爲會使得胃腸內的發酵作用增加，造成氣脹，對肝和腎皆有害。

我們若想有健康的身體，千萬要記住，保護我們體內的各個器官，尤其是肝臟，它是人體中最重要的器官。它的主要功能之一，是過濾血液中的毒素與雜質。只要肝臟正常、血液即可保持純淨，就不可能會罹患致命的慢性病了。

不適當的飲食，會破壞肝臟的正常運作，奪去它的有機鈉，而減低它的鹼性。

肝臟受損的症狀之一，就是疲倦。爲了中和肝臟的毒素，需要多攝取含鈉多的蔬菜。酵母非但便宜，且含鈉豐富。它是天然有機維他命的豐富來源之一，且是毒膽汁的強力解毒劑。當不良的飲食戒除後，酵母應是最有價值的食物之一。

一個健康的肝對我們太重要了，它不但使我們生活愉快，也是預防癌症的最好幫手。

肝之所以會受損，除長期喝酒能引起外，身體過重、藥物、化學物質及營養不良，也會使肝受到損害。

有些醫生認為常喝可樂汽水等軟性飲料，也是傷肝的主要原因。此外食物中含有農藥、殺蟲劑、防腐劑、化肥的硝酸鹽，水源受污染等都可能使肝受損。

肝是我們體內最大的器官，它每一秒都在進行化學作用。肝健康時，我們體內的多種賀爾蒙都用不到，因為它能合成多種氨基酸，以維護體內組織。當我們吃得過多時，它會將蛋白質轉化成醣類和脂肪。

健康的肝可破壞各種毒素及病菌感染的毒素。也會產生蛋黃素、膽固醇、膽汁及可以清除廢物的血蛋白。可使血液凝固的凝血素，以及各種酵素及輔助酵素。並把醣類轉化成儲存起來，遇急用時再轉化過來。它還儲存了一些礦物質和維他命。

肝受到輕微的損害時，症狀不會太明顯，所以不易察覺。

一個不健康的肝，產生的膽汁只有健康的肝的一半，致使長期消化不良，既不能合成蛋黃素，也不能充分的利用。

當肝不能合成各種酵素後，會使各種賀爾蒙減低它原有的能力，過量的積存在體內，出現各種症狀。例如使通小便的賀爾蒙不活躍，則會使組織積水；又如限制胰島素分泌的賀爾蒙減少，會使血中胰島素過多，血醣降低。

如果肝產生的酵素不正常，亦可引起甲狀腺的不正常。以動物作試驗，如果食物中缺乏維他命B_1、B_2、菸鹼酸、泛酸，特別是缺膽素、維他命C、E和含硫的氨基酸時，就會影響到酵素的合成，而積存賀爾蒙。但當缺的這些營養充足時，情況就會轉好。

肝受損嚴重時，會發生腹腔積水，原因是肝這時不能夠合成能控制尿的賀爾蒙，使病人能解的小便很少。此時若病人在飯後加吃兩小匙酵母，會有顯著的排尿效果。

要想有一個健康的肝，食物的選擇非常重要，成人和兒童都一樣。其實健康的飲食應從幼兒就開始，我很希望在這本書裡，讀者能得到一些有關如何適當的處理，和選擇適合健康的食物，得以減輕或醫治疾病。

我相信奇妙的人體組織，被疾病侵襲後，是能經由正確的食物而得以復原。

以前的農業社會，大部分的父母都要終日在田裡工作，而無暇細心照顧小孩。社會轉型以後，經濟提升了，父母的工作不必再像往日那樣勞苦。家境富裕以後，食物又五花百門，父母爲了疼愛孩子，儘量滿足孩子各種訴求，過多的美食，加上糖果點心，和各式各樣無奇不有的可口飲料，反而養不出一個健康的小孩。滿街不是小胖子，就是萎靡不振，一臉倦容的小孩。

如今，極大多數發育中的孩子，由於飲食不當，運動太少，每天放學後只知坐在電視機前吃這吃那，餅乾、冰淇淋，含糖極高的人工果汁，和可口可樂，反而得不到重要的蛋白質、維他命、纖維及碳水化合物。

孩提時代應是最健康的，這段時間他們的內分泌腺及肝臟，都有最好的功能，可給予他們健康的身心，和充沛的精力。

在皮膚上的症狀就是溫疹、癬疹，這些常見的症狀通常顯示：血中有毒，肝不能夠完全把毒物氧化或中和，那些過多的酸，正由粘膜及皮膚找尋替代性排洩。

很多專家皆認爲孩童的疾病起源於蛋白酸，而不論先天或後天，這些酸並不由粘膜排出，而是經由淋巴系統排除。

白喉、小兒痲痺、腸熱病、風濕症和風濕性心臟病等疾病，都是因蛋百酸而起。

雖然現在的小兒痲痺已爲疫苗所控制，幾近滅跡，但其他慢性病卻依然肆虐。

蛋白酸從何來？是由不當的飲食而來的，像各種糖果、果汁、冰淇淋、巧克力、糖漿等糖類製品，在大腸內腐化而產生的。

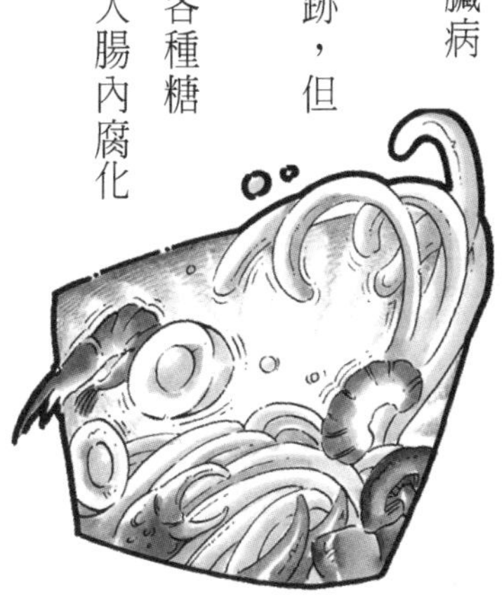

風濕病對小孩傷害很大，主要是由於過多的肉類食品，它的酸替代性的轉移至關節。如果它在血中的濃度太高，心臟瓣膜便被損害，風濕性心臟病或心內膜炎常出現在吃肉太多的小孩身上。

這一代的父母最大的錯誤，常認爲肉類是最好的食物，可以令孩子快高長大，身體健康。所以儘量讓孩子多吃。不知超出身體的需要量，就成了身體裡的垃圾，加重了各內臟工作的負擔，反而成了反作用。

上一代父母，雖然也存有像這一代父母一樣的心理，但是由於戰爭和貧窮，各種物資缺乏，至使有心無力，反而養出體能很好的孩子，這是老天的旨意，叫你不要浪費食物，夠營養身體就好了。

這種飲食習慣的養成，是父母錯誤觀念的灌輸，吃慣了這類食物，長大以後也很難更改，中年以後，得腸癌的比例也較高。

大自然對蛋白酸疾病的解藥是蔬菜汁，最好是非澱粉性而適度稀釋的。在急性病發時，最好僅吃菜湯，但絕對要用新鮮的，而不能用罐頭的。因這類罐裝的湯不但有各種化學的調味料，還加有防腐劑。

我曾寫過一本各種食品的製造方法的書，對這些加添的內容物知之甚詳，雖然都在規定安全範圍之內，但多吃是絕對有害的，尤其是對生病的人。

過量攝取脂肪，對任何人都有害，尤其是對兒童，這種稱爲肝臟脂肪性損害，可能是先天或後天形成的。

因爲肝細胞受干擾，膳食中的脂肪，沒有完全被氧化，便在血液中循環成爲有毒的脂肪，它由毛髮的脂肪腺或皮脂腺排除。

頭皮脂漏是個很顯著的例子，臉上的痤瘡、小膿泡，各種癤子或膿腫也會發生。如果連骨髓中的脂肪也被牽涉在內，結果便是骨髓炎了。

治療以上各種疾病，最好、最合適的治療，就是除去食物中的脂肪。

由以上所舉的例子，我們知道我們的飲食如不得當，就是得病的根源，我們明白了這種因與果之後，如何防範，就要靠各人的智慧了。

現在我再舉一些例子，來爲各位說明；在兒童的疾病中，發燒由肝臟開始，一個很強健，茁壯和內分泌功能正常的小孩，他的毒素常爲肝臟所消耗而引致發燒。

如果肝臟不能完全氧化毒素，便有部分逸入血流中，於是在內分泌的作用下，毒物便由粘膜下尋找替代出路，這可能在上呼吸道，於是形成了流行性感冒，鼻竇炎、咽喉炎、扁桃腺炎，甚至肺炎。

肝臟忙於消化食物而不能再受困擾，只要減少進食，這壓力便得以解除，因此動物及很多小孩在生病時都拒絕進食，這是生理反應，也是天賦的本能反應。

禁食不只可以減低體溫，減輕痛苦，並方便排除毒物，而且還可減低肝的負擔，以防嚴重的併發症。

人們恐懼發燒，是因爲不瞭解它，其實這是老天用以幫助我們的方式，一方面向我們示警，另一方面也是排除體內毒素的一種代替方式。

嬰兒在成長過程中，最常出現的是消化不良，爲什麼會有消化不良等現象，當然是由食物所引起，它的主要原因是有毒的膽汁變了酸性，而實際上它應該是鹼性的。發生症狀如腹部氣脹、疼痛、腸絞痛、煩燥不安、不易入睡等等。

造成這種現象，如果每個身爲母親的都明白，就可以減少孩子很多痛苦，自己也不必擔驚受怕。

當兒童長大茁壯時，便需要更多的熱能來排除毒素，因此就更加要注意健康的飲食才能達成這種任務。

膽汁是肝臟的正常分泌物，正常的膽汁可與腸中任何食物共存，不正常或有毒的膽汁則對脆弱的腸襯裡有刺激性。

當有毒的膽汁使蛋白質、糖、澱粉、脂肪的正常消化作用停頓時，所有消化不良的病症便接踵而至。

在膽汁危機的急性期間，實際上是完全沒有消化作用的，所以最好是限制飲食，只給些薏米水或稀釋的鹼性蔬菜汁是明智之舉，所以大人或小孩生病的時候完全沒有胃口，只想睡覺，是最好的自我治療方法，等康復以後，他自然願意進食，所以不必爲此擔心。

適當的飲食能改善我們的體質

世界人口愈多，競爭必然也愈激烈，環境也愈來愈污染，尤其是生活在大都市的人們，每天必須呼吸城市中汽車排放的惡濁空氣，還要忍受感情上、工作上的壓力和辛勞，各種人為的緊張、焦慮及飲用河川上不潔的水和食用過多合成的食物，這些都是招致我們患上慢性病的原因。

當外在的各種因素和刺激影響我們生活品質時，我們若無力改變我們的生存環境，唯一自救之道，就是小心選擇我們日常的飲食，務必在自力救濟之下，保持健康，因為只有健康的飲食，才會有良好的體質，良好的心情！

當太多外在的刺激和不當的飲食使我們生理規則被破壞時，疾病即接踵而至。有人說生與死之間的化學分別，比自來水與蒸餾水間的化學分別還要少。

我們應該明白，我們的身體如何堅持血液要保持中性——酸鹼平衡。否則就會生病。

我們知道上帝造人時，就作好了各種巧妙的安排，換句話說，每個器官都有每個器官的任務，大家各司其職，如果其中有某個器官出了問題時，就會拖累其他器官，因爲它們的工作是環環相扣的，就像工廠裡的輸送帶一樣，每一站有每一個站的工作，一個站出了問題，其他站就要停擺。

假如肝和腎，這二個血液的過濾器，不能克服突然而來的中毒，血中就會有高濃度的血毒症，勞苦的重擔便要加於心臟之上。

血中的有毒產品形成內部積血，導致肝和腎的慢性退化，因爲這些內積血干擾了它們的血液供應。

有位著名的諾貝爾生化學獎的得主（Albert Sgeut Gyorgyi）說過：「空氣的純度、濕度和溫度，噪音與興奮的程度，工作的隔離等等都很重要。而無疑的，我們與環境協調的最主要因素之一，是我們的食物。」

保障正常而適當的肝和腎的功能，最合理的方法，是不使這些器官承受化學的折磨，而是以適當且健康飲食讓它們得到該得的營養，行使正常的功能。

如果要保持健康，適當的選擇食物，可以保障獲得足夠身體所需的各種維他命與礦物質，換言之，即你所吃的所有食物都與你的健康有關。

進食不良的食物，對身體絕對無益，因此首要的養生之道是選擇適當的膳食，不但可以避免各種慢性病上身，惱人的癌症也會遠離你。即使你已不幸罹患了它，也因爲適當的飲食改善了你的體質，使你有機會回復健康。

不要因爲美味的口感，而迷失了你的理智，要知道一時的享樂，可能換來終身的遺憾！

很多心臟病專家皆一致認爲冠狀動脈疾病的發生，重要的因素之一，是不適當的飲食。

古來帝后之所以不長壽，並非是因爲他們憂國憂民，工作過勞而死，大部分的死因都是由於享樂，我相信「吃」才是他們主要的死亡原因。

現代人，尤其是一些富裕的國家，最顯著的現象，就是民眾習慣吃得太多。

原始人類幾乎沒有慢性病，就是因爲沒有太多食物塡飽他們的肚子，所以個個精壯，他們死亡的原因多半是由於意外，像被毒蛇猛獸侵襲或大自然的災害。

大家喜愛的美食，多是高能量和多脂肪的食品，而這些食物給身體塡塞了太多的燃料，致使不勝負荷，這些都是我們肉眼看不見的，直到發生症狀，我們才知道我們做了蠢事，但有時候後悔已經太遲了！

我們知道很多慢性病，都是經過長期發展而日趨嚴重，不適當的飲食和不良的生活習慣，是導致身體退化的主因。

同樣的，如果毒素停留在關節，便引起關節炎。在肝則引起肝炎，在尿則引起腎炎，在胰臟則引起胰臟炎。如此類推，如果症狀日漸加重，最後必然導致——癌！

這種結果不是大家所樂見的，那麼爲什麼不早作預防，只要明白了預防的方法，做起事並不困難，而且也不必爲減肥煩惱，因爲食不過量，自然肥瘦適中，一個肥瘦適中的人，起碼比別人會多活很多年。

很多人不明白腎和肝的化學作用和功能，除了吃很多不該吃的飲料和食物外，還喝大量的酒，和聽信廣告吃很多以爲可強身的藥來加重它們的工作。

腎臟是身體最複雜的器官之一，雖然它耐力驚人，但若超出它工作的限度，仍然會受到損害。

腎臟是一個非常神奇的過濾器，它擁有上百萬個獨立的過濾單元，而且能在二十四小時內過濾大約壹千多

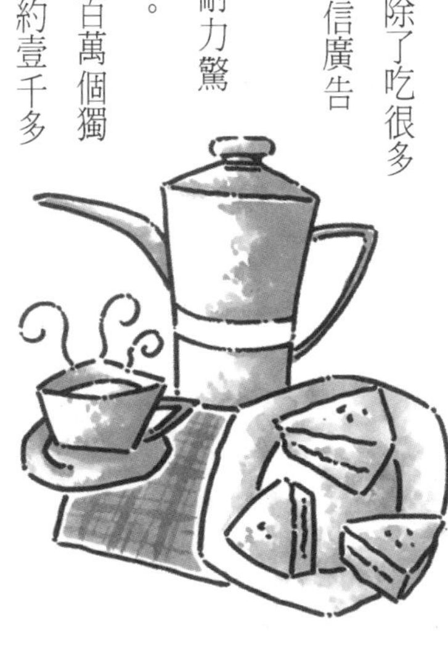

夸脫的粘性液體，這些液體內含十五種不同的化合物。

當它決定那些是身體所需，便再吸收，然後把不需要的廢物過濾後排出。

腎臟不但構造完美，而且設計精密，它是身體最偉大的淨化器。

腎臟的血液供應是動脈的，是身體最乾淨，最紅的血，它不僅只是一個身體裡廢物的處理單位，事實上，它也是一個保持血液和體組內的水分——一個稍帶鹽分的濃度自動控制器，血清中的鹽份與海水不相上下，所以身體的細胞其實仍然是浴於海水中的。其實每個新生命都有九個月是在水宮裡的母體海洋中。

身體裡的水是由飲下或食用含有多量水份的食物，如蔬菜、水果、肉類、湯或牛奶等。或由糖、澱粉和脂肪的新陳代謝而來的。

當糖和澱粉或脂肪在進行新陳代謝時，它們逐漸被氧化至終端產物，包括二氧化碳和水，而這種水份便稱爲代謝水。

這些代謝水，通常會被再吸收而爲身體所用，二氧化碳則由肺部呼出，就這樣它平衡了身體的水份。

在人類的天然食物中，有足夠的水份供應我們身體的需要，所以通常都不必需要額外大量的水。

我們之所以會口渴，是因爲食物中有過多的鹽，調味料，甜食和過多的澱粉，這些東西通常會令我們口渴。

水果和蔬菜含有大量的水，牛奶的水份則高達百分之八五，肉類爲百分之五十至六十，而水果中的西瓜，木瓜的水份更是充沛，而這些水份的品質無疑是比加了氯處理過的自來水好很多，也營養得多。

以我自己爲例，除飯菜、湯和牛奶水果之外，幾乎很少飲用其他飲料。

我喜歡吃自己煮的飯菜，除放少量的鹽糖外，不再加其他調味料，因爲每種食物都有它獨特的原味，太多的調味料反而掩蓋了它的原味。像吃蝦，我覺得白灼蝦最好吃，因爲如果不沾其他醬料，眞是非常鮮甜。因爲吃得清淡，所以從不感到口渴，但是一旦在餐館用餐，由於鹽和調味料、味精之類放得很多，就會特別感到口渴，就需要喝幾杯茶來解渴了。

我的祖母，就我記憶所及，她也不大喝水，我父親也是如此，他是戰前留德的柏林大學的藥理博士，做了一輩子的醫學院教授，研究所所長，對於養生應該很內行，我祖母活到九十七歲的高壽，雖然她年輕的時候，腎臟不太好，我父親也九十六歲，不過他們都很愛吃水果。

所以有不少到我們診所來的病人，經常會問一個問題，是不是每天都要喝八大杯水，我們總是告訴他們：每個人的需要不同，如果感到口渴就飲，不必太勉強自己。

按照中醫的理論，喝多少水比較合適，可根據個人體質而定，原則上，陽性體質的人，可以多喝一點水，而陰性體質的人，則要節制一點，因爲陰性體質的人，多喝水，會使身體變冷，導致到新陳代謝轉爲緩慢，容易引起寒症、低血壓、神經痛、生理不順，和更年期障礙等毛病。

除非是運動員或做勞力的工作的人，每天流大量的汗水，需要喝大量的水來補充，普通坐在冷氣房裡的人，無論冬夏都要喝八大杯水，就有點勉強了。

早上出門，我們必須吃早餐，已經有很多水份下肚，不可能再灌兩大杯水，胃那能容納得下，中午飯前和飯後都不應喝大量的水，因爲會妨礙了胃液的消化。晚飯前後也是如此，晚上水喝多了，一夜要起身數次小便，必然睡不安穩。只有下午一段時間有機會喝水，所以凡事不好勉強適可而止就是了。

生長在墨西哥沙漠地帶的羚羊，牠們從不飲水，事實上牠想飲也沒有，因爲這個地區非常缺水，不過卻有不少仙人掌，牠們就以這種仙人掌和其他植物爲食物。

還有一些高原地區，像西藏，水源缺乏，要想汲一瓶水要走很遠的路，所以水對他們來說至爲珍貴，絕不可能像我們一樣使用水資源，而他們的健康也很好。

如果身體並不需要喝那麼多水，而誤信了某些人的話，而硬要每天喝下幾大杯的水，非但沒有必要，反而加重了腎臟的工作。因爲腎的一個主要功能，就是除去血液中過多的水份。

在碳水化合物的新陳代謝作用中，代謝水是終端產物之一，另一個則是二氧化碳，經由肺部排出。

經由腎小球過濾的水分，需要倚靠血液中的高氧含量，所以要用含氧豐富的動脈血。

但當這些血含有不當膳食引起的不正常雜質時，腎臟需要額外的氧化來加強排泄功能。

這些額外的氧化是腎上腺供給的，造物者很巧妙的把這些腺體放在一起，使它的內分泌物，腎上腺氧化酵素，可以很快的供應氧分，以克服腎小球在進行工作時的過勞。

現在人由於不當的膳食增加了腎上腺的工作，而這種額外的工作，會使腎上腺耗盡，這也許是縮短了個人壽命的原因吧！

我前面已經說過，人體組織若需要水，自然會想方法多飲水，這是本能，但是很多人卻認爲水喝得愈多愈好，這是一個不切實際的做法。

當然喝水愈多，排尿也愈多，白天還好，若在晚上，頻頻要起來小便，眞是得不償失。有人說每日要飲八大杯水，是汽水公司故意放出的廣告詞，以致以訛傳訛，因爲現化的孩子，不管是東方西方大多以汽水可樂或其他果汁飲料取代了清水，家長也並沒有禁止他們這樣做。

大量的水喝下去，除了排尿的次數增加外，並不能把體內的毒素沖洗出去，要想排便暢通，非要依靠多纖維的食物不可，這點必須明白。

因爲肝臟和腎臟都不能在短期內把大量的毒素自血液中清除出去而不傷害到心臟，所以最好的作法，就是愼選飲食。

不過每日若流一些汗，或多喝一點水，對生病的人，的確是有益，一則可以降溫，二則可以減少心臟的負荷。但如果不斷的強迫自己大量喝水，以致身體需要把過量的水份帶到其地方，加重腎臟的工作，就大可不必了。

在臨床上也曾發現施打靜脈點滴注射和輸血時，會發生休克，甚至暴斃的事件發生，這是因爲心臟在短時間內不能負擔過量的液體的緣故。

所以每一個人多少都要具備一些醫學常識，才不會因爲醫護人員無心的疏忽，而適時保護自己。

大約有百分之九十的病人，在給與水的治療時，唯一的好處是精神上的鬆弛，但如果在家裡休息靜養，以蔬菜汁和水果，或加少量的鹽的熱水洗澡，所產生的效果可能更好。

當身體太弱，不能自動吸收液體時，因爲噁心及嘔吐以致有脫水現象時，可從直腸灌入，大腸吸收水份的能力比胃更強，用這種方法增加水份，會任由身體接納或排斥，而絕不會強迫收受。

直腸慢慢地吸收液體，比靜脈注射安全性高，但也需要醫護人員監督，而且需要耐心和時間，不像靜脈注射方便而容易。

但靜脈注射常常要冒著給病人的心臟和腎臟過量負荷的危險，雖然現在到醫院打點滴很流行，不過醫學時尙，有時也會像時裝一樣，改變得很快的。

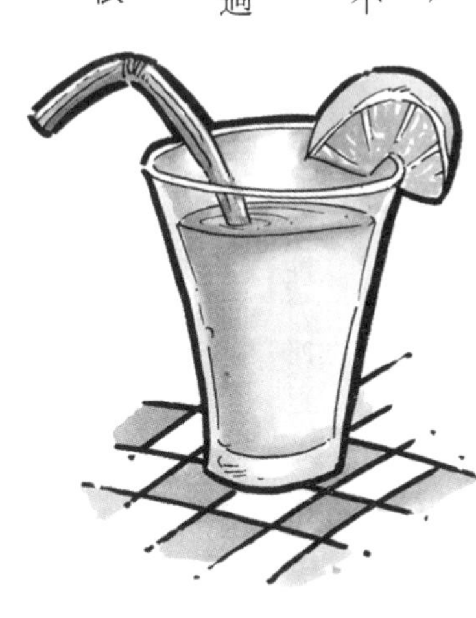

腎臟是維持血中水份的平衡，飲食適當時，肝臟便排除新陳代謝的廢物，只有在肝臟不能正常地過濾血液時，腎臟不得不起而代之，但在履行這個功能時，腎小球會慢慢損壞，於是便造成肝和腎的退化。

引起腎小球退化的最普通的刺激物是食鹽，由蛋白質消化不良而來的毒蛋白酸，金屬以及藥物。所得的尿液含大部分的純水，因爲虧損的腎不能分泌普通的電解質——鹽和毒素。

我們知道腎小球本來只過慮水份，而腎小管傳遞這些水份至膀胱，以便排泄。腎小球會被不適當的化學作用引起疾病，腎小管也會被破壞。

我們既已瞭解腎小管的功用，是從腎小球傳遞水份至膀胱，假如有需要的話，它們可以再吸收水份，以維持細胞的正常平衡。

腎小管很長，可以有很大空間以供水再吸收，且爲微細靜脈網包圍。當這些靜脈含有糖和澱粉質的消化不良物質，或氧化後的可溶酸時，毒元氣便可由靜脈擴散至腎小管的水中，引起很大的傷害，例如急性或慢性的腎小管疾病。

我們可在急性疾病的尿液中找到血和大量的蛋白。如果腎小管完全損壞，可造成無尿症，則患者非常難受，且迅速危及生命。

慢性病會出現不同的蛋白、紅血球，及柱狀結晶，結晶中含有腎小管脫落的表皮細胞。

當這些有害液體慢慢往下排，經過腎小管時，由於再吸收的現象而使其濃度逐漸增加，到腎小管的終端時，濃度可以高到足以破壞下腎單位，其危險程度足以致命。

腎小管的長度，根據生理學家估算，約有一里長，而且表面由一層薄薄的細胞所覆蓋。

腎臟中的靜脈也非常薄，使得過濾現象易於進行。

當屬於異物的可擴散的物質是有毒時，便會造成傷害，不僅因爲過濾出之毒素會引起刺激，及最後會破壞腎小管，而且甚至可以由靜脈擴散至淋巴管，而被暫時的，或永久地貯存起來，形成水腫。

有些時候，靜脈的毒物到達某一個高濃度時，便可以引起靜脈本身的炎症。

腎病的最早期治療，被認爲稀釋是最好的方法，進食液體如水、湯或稀釋的果菜汁，使毒素在稀釋狀態，誘使腎臟更快速排除之。因爲很多尿道毒物都是酸，因此需以鹼質作爲解毒劑。這些鹼性飲料是使水腫組織脫水，並在其可能發展成腎炎時中和酸。

除了鹽和一些有毒藥物外，腎臟的主要刺激物是來自蛋白質，澱粉質或碳氫化合物的消化不良。

很多微量元素和維他命都存在各種果蔬中，在這方面可以請教有經驗的醫生或營養師，如果能少食些澱粉，多食一些天然的有機物，因爲它包含有有用而無刺激的解毒元素。

肥胖也可致癌

在已開發中的國家，由於食物異常豐富，一般人從小就習慣了吃過量的食物，所以如今最流行的話題是節食減肥，我準備在不久的將來，寫一本有關減肥的書，教大家用正確的方法來減肥。

肥胖不只是個人問題，也演變成了社會問題，因爲肥胖可以引發許多種疾病，像癌症就是一個例子。

如果你計劃減肥，那應該像戒煙一樣是終身式的，肯定自己確能奉行不渝。

有很多人在開始實行減肥的時候，對喜愛的食物的確很能克制，效果也還不錯。等到有相當成效以後，認爲可以開戒了，看到喜愛的食物忍不住又想吃，不久身體又回復了原形。

美國影星伊麗莎白泰勒就是一個典型的例子，每次她減肥成功，都全世界轟動，馬上電視及報章雜誌就會大登她的玉照。雖然已是祖母級的高齡人物，可是化起粧來仍然美艷如昔，令人羡慕不已。但過不了多久，她又體重大增。據她自己說，是在情緒低落時，常以吃來滿足自己。什麼胖瘦統統拋諸腦後，雖有很好的中西醫照顧，身體就是好不起來。

十七、八年前，我曾在華視工作過一段短時間，常常會遇到一個笑容可掬的可愛胖妞——她就是周美儀，那時她正值青春，人雖然胖，可是膚色、五官都很美。我常爲她惋惜，如果她不是那麼胖，一定是一位很迷人的大美人。前些日子從世界日報的娛樂新聞版中得知，這位大美人已罹患了癌症末期，心中很是難過。

如果減肥不久又開戒，瘦了又胖，胖了又瘦，經常如此，反反復復的循環，其危險性比保持過重還要大。

其實減輕體重只有二種方法：一種是基於病人所需的特別膳食，限制他的過量攝取，只要能維持體能就夠了。另一種是除了喝水外，沒有其他食物入口，即所謂禁食減肥。

但全面禁食是很危險的減肥方法，應該在醫院中由專門醫生指導才可以施行。如果乏人指導，絕不能自行禁食超過二天。

危險的原因，是要知道「重」是正常的脂肪，還是其他原因所引起的，這是非常重要的。用非常手段去減肥，往往是未蒙其利，先受其害，是很不智的。

以蒸餾水來禁食是可以忍受的，而且很有益處。當病人燃燒他那過量的脂肪作爲營養時，體重便會大減。

但是如果是體內有毒物質，而使他脹大時，禁食會埋伏一個急性的毒發危機，而對病人有很大的損害，甚至導致死亡。

在禁食期間，肝臟只是擔任排除作用的器官，部分廢物排入消化道中。就是這些有毒的膽汁經再吸收後，便在禁食期間大肆破壞。這個排泄危機會伴同疲倦、嘔吐及腹瀉，如此一來，當然會造成嚴重的脫水。

所以別以爲禁食治療後，是人人可行的，必須聽從專家指導，並有醫生小心照顧方能行之。

現代化的節食菜單，包括肉類及果蔬，只要適量，效果是很好的，但不要有很多澱粉。

澱粉發酵後成爲醋，因此攝取大量澱粉後，而出現各種惱人的病徵。

有人認爲醋可以保持苗條的身段，尤其是年青的婦女，更是深信不移。這可能是被人誤導，事實上並非如此。

有專家做過試驗，發覺在他用含醋膳食作實驗的第九天，有各種不同程度的厭煩，及各種危險的病徵出現。這些病徵也括頭痛、喉部充血、濃痰、心臟作痛、酸性汗水、間歇性發熱，發冷顫及脈搏速度加快等。

病人的體重是減輕了，但卻是甲狀腺機能亢進，及腎上腺機能過低的結果。

醋酸被血清中的磷化卵磷脂所中和，生成有毒的酯，形成肺的結節。

醋是身體的廢物，有時可在尿液中測出，小量的時候它便有刺激性，在攝取大量澱粉而成血毒症時，它更具有與檸檬汁一樣的中和效果，但它不可以用來減肥。

大約很多人都知道少吃多餐最易減肥，道理很簡單，假如我們分多餐少吃，大多數的食物都可以轉化爲精力，很快的就消耗掉了，如果少餐多吃，大量的食物會使我們的酵素系統忙不過來，以致不能把全部食物轉化成精力，而大部分的蛋白質轉爲脂肪儲藏在體內。

有很多工作忙碌的上班族，一大早就趕著出門，以致沒有好好的吃早餐，中午更沒有時間好好的吃，常常是二片麵包就打發了。只有在晚上，一家人都回來了，每個人都感到肚子餓，於是大家都想好好的吃一頓，把早上的、中午的放在一餐吃，當然菜色豐富，於是人人都開心大嚼，不把所有菜一掃而光不肯離開飯桌，天天如此，那能不胖。

減肥者應防止飢餓，假如食物吃得少，或者少吃一餐，會使腎上腺衰竭，致使血醣降低，就會使人感到飢餓、緊張、煩躁、頭痛、疲倦，而且會特別想吃甜食。甜食或澱粉質食物吃得太多，就會刺激胰臟多產生胰島素，多量的胰島素就會把血中的醣類，迅速轉化成脂肪儲存在體內，然後又會使血醣下降感到饑餓。

要想減肥的人，少量含澱粉、油類和蛋白質不可不吃，爲什麼減肥還要吃油呢？因爲油（請注意是植物油）類會使胃消化食物時間拖長，會刺激體內飽和脂肪得到充分的利用，使血醣保持較長時間的正常水平，因此不會使人感到饑餓。

一個人絕食對身體會造成重大的傷害，吃減肥藥固然可以達到減肥目的，但副作用也不少，最常見的，就是造成肝的傷害。

要想減肥成功，必須要靠毅力，只想以短暫時間以餓肚子的方式進行，是絕不會成功的。要想成功，意志力是非常重要的。

減肥不能求速效，速效就會不擇手段，這樣最易傷身。胖是慢慢來的，那麼身體的脂肪也最好慢慢讓它消失，如只想立竿見影，身體可能會吃不消。

一個想減肥的人，睡眠與運動都很重要，一個睡不好的人，絕不會想去運動，因爲太疲倦了。此外營養也要顧到，營養充足以後，身體才有活動的傾向。

運動不僅能提升心臟血管功能，降低心肌梗塞的危險性，而且減少得到許多惡性疾病的機會，也使身體新陳代謝的機能增強，有助於營養的吸收。

缺乏運動者得到癌症的危險性較高，特別是停經後又不運動的婦女，得乳癌的機會是愛運動者的一點七倍。所以若想減肥，千萬不能忽視運動。

運動除了促進代謝速率，提升體能耐力外，對消化也有幫助，而且改善心理狀態，提高情緒，讓人覺得樂觀開朗。

經常運動的人不會心情不好，通常一個人在經歷體能上，或心靈上的活動之後，很少會想吃些油脂食物的。

一個想減肥的人，不要一心只想到吃減肥藥，因爲對他們絕對沒有好處，最好是改變以往的飲食習慣，和勤於運動，因爲運動不單能使心靈獲益，還可以保持肌肉、關節和心臟功能的良好狀態，當然也能減少癌症的發生。

脂肪是人體三大營養之一，我們一切活動和體溫的維持都需要消耗能量，脂肪是人體內的高效能源，人體所需能量的另一來源是碳水化合物，但同量的脂肪含有的熱量是碳水化合物的九倍，所以脂肪是生命的重要物質。

維他命A和E是天然的抗氧化劑，具有抑制癌症和延緩衰老的作用，它們的存在和發揮作用都離不開脂肪，如果人體缺乏脂肪，則上述物質在人體內的合成和發揮作用，就會受到嚴重影響。

維他命A、D、E、K都是脂溶性的，若缺乏脂肪就意味著缺乏維他命A、D、E、K。腦和神經組織中有磷脂，是組織細胞膜的主要材料，與組織的生長發育有關，和神經信息的傳遞關係密切，所以它是維持生命的重要物質。

但是超量的脂肪又給我們帶來不少麻煩，尤其是過多的動物性脂肪，對人體危害更大，因爲此類脂肪的膽固醇含量高。而膽固醇是促進動物硬化，引起冠心病的主要物質。不過不管是動物性的，或植物性的，如攝取過量，都將增加患乳癌、子宮內膜癌、結腸癌和直腸癌的危險。

所以從防癌方面來看，兩種油都不能攝取過多，而是各吃一點，因爲動物脂肪含膽固醇（肉類裡就含了不少脂肪，故無需另外攝取），而人體內許多激素的合成，必須有膽固醇，少量攝取，對健康有益。

雖然近代人大多數皆使用植物油，但必須肯定是新鮮沒有變質的。因爲變質的不飽和脂肪酸會產生一種強力的致癌物——丙醛。

適量的飲食對健康非常重要，無論是脂肪、蛋白質或碳水化合物攝取過多，對身體都是有害的。因爲人體內的免疫系統會由於肥胖而發生功能障礙。使專司呑噬、驅逐和分解癌細胞的免疫功能受抑制。癌症胞的基因便會乘機而起，遇到致癌物質，即逃不了罹癌的厄運。

以老鼠爲試驗，幾乎所有的報告都指出，限制熱量能抑制腫瘤的發展，降低腫瘤的發病率，延長腫瘤發生的潛伏期。

前面已經提過，停經後的婦女若肥胖，容易得乳癌和子宮內膜癌，因爲肥胖會提高雌激素的合成能力，促進這些腫瘤發生。若是男性肥胖，也易患結腸、直腸、膽囊和膽管癌，所以適量的飲食，適度的運動，正常的體重才是健康的指標。

可惜在這個物質豐富的社會，面對美食而不開懷大嚼，是件很痛苦的事，但若因爲不肯克制而罹患了致命的病，豈不是更痛苦！

細嚼慢嚥是最好的減肥方法

一般醫學專家都認爲細嚼慢嚥是最好的減肥方法，爲什麼？如果你將每口食物咀嚼到可以不自覺地滑下咽喉時，必然要嚼好幾十下，因爲吃得慢，所以吃得少，食物下到胃腸少了，體重當然會減輕。

一般人進食都是吃得太快，如果他們能吃得較爲慢些，便會感到更爲滿足，也比較容易飽。狼吞虎嚥，其實是在浪費食物，因爲常常會過量。超量的食物對我們身體並無好處，反而加重了體內器官的工作。除了一部分變成廢物從大小便排出，其餘都變成脂肪，留在體內，影響我們的健康。因爲脂肪過多，可能造成各種疾病，包含癌症。所以讀者諸君，你們若明白了這種因果的道理，在飲食方面自然會小心。

以往部隊用餐都規定時間，長官一聲令下：「開動！」大家即狼吞虎嚥，因爲不管你吃飽了，還是沒吃飽，只要長官吹哨子叫停，大家都得放下筷子，所以自然而然大家用餐的速度自然加快。

後來可能有人建議，這種飲食方式有害健康，所以近年已沒有吹哨子叫停這回事，畢竟人不是機器，不必太機械化。

不過除了軍隊希望吃飯要快，工業社會，時間就是金錢，上班要趕，上學也要趕，那有時間從容吃飯，趕！趕！趕！已經成了一般人的生活習慣，除非你已離開了職場，在家無所事事，才可能有時間從容吃飯，但一輩子養成了的生活習慣，想要改正也難！

有些人認爲如果每餐全部吃肉也能減肥，這是相當危險的，因爲肝臟可能會被過量蛋白質毒害，而引起蛋白質傷害。

同時脂肪過量，也會形成有毒脂肪酸，引起如疔、癬及其他皮膚病，因爲肉類含有很多飽和脂肪，不能爲身體所用，才會引起各種皮膚病。

全蛋白質或高量蛋白質食物，無疑的是可以快速減輕體重，但亦會引起其他的後遺症，所以不能不小心！

我們日常飲食，最安全的是不吃加工過的食品，有科學家做過試驗；給老鼠吃天然食品，而且不限制餐數，長時間觀察結果，牠們不但健康，而且體重正常，沒有增胖。後來改給牠們百分之三十七氫化過的脂肪，作為熱量主要來源，不久都變得非常肥胖。但再恢復吃未加工的脂肪液，牠們的體重不久也恢復了正常。

由以上的實驗可知，並不是所有的食物都會使人發胖，而是只有缺乏某種營養時，不能將脂肪轉化成精力時才會發胖。

所以由這個啓示，可得出的結論是：

一、不能吃過量，過量的食物，最後都變成脂肪。

二、要吃天然的未加工過的食物，因為加工過的食品營養損失很多，食物中如缺乏可以燃燒脂肪的營養，例如缺維他命B_6時，儲存在體內的脂肪，就不能轉化成精力，而脂肪有效的燃燒產生了精力後，身上的肥肉才會減少。

一般烹飪書教人烹調，為了迎合一般人的重口味，都過分強調調味料，當然調味料會使食物更加鮮美，但是這些調味料，最能刺激胃壁，使之發生急性充血。

這個充血產生饑餓感，使你吃了還想再吃，所以很多罐頭湯內都加了各種的調味品。但是當你瞭解這些工廠製造出來既美味又方便的食品時，會使胃部急性充血，胃部急性充血，是誘發胃癌的主要原因之一。

味精除了刺激味蕾，而改變味道外，又刺激甲狀腺，並加速心跳，對身體只有害處而沒有好處。

在北美很多中國餐館因爲味精事件，被顧客告到法院索賠事件常有發生，有些是吃了突感不適，有些是當時就休克，甚至死亡也曾經發生。

以節食作爲減輕體重的方法，是鮮少受歡迎的，因爲美味的食物的確是人生很好的享受，美食當前要想克制食慾，任何人都會感覺到委屈。

有很多父母還有一種錯誤的觀念，認爲小孩子每餐一定要好好吃飽，身體才會健康，從小就灌輸孩子這種思想，長大以後當然就養成努力加餐的習慣。

如果我們生長在農業社會，大家都要日出而作，日落而息，每日都要耗費大量的體力來耕作，吃進胃裡的東西，自然很快就消化掉了，努力加餐，當然有其必要。

在那個時代除了大富大貴的人，一般百姓糧食都很有限，有時遇到天災歉收，想吃飽飯都難，還能奢求美食，是不可能的。

可是現在不同了，幾乎過半數的人，尤其是在北美，家家有車，就算沒車，交通也非常便捷，而且無遠弗屆，一般人幾乎連走路的機會也沒有，吃下去的許多食物，又怎麼消耗得了，當然貯在身體裡，天天加一點，日積月累，怎麼不胖。

何況以前的人，所吃的都是天然食物，這些營養未經破壞的食物，很快的就能把脂肪燃燒了產生精力。而且除了有限的瓜果蔬菜，幾乎絕少肉食，那些沒有農藥的食品，就是最健康的食品，他們所吃的每一樣都是身體所需，所以沒有肥胖的問題，當然致癌物質也少得多。

但是現在不同了，雖然經濟好，又懂得養生的人會特別留意到一些健康品店買高價特種糧食，但是不管東方西方，那塊土地沒有施放過農業，土地已經被污染，所種出的糧食能避免農藥的污染嗎？所差只是程度上而已。

爲了經濟效益，化肥和農藥是今日農村不可缺的二樣東西，如果我們在烹調上再加一些化學調味料，無異受雙重的傷害。

其實每種食物的卡路里都不同，就看各人的選擇了，聰明的媽媽，絕對不贊成孩子多吃油炸，肥膩及多糖的食物。她們每日會爲家人預備一些多纖維，多維他命的果蔬類食物，來滿足孩子的飽足感，不會感到饑餓，也不會難以消化。

不過孩子稍爲大點，與社會接觸多了，多吃了一些外面賣的食品以後，也未必再愛吃媽媽爲他們準備的清淡

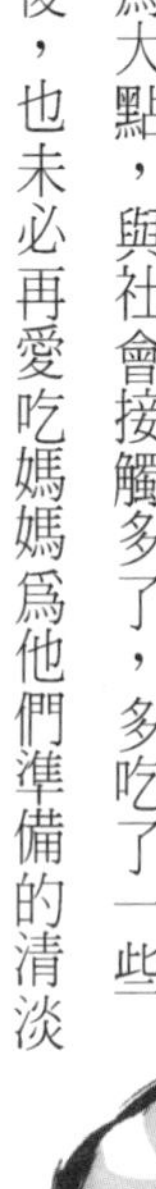

健康食物，也讓很多明智的母親，深有無力感。

其實人的壽命長短，和他的腰帶長短有很大的關係，在物質短缺的年代，我們何曾見過胖子，今天我們走在街上，極目所見，不論男女，有幾個不是腦滿腸肥的。

有不少專家做過調查，很多人煙稀少，沒有空氣和水污染，既窮又落後的小村落，倒比大都市，受到很好的醫藥照顧的文明人病少得多，也長壽得多。所以我們不難瞭解文明富貴的確可以帶給我們很多享受和滿足，但相對的我們也失去了不少。

因此我們如果想使自己及家人健康，改進日常的飲食，是絕對必要的，多吃多纖維的食物。果蔬中也有很好的蛋白質和維他命及礦物質，絕對夠我們身體所需。

而且高纖維食物有助我們排便，所食若過於精細，其結果是便秘，這是表面所看得見的，看不見的問題還有一大堆。

如果大便積存在腸內太多，所引發的毒素不只是大腸受影響，其他內臟也受干擾，因血液的運行影響全身。

有些胖人常說自己飲水都會胖，感到非常懊惱。如果是屬於內分泌性肥胖症是腎上腺型，或是腎上腺腫瘤病人，或只是單純的腎上腺腫大，他們吸收養份似乎比平常人快速。雖然只進小量食物，也能夠增加體重，所以更應注意飲食。一定要吃高纖維，包含多種維他命及礦物質，各類鹼性果蔬，不要一次吃太飽，應該少食多餐。

少食多餐的好處是，因爲吃得少很容易就消化掉，不會在體內積存脂肪，這種膳食對他們非常有益，只要堅持下去，一定會改善體重和體質。

運動也是非常重要的，多運動可以保持肌肉的張力，和幫助氧化碳水化合物，開始時不要過劇，慢慢的增加運動量。

另外還有一些肥胖症患者，是身體中水份及粘液滯留在淋巴通道，致體重增加，這表示毒物從別處轉移到這些組織中。

因爲肝與腎功能不好，無法立刻排除有害物質，於是這些有毒物質，便流入各種組織裡，使組織變大而增加重量。

當這些病人因減少進食，甚至短暫禁食，或用藥物治療時，肝和腎減少工作。

這種病人經短期禁食後，尿液中會有大量最具侵犯性的毒素出現。醫生可由這個指示，提供合適的食譜，這種膳食常會有神奇的效果。

讀者諸君，讀完了這本書後，應該知道很多病都有它誘發的原因，只是有些人遺傳的基因好，發作得比較慢。有些人天生身體就弱，加上後天不知保養，各種毛病很快就出現了。

其實人跟動物一樣，應該是以植物性的食物為主，只是後來知道畜牧的方法以後，肉類容易取得，而且味道也好，所以慢慢的改變了他們的飲食習慣。

肥胖也常會使肝受到傷害，肝受傷後就不能製造產生精力的酵素，因此就無法減肥。如泛酸、蛋白質及維他命B群的缺乏，肝就不能產生可刺激胰臟產生胰島素，以致使人得低血醣的毛病，會使此類患者迅速發胖。並常感饑餓，餓就思進食，如此惡性循環，當然想瘦就難了。

很多人因為忙，也有因為不想增重而少吃一餐，所以經常不吃早餐，這是錯誤的觀念。以各種動物作過試驗，所得的結論都是反面的。假定每天只吃二餐，由於餓過頭就會會多吃。多吃時大量的食物會使體內酵素系統忙不過來，以致不能把全部食物轉化成精力，而使大部分的蛋白質轉為脂肪儲藏在體內。

所以請記住；想減肥的人，在吃減肥藥之前，最好先試試少吃多餐，效果一定比吃減肥藥好，且無副作用。因為只有少量食物進肚，這些食物多半能轉化成精力，很快就消耗掉了，不會再有多餘的轉化為脂肪。這是一種很自然的生理現象。只要行之日久，一年半載以後，必然發生效果，不必刻意用違背常情的方法減肥，就能回復到苗條身材。但請記住，這個方法不會像吃減肥藥那樣立竿見影，必須終生奉行不渝。

但是假如你不是電影明星，等著迅速消瘦去上鏡，又何在乎多花點時間。因爲健康才是最重要的，不是嗎？

大飲大食最傷身

我們都知道，健康是依靠純潔血液的循環，把營養帶到身體每一個組織，使各器官能各司其職，良好的運行。而血液中的成份又依靠我們所吃的食物。如果我們所吃的食物是對我們身體有益的，便會產生正常良好的血液。

如果血液正常，肝臟、腎臟、心臟和其他所有器官都工作正常，莫說癌症，就是普通的傷風感冒也少有。

居住在大城市的人，最容易感染疾病，一方面人口稠密，空氣也污染。同時遊客也多，由遊客所帶來的各地細菌和病毒比偏遠的鄉村多太多了。像流行性感冒，幾乎每年都有流行。

雖然同處在同一個感染區，但是身體好的人，就是百毒不侵。可見在同一個暴風圈裡的人，不見得每個人都會掃到，還是有幸與不幸的！

那麼誰是幸運者呢？就要看你平日如何對待你的身體了！

我們也知道任何所謂特效藥，後發的副作用，很少與它的用途成正比。換言之，很多藥是救命的藥，但也是要命的藥，如抗生素，這項偉大的發明，眞是救了億萬以上的人的性命，天下蒼生受其惠的眞是太多，太多了！

雖然它製造了很多奇蹟，但事實上它也常縮短了很多病人的生命，畢竟它是具有毒性的東西！

所以我們若想有健康的身體，不是靠好的藥物，而是靠好的食物。

有了好的食物，還要知道怎麼烹調，怎麼吃，吃多吃少，都要講究，才能營養我們的身體，爲我們細胞所用。

我爲什麼一再的強調食物的重要，和對人體的因果關係，這中間眞的學問很大，不是三言兩語能說得清楚，若不明白個中道理，很難有健康的身體，健康的人生。

我們都知道每個節日過後，不久醫院就病患大增，不是食物不好，是我們吃得不對，才會使人生病，趕去看醫生。這種情形，已經流行了很多年，只是大家見怪不怪，才沒有把它放在心上。

就以感冒爲例，通常感冒在冬天非常盛行，因爲此時皮膚功能活動較少，而且冬天平均膳食含著較少量的水果及蔬菜。由於天寒，大家都吃了很多像香腸、臘肉之類高鹽分的肉類，這些東西不但難以消化，也含有很多對身體有害的東西。

當我們活動減少而又多吃了很多難以消化的精細食物，第一個反應就是便秘。便秘的害處，前面已經提過，食物是因，便秘是果。尤其是冬季大節日特別多，造成肝、腎功能及一般代謝異常的結果，減低了我們對疾病的抵抗力。

事實上在感冒以前，身體已處於中毒狀態，感冒只是另一種方法，來表現血中毒物濃度，已高達可以傷害肝和腎的程度，以致不能排出。所以做爲身體防禦第三防線的甲狀腺加入戰爭。

細菌並非致命的原因，它們只是在發炎以後的清道夫，吞食有毒的廢物及死細胞。

但是吃了死細胞及有刺激性毒物的細菌，所產生的廢物本身被吸收而進入血液。

由於體內完全充滿了毒性物質，最好的排除方法就是不再大量進食，減輕體內器官工作，直到體內毒物被排除了以後，再行小量進食。

所幸的是，人在不舒服的時候，首先的想法，就是不想進食。但在這個時候，往往有些家屬不明就理，就會勸導或強迫他進食。而且還專門煮一些高蛋白的補品勸他吃，加重病人肝、腎的負擔。

外子曾不只一次跟我提過，他親眼目睹過一個大病剛有轉機的病人，因爲吃了他丈母娘從鄉下帶來一隻燉好的烏骨雞，而導致肝昏迷而暴斃。這種無知的愛所造成的悲劇，我想天下不止一椿，只是大家不知道暴斃的原因而已！

一個大病初癒的人，不宜進補，應該靜靜的讓他多休息，只給一些流質的清淡食物，維持他的體能就成了。不應該進食一些過高蛋白質和油脂的食物，加重肝的負擔。

臥床靜養非常重要，體內器官休息更加重要，肝臟絕對不能過勞，否則易引起衰竭。這是一般的常識，每個人多少都要知道一點。因爲忙碌的醫護人員，不會對每個病人家屬解釋得那麼清楚。

有二種方法可以減輕肝臟的負擔：即停止所有高蛋白、糖、澱粉、脂肪的攝取。另外給予開水和稀釋的果菜汁，及一些薏仁湯。

動物生病的時候，牠們的自療方法，就是像冬眠一

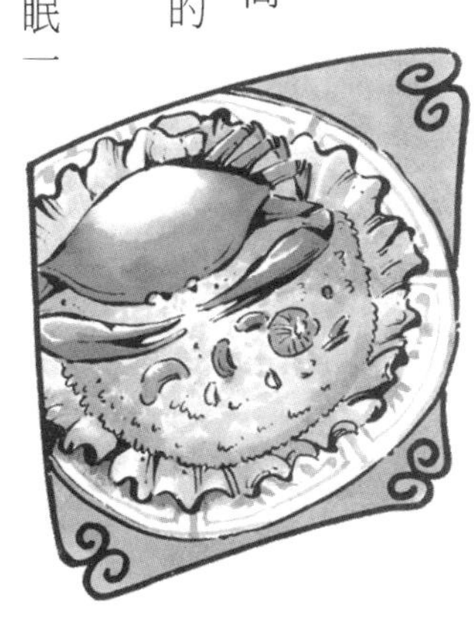

樣，找個地方靜靜的休息。不進任何食物，直到康復了再出來覓食。這是牠們天賦的本能，人類也該如此。

靜臥休息，再加上飲食小心，配合好的藥物療法，一定會加速康復，並且一定可避免併發症的發生。

現在的人普遍都是吃得太多，吃得太好，即使生病了，都想到吃。少吃一點，只是讓腸胃和肝腎器官有機會休息一下，絕不會餓死的。

眞正說休息是最好的治療，疾病能夠痊癒，首先要做的是，除了心情平靜，安穩的睡眠，和適當的飲食。中國人有句老話說「病從口入」，可見古人早就知道不當的飲食是我們致病的主要原因。長年累月吃對身體有害的東西，使內臟受到干擾，超過了某一極限，疾病就發生了。

每個人都有他的特異性，就生化的理論而言，我們特有的蛋白質、組織、細胞和血液的組成，及很多其他的因素而有所改變。因爲每一個體的內在環境各有不同，所以他對外在環境的反應也跟著不同了。

這個理論與中醫的治病方法不謀而合，中醫治療分陰陽寒熱，即使兩人患同樣的病，因各人的先天體質不同，而有不同的處方，不同的治療方法。

眞正好的中醫，他的敏慧度、觀察力和判斷力，已到了藝術家和哲學家的境界。用藥更是天馬行空，不若西醫一成不變，中外都如是，高明太多了。只可惜中醫水準參差不齊，好和不好高下之分，就有如天壤之別。

人體所含的氨基酸，可作最佳的說明，這些氨基酸都是從膳食中的蛋白質所獲得。蛋白質則是由數十個氨基酸，以數萬種不同的組合方式所構成。因此沒有一個人的蛋白質是和他人身體組織中的蛋白質完全相同。所以我們知道爲什麼不同的人對疾病、藥物及膳食的反應會有不同，就是這個道理。

幾乎所有病人都不喜歡長期性的治療，他們深信有些病只要開刀切除，就可以一了百了，萬事OK。有些怕開刀的病人，則迷信仙丹神藥。其實就算如此，也不過是治標，而不是治本。

他們不明白，恢復健康，醫生只能幫你小部分的忙，大部分還是要靠自己，這種自我調養時間，有時要經年，甚至一輩子。

大多數人在降臨人世的時候，應該都是健康的。在成長的過程中受後天的環境、飲食和情緒的影響，會出現各種不同的健康狀況。這就是生病的原因。

很多有經驗的醫生都知道不少病人，有隱瞞病情的傾向，有些是無知，因爲他的確自己不明白究竟病在那裡，只是全身不對勁就是了。有些是過度自信，雖然已病得不輕，但是他深信自己一向身體很好，從來也沒有看過醫生，應該沒有什麼大問題。

這一類病人最危險，不知道自己已經生病了，只以為是一些無關緊要的事，例如沒有睡好，或者是太累了的關係，一點警覺心都沒有，仍然一樣拼命工作，或拼命玩樂，飲食也不知道節制，讓許多可以讓他們恢復健康的寶貴光陰，都被他自己的疏忽而蹉跎了，實在令人惋息。

每個人都期盼過好的生活，有些富豪之家，連只有幾十級的樓梯都不願意爬，非要裝上電梯不可。這些人只知道終日享用著美酒佳肴，而不願意做一些稍費體力的工作和運動來鍛鍊自己。久而久之，他的體能日漸衰退，他的體重日漸增加。若身體不能承受它所能承受的極限，疾病馬上就會尾隨而至，只有求助於醫生了。

我們所求助的醫生，或者只能給你開處方，未必十分瞭解你致病的原因，為你說明各部位重要器官的功能，及其他內分泌的作用。醫生即使瞭解，他也沒有時間一一向病人解釋，日後該如何生活，如何保養，才能免於疾病之苦。

因為病人如果有這方面的知識，他會和醫生充分合作，改變他的生活習慣，調整他的飲食，工作和情緒。首先使身心都平靜下來，不要讓內臟器官疲於奔命的工作，像其他生病的動物一樣，安安靜靜的躺下來休息。

只要眞正能安靜下來，經過一段時間，即使是大病，一旦危險的高峰期一過，沒有外來的毒素入侵，他體內的機能就會慢慢的回復原有的功能，這是老天所賦給一切生物的最原始本能——自己能醫治自己！

所以我們應該知道，治療是內發的，自己應該盡最大的努力，來調整體內的機能，與大自然合作。醫生只不過從旁扶你一把。因爲此種雙方良好的配合，病就痊癒了。

你也許見到過一些人，雖然得了隨時可以致命的惡疾，但經過休養以後，奇蹟地痊癒了，遇著正常人的生活。但一些可以輕易就能醫好的病，卻保不了命，爲什麼呢？不是上帝和他開玩笑，是他自己太無知，不知道任何人的健康，都主宰在自己手中。你怎麼做，你的命運就會隨著你的意念而改變。這不是什麼玄機，是老天安排好的生理機轉。你若依著祂的意旨去做，你就可以擁有健康而愉快的生活。你若背道而馳，放縱自己，當然惡果就只有自己承受了。這不是什麼高深的哲學，是每個人眞正的人生！

我們知道身體有許多神秘的狀況，都是由內分泌不平衡所造成，人體最大的內分泌是肝臟。如果能將不健康的肝臟回復它的正常功能的話，很多其他的內分泌的干擾，都可以得到調整。

其實很多疾病之所以發生，都是由於內分泌腺控制的替代性排除路線受到干擾才會發生的。

要想疾病能夠痊癒，首先我們要做的，就是恢復原有賴以排除體內毒素的各器官的工作能力，這些毒素多半是由於我們日常所吃的不良食物所積存的，再加上外在因素。所以必須馬上嘗試減輕那些器臟的工作壓力，為了盡可能給它休息，必須靜下來，拋棄所有的煩惱和雜念，好好的躺著睡覺，和不要勉強進食，即使想吃東西，也是以極清淡的流質物來補充其水份，和維持靜養中的體能。

我前面已經提過，人類也有像其他動物一樣，擁有天賦的自救能力。所以很多動物學家都知道，動物在生病的時候，不必餵食，因為即使餵食，牠也不會吃。這種幾乎不吃任何東西，只是躺著睡覺，這段休養生息的時間，對牠的康復極為重要，人類也是如此。

癌從口入

古人說：「病從口入」，眞的一點都不錯，而在所有的疾病中，要數癌症最泛濫，也最令人驚心動魄了，如果食品受到致癌物的污染，進食這類食品的人就可能罹患癌症。

致癌原因，雖然與遺傳因素有關，但據專家多年研究調查所得的結果，皆認爲影響極微。另外像河川污染，空氣污染，這是大環境的問題，除了政府有能力改善以外，個人眞是無能爲力。

此外化學物質、農藥等污染，也是我們個人無能爲力的事，個人所能做的是我們所吃的食物，那些東西能吃，那些東西不能吃，我們必須具備在這方面的一些常識，然後才能知所選擇，雖然不敢保證我們吃下肚子裡的東西，全部是安全的，但你只要肯盡心去做，多少能爲你自己，及你的家人防堵了很多毒素，即使有些防堵不了，但也不是沒有方法去化解的。

經過很多年各國專家學者，研究發現，最強的化學致癌物是一種黃麴素。它比亞硝酸鹽誘發肝癌的威力，強了七十五倍。凡食物中黃麴黴素污染嚴重和人們攝入量高地區，肝癌的發病率也較高。像台灣，東南亞諸國和非洲肯亞，中國廣西扶綏縣、江蘇啓東縣等。這些地方多半濕熱，稻米收割的時候，雨水又多，稻穀若不馬上乾燥，極易發霉，所以糧食及其他食品受黃麴黴素的污染都較嚴重。

黃麴黴毒素要在二百八十度的高溫下才能被破壞。除米、麥、花生及各種豆類外，植物油如果用這些已感染的原料榨油的話，也有黃麴黴毒素。好在加熱以後，能破壞大部分的毒素。

很多人都愛吃薰烤類的食物，這些食物在處理的過程中，由於煙及燒焦了的原因，也含有致癌物質，如果經常食用，也可誘發胃癌及腸癌。

冰島的胃癌死亡率居世界第三位，這與冰島人喜食煙薰的羊肉與鱒魚有關。

亞硝酸鹽類化合物也是一種很強的致癌物。目前尙未發現那種動物能受亞硝酸鹽而不會致癌的。食用酸菜的總量與當地食道癌症者的死亡率成正比。因爲酸菜中的硝酸鹽含有很高的致癌物。

酸菜在製作的過程中，無法避免的會混入其他的微菌，在這些微菌的作用下，酸菜中的硝酸鹽可還原成亞硝酸鹽。吃這以後會與體內的仲胺合成亞硝胺類致癌物。亞硝胺與食道癌、胃和肝癌關係密切。一旦發現酸菜已變質、霉爛，絕不可因爲可惜而食下，這是非常危險的。

此外，化肥的大量使用，可降低食物中某些具有抗癌作用的微元素的含量；至於農藥就更不用說了，用泛濫二字來形容也絕不爲過。

動物實驗和人類流行病學家調查結果；食物的蛋白質含量低，可促進人和動物發生腫癌瘤。凡食道癌高的地區，都是土地貧瘠，居民營養不良和蛋白質攝入不足的地方。但也有實驗證明，攝入過量的蛋白質會增加乳癌、結腸癌、胰臟癌、腎癌，前列腺癌和子宮頸癌的危險。當然，脂肪與蛋白質相比，脂肪的危險性更大。很多蛋白質含量高的食物，尤其是動物蛋白和奶製品，脂肪含量也高。多年研究的結果，已知動物蛋白質與人類大腸癌呈正比，這可能與同時存在高的動物脂肪和低纖維有關。

食物中的蛋白質含量以保持在百分之十五至二十，對防癌最有利，並且應儘量多用植物蛋白質。

中國有句老話說：「過猶不及！」經濟富裕以後，人們對物質的享受訂的標準很高，尤其是對食方面，除了講求美味，還特別注重營養。

這是一個經濟效益重於一切的社會，商人爲了推銷他的產品，而做了很多不實的廣告，從孩子到老人都是依照報紙雜誌上，常見的營養指標來飲食，過多的肉類，過高的蛋白質，是否眞的是人體所需，倒是值得商榷的問題。

當然，蛋白質在我們飲食中至爲重要，它是每一個活細胞的基礎成分。今天我們所食的食品中不管是豬、牛、雞、鴨、魚、蛋、牛奶以及許多植物性的豆類都有很高的蛋白質。

因爲物質太豐富，每日我們所食用的蛋白質已經超過於我們人體所需。在某種情況下，過高的蛋白質，也會成爲身體的殺手，造成內臟器官不必要的負擔。

很多人認爲人類飲食中蛋白質的來源，以動物性食物，較植物性食物爲佳，這種觀念導致大眾普遍的誤解。

我們試看很多草食性的動物，牠們不但體積龐大，體能也很好。

經過消化與同化，人體將食物的蛋白質分解爲他們的基質——氨基酸，不管它的來源是植物或動物的，它們都是氨基酸。

作爲食物，它們對身體同樣有用，只要人的肝臟機能正常，不論植物或動物性它的功用都是一樣的。

蛋白質是膳食中最主要的元素，尤其是在生長發育時期。但當年齡漸長，蛋白質的需要量也漸次減少。它經消化後便分解爲簡單的分子，稱爲氨基酸，它是身體肌肉的基石。

我們知道蛋白質的消化是從胃開始至小腸，肝臟將有用的氨基酸及其他元素製成身體主要的蛋白質，沒有用的或有害的即隨膽汁排出。

人體的細胞除了獲得營養外，還需要繁殖與再生。細胞的繁殖是根據甲狀腺分泌物中的一種碘化合物而定，這種內分泌由稱爲小淋巴球的白血球帶至細胞。細胞的再生與繁殖不可能在缺乏小淋巴球或甲狀腺內分泌物的情況下進行。

人體細胞再造的速度變化很大，在胚胎期它的速度很快。至成年，則變爲遲滯，而在組織修復期，它的速度又近似胚胎期。

當身體的細胞因意外或疾病而受傷或破壞時，細胞即迅速進行修復與繁殖，爲了讓這些過程順利進行，身體供應豐富的小淋巴到受傷的區域，這表示淋巴球所攜帶的元素，對細胞再造是不可或缺的。

爲了使胸腺與甲狀腺保持良好功能，發育中的孩童的蛋白質必須經過小心選擇。對身體主要的碘中心——甲狀腺，必須供給它含有可資利用的碘的蛋白質，對胸腺與淋巴球，要給與含磷的蛋白質的確非常重要。

但是有一點我們必須知道，由於蛋白質是一種高度激發性的食物，而且味道怡人，所以人們對它的喜愛和需求，常會超出身體的眞正需要。

作爲蛋白質的有限度貯蓄器的器官，包括肝、腸和腎臟。以高蛋白餵養試驗的動物後，這些器官的重量及其蛋白質的含量都會增加。

因爲它有刺激作用，所以飲食中太多的蛋白質會給人一種愉快的感覺，但是就健康而言，這種刺激是有很大的分別的。

很少人知道健康與刺激的分別，有關刺激會導致變性疾病的事實，甚至醫生也不見得全知道，因爲牽涉太廣。一般醫生在醫務繁忙之餘，最多只有興趣研讀與他本科有關的書籍，其他如營養學、生化學預防醫學之類的書籍，再沒有餘閒深入的去研究。

當這類疾病發生後，很可能需要食用去蛋白的飲食，並連續相當長一段時間，以便能使體內耗盡多餘的蛋白質，直至回復正常的氮平衡爲止。

假使這種蛋白質超量情形，只不過是由於吃了太多經過適當處理的天然食品，而肝的處理工作也正常時，還不至於有大礙。

所謂適當煮的天然食品，並不是指醃製、煙薰、鹽漬或燒烤的魚肉，如果你吃下這種不當的食物，你的內臟器官則要辛苦工作，來排除這些吃下的不當物質。

當吃下這些不適當的食物，它們在腸內腐化，並酸化肝臟而造成傷害，而埋下病根，其結果是很悲慘的！

我們知道肝臟是身體內最大，也是最重要的器官，讓我們看看它的進化，和瞭解那一種蛋白質是最適合它處理。

原始人的膳食至爲簡單，且皆是天然的新鮮食物。不像今天爲了要保存和美味，加添了不少人工的化學物質，再加上不適當的燒烤油炸等，只考慮口感的不良烹調方法，爲身體製造了許多不易消化的有害物質。

而且他們終日爲找食物而奔忙，吃下去的少量食物早就因爲奔跑運動而消耗光了，體內根本沒有可能積存脂肪。他們的體骼、肌肉，像超級運動員一樣的強壯，抵抗力自然比現代的人強。

讓我再次強調供應正確與適當的蛋白質的重要性，尤其是對生長中的兒童。蛋白質是身體的建造者，但是只有合適的蛋白質才可以受肝臟控制，也才能建造健康的身體。這點是非常重要的。

雖然人類的進化已經幾千萬年，但我們的肝臟仍像穴居時代的人類一樣，甚至比我們的遠祖還可能更脆弱一點。它們是無法隨著人類的文明來處理那些過度加工的食物的。這就是爲什麼癌症像流行病一樣泛濫的原因。

雖說胃癌發病的原因很多，但它與我們食下去的食物絕對脫不了關係。當食物進入胃中，停留的時間相當長後才轉運出去，因此胃接觸食物中有害的物質機會最多，時間也最長。食物除能供給人體營養所需外。有的是有防癌作用，有的則有致癌作用。就看你每天吃的是什麼？是有益的，還是有害的。

有益的食物是含維他命非常豐富的食物，如新鮮的蔬果。尤其是黃色及綠色的蔬菜水果，像萵苣、青菜、包心菜、十字花科蔬菜、新鮮的菇類、蘆薈、洋蔥、大蒜等等高纖維的。水果方面如蕃茄、橘子、西瓜、檸檬等等。米飯方面時未磨皮的糙米。

肉類當然可以吃，但量不要多，而且烹調要正確，不正確的烹調，像上面所舉的那些加了很多調味料、煙薰、燒烤、油炸等等的食物都是對身體無益的，雖然口感很好，但吃得愈多，對身體害處愈大。

如果食物中含有很高的亞硝酸鹽，它可通過胃腸道吸收後，進入血液中，經過全身血液循環，到達唾液腺，分泌入口腔，然後與口腔內的細菌結合成亞硝胺，再被嚥下胃內引起致癌。

在廣東、福建沿海一帶的居民，在日常生活中常以魚露作為調味料，這些魚露後來發現含有亞硝酸胺的前體物，這種物質在人胃中會發生亞硝化反應，而形成亞硝酸胺化合物。

因為長期食用這些魚露，所以這一帶的居民罹患胃癌的比率特別高，不能不說這是主要的原因之一。

有很多人由於工作的關係，不能按時飲食。有些人則因為懶散，也常常三餐不定時，生活既無規律，又愛暴飲暴食，常飲烈酒，愛吃辛辣，如辣椒、胡椒之類刺激性食物，都可使胃黏膜形成慢性刺激，使其功能紊亂、充血、水腫、糜爛。

正常人的胃黏膜大約有一毫米厚，是老天恩賜給我們阻止外界細菌、病毒及致癌物質的侵襲，和防止胃酸的自我消化。這種天然屏障，一旦遭被破壞，會使細菌、病毒乘虛而入，增加胃黏膜病變的機會。

胃癌患者在早期無明顯症狀，或僅有胃部不適，及不規則的胃痛或食慾減退、噁心、嘔吐、上腹飽脹、消化不良、體重明顯減輕。

波蘭醫生在某個胃癌高發區調查，見當地婦女，有用大鍋煉豬油的習慣，並且反複加熱。又用這些豬油炒菜，這些油在高溫下反複加熱，其化學結構會發生變化，並分離出致癌物質，長期食用便會罹患胃癌。

我國人也有喜用豬油炒菜的習慣，雖然現在已日漸減少，但在鄉村地區仍然用的人不少。

胃癌的形成和其他惡性腫瘤一樣，有一個很長的慢性演變過程。其形成不僅與攝入致癌物的量有關，還與病人的體質狀況有關。

人的生活習慣自小就已養成，雖然知道某些食物對身體不好，但是由於美味，所以很難戒絕，偶然吃吃也無妨，不過同時要吃大量的水果蔬菜，使之平衡。並因為蔬果裡的大量纖維，助其快速的排出體外，不讓它留在體內太久。

飲食與癌症有不可分的關係，這是各國學者專家一致公認的，根據專家們最保守的估計，有百分之三十五的癌症是直接由飲食所引起、促進的，但如果懂得養生、慎選食物，也可以從食物方面來預防。

美國「飲食、營養與癌症委員會」，曾以「飲食、營養與癌症」爲題，發表了一篇報告，明確的指出：「委員會審查的證據表明，大多數主要部位的癌症是受到飲食習慣影響的。」

膳食不平衡，受致癌物質污染的食物，都是導致罹患癌症的主要原因。可惜的是經濟繁榮以後，一般人都不愛吃粗糙食物，認爲難以下嚥，這是最大的錯誤。

因發現伯基特氏淋巴瘤，而聞名於世的英國著名內科醫生——伯基特博士，在研研究非洲的飲食與疾病的關係時發現，當地人習慣是每天有多次大便，每次排出的大便不但量多，而且沒有如一般文明人糞便的臭味，這些非洲人很少患結腸炎、結腸癌。伯基特博士和他的同僚最後所下的結論是因爲他們所吃的食物含有大量纖維，這些高渣滓性食物有很多剩餘渣滓通過大腸排出，這對保護這些人不患癌症是很有利的因素。

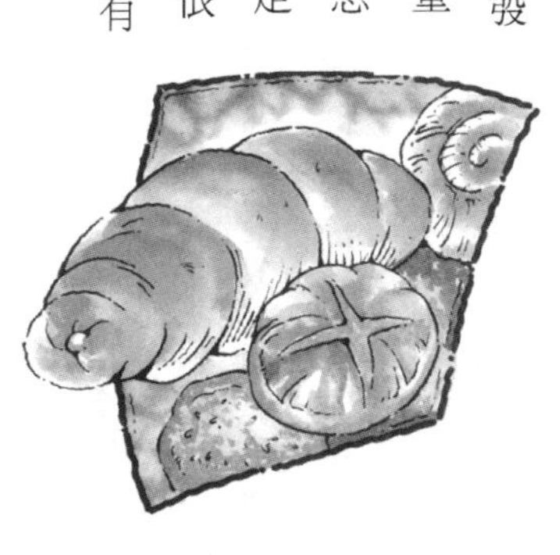

記得小時候曾住過鄉下，見那些村人撿牛糞，好像聞不到什麼臭味。但是見一些人挑糞桶，雖隔了老遠，也臭不可聞，非要掩鼻不可。可見臭與不臭完全是食物造成。

人體排出的糞便中很可能含有一種或多種致癌物質。當飲食過份精緻，缺少纖維時，糞便在大腸裡停留的時間則較長，而且因爲沒有大量的纖維素食物充實胃和腸道，致癌物質的濃度就相對升高。

纖維素是一種不被人體利用的碳水化合物，膳食中纖維素含量低，大腸癌發病率就高。

食肉量愈高，纖維愈少，腸癌的發病率也相對的增高，這是人類流行病學研究所得的結果。

高纖維爲何能降低大腸癌的發病率，原因有很多種。

一、纖維素可吸附水、脂肪、類固醇和膽酸，使大便軟而多，故能降低膽酸等致癌物質的濃度。

二、纖維素對膽酸、膽鹽、膽固醇及其代謝物有特殊的親和力，從而促進這些物質易於排泄。

三、它能降低腸內酸鹼值，影響腸內菌叢，因而能減少腸內膽固醇和膽酸轉變，使致癌物質的微生物發生變化。

四、促進排便，因爲它可刺激腸蠕動，縮短糞便在腸道內停留的時間，因而減少腸黏膜與致癌物質接觸時間。

纖維高的食物，除了能促進排便以外，還可以降低體內膽固醇。

植物性的食物多含高纖維，如糙米、麥片，各種蔬菜水果都是很好的食物，且含有多種維他命，增強自體的免疫功能與抗病能力，也使體內少積存一些有害無益的脂肪，幫助減肥。

隨時注意身體裡出現的異狀，像大小便中含有微量血液，痰及鼻涕中帶有血絲，頸部腋窩，大腿最上部腹股溝摸到無痛，且經久不消的塊狀物，婦女乳部異常且有硬塊，短期內不明原因的消瘦，都是嚴重的警訊，千萬大意不得。

那些食物有抗癌作用呢？

如果我們每天都有食用新鮮蔬菜，有豐富的維他命和礦物質、加高纖維，大致來說已算是健康的食物了，其他如新鮮的菇類、海帶、蘆筍、玉米、山楂、獮猴桃等，及適量的新鮮魚肉和奶類製品，都有抑制癌的作用。

另外蘿蔔、絲瓜、葫蘆和豆芽含有干擾素誘生劑，其中以蘿蔔含量最高，抗癌作用最強。

以蔬菜中提取的干擾素誘生劑，注入已有惡性腫瘤的小鼠體內，可促使腫瘤縮小百分之五十至六十。

干擾素是提高人體免疫功能的重要物質。正常人體細胞中含有干擾素基因，機體在干擾素誘生劑的誘發下，可產生干擾素，從而提高免疫功能，起抗癌作用。但可惜的是；某些干擾素誘生劑可因蔬菜在烹調過程中，或高溫作用下而失去作用，所以應格外注意新鮮蔬菜的烹調法，不可烹煮太久。

誘發癌症發生的有害物質，如前面所述，讀者心中已有個大概印象，在這裡就不再贅述了。

有專家做過實驗，認爲包心菜也是很好的抗癌食物，因爲它能使肝臟中芳煙羥化的活性提高五十四倍，也可使小腸黏膜中這種活性提高三十倍，所以認爲它能降低胃及結腸癌的發病率。

就養生而言，每種食物只要平均攝取，對身體都是有益的，工業革命以後，很多原本有益的食物，經過工廠加工以後，因爲添加了不少的化學調味料和防腐，或因漂白而改變其中的養分，反而變了一種垃圾食物。但是由於方便，所以深得大眾的喜愛。

在談癌色變的今天，防治癌症是醫界研究最力的目標。事實上，從正常細胞轉變爲癌細胞，其潛伏期可長達二十五年。若由發生機率而言，每個人都有致癌的可能。但有些人可以免於終身癌症不上身，而有些人卻沒有這種幸運。其間差異在哪裡，這大概就是日常的生活習慣和飲食上的不同吧！

中醫向來就強調食療養生，便是最佳防癌，抗癌的方法，假定從小就注重保養身體，不胡亂吃東西，攝取的營養不過量，也不會不足的話，身體的抵抗力自然加強。因爲動物和人類都有對疾病天然的防禦能力，藉以抵制體內癌細胞的形成。除非他體內的免疫力因不知節制或不知保養而減弱或消退了時，體內天然抗癌物質抵不過致癌因子，癌症才會發生，明乎此，我們就知道該怎麼做了。

認識維他命

在所有天然食品中，無論植物的或動物的，多含有對人體中各器官之生長發育，有密切關係的微量未知物質，此類未知物質和攝取過量或不足，皆可造成疾病。這種觀念早在幾千年前，在原始部落及獸類的覓食習慣中已知其大概，只可惜當時科學不發達，無法以科學方法證實。

在我國古代，例如周朝已有「食醫」的設置，唐朝孟詵所著的「食療本草」，明朝李明珍的《本草綱目》都可作歷史的見證，可見我國古人已知天然食品與人類健康的關係。可惜當時無科技工業助其提煉分析，至使維他命的發明拱手讓給了洋人。

一八九七年荷蘭醫生愛克曼（Christian Eijkmon）在東部印度群島研究腳氣病，認為由於精製白米中缺少天然的某種物質所致。其後為另一科學家格林（Grijns）發現，在丟棄的米皮及胚芽中發現了這種物質。

維他命之父豐克（Funk）幾以他一生的時間來研究胺類天然物質，以治癒鳥類之多發性神經炎。從胺類中提取出十四種不同的化合物，詳加分析，始知這些物質對生命很重要，因而發現今天我們所熟知的維他命。

一七五七年，英國軍醫林德（James Lind），發現食用檸檬可治壞血病，一百八十五年之後，美國匹茲堡大學金氏和滑夫（King and Waugh）才於檸檬汁燒杯中結晶出現純維他命C，遂使軍醫林德被尊稱爲食物科學家，因爲他是西方首先發現此種科學線索，終於導致揭開維他命的奧秘。

我國先賢如孟詵及李時珍等，雖有先知於前，可惜沒有實驗室的科學方法輔助，而把這種早該是中國人發明的東西拱手讓人，只有熟悉中西醫發展史的人，爲他們感到惋惜以外，世人何曾得知。

工業革命以後，人工食品種類日增，天然食物將有被取代之勢，一種對人工食品之迷信正在日漸流行，把很多對人體有益的營養都破壞了，這是非常可惜和不智的。

在現代醫藥進步的情形下，每日浪費於不必要的服用，或注射維他命之量日增，然而眞正的營養專家們只認爲孕婦與嬰兒才需要額外服用維他命。

一般健康的人，若沒有偏食的習慣，日常飲食即已獲得足夠的營養，無需再服用維他命，更無需注射。

為什麼嬰兒需要額外的維他命？

一、因為嬰兒不能吃成人的食品，如蔬菜、水果與各種肉類，這些食物是所需的維他命及礦物質的來源。

二、嬰兒的大腸內的正常細菌叢尚未發育完全，此等細菌常為製造維他命的來源。

三、嬰兒體內有些特種酵素尚未發育完善，及他所需維他命的量與體重之比，較其他時期為多。

四、嬰兒正值骨骼發育及腦細胞成長極需維他命D及A。

至於孕婦及哺乳母親之需要額外維他命，是因為在妊娠期中，母親自身所需之飲食，須供予胎兒營養之用，及哺乳時製造乳汁及從流出之乳汁中損失營養。

老年人或病患因為各種原因不能進食各類食物及正常吸收，則需要服用或注射維他命。

維他命A可預防眼乾燥病，夜盲症及晝盲症，同時對上皮細胞之生長發育有關。預防共濟失調症及某些動物之骨骼不正常。

在嬰兒一歲以內缺乏維他命A，可造成低能兒。在二歲到三歲缺乏可影響智商，在五歲以後缺乏則影響不大：在生殖器官方面，可使睪丸退化。在上皮細胞方面，皮層角質化。在眼睛方面可引起夜盲症。

服用維他命必須聽從醫生的指示，不能任意服用，因爲很多維他命如服用過量都會導致慢性中毒。

當患有糖尿病或腎病變時，體內的維他命A前體之轉變受阻，超量的胡蘿蔔素進入體內，不能轉變爲維他命A時，可導致維他命A的中毒；胡蘿蔔素過高症本身並無症候，除皮膚稍黃、極似肝病的黃疸症。

維他命B_1，在幼小動物可預防多發性神經炎，在人類則爲腳氣病，可治厭食症。

維他命B_2，可刺激生長，在人體可預防某些眼、口腔及生殖器官的阻礙。

維他命B_6爲生長之要素，可預防肢端痛，貧血及癲癇狀的抽筋。

維他命B_{12}可治惡性貧血，當氰化基被其他元素取代，如硝

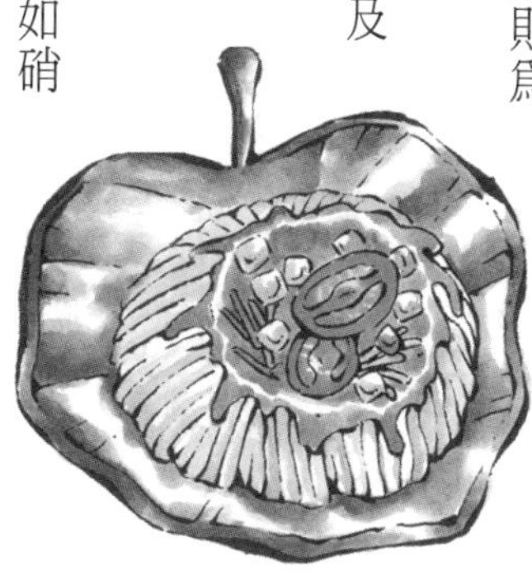

酸鹽、氯、硫氰或氰酸鹽等。此時維他命B_{12}就可變換成許多不同之形式存在。

維他命C可預防壞血病。

維他命之分類可分爲油溶性及水溶性，油溶性維他命有A、D、E及K，它們存在於食物中的油脂內。其在胃腸系統中被吸收之過程，全部依照油脂被吸收之機理。例如與膽汁生成膠粒等。如果油脂之吸收不良，即可影響該類維他命之吸收。此類維他命在體內有相當多的儲存量，不從小便排出。

人類最早雖不知道有維他命A的存在，但治療缺乏維他命A所引起的夜盲症，早在公元前一千五百年已經使用，如古埃及的醫生用牛肝作爲治療，就是一個很好的例子。

植物本身並不能製造維他命A，經由動物腸黏膜中酵素作用後，即可把維他命A前體轉變爲維他命A。

體內多餘的維他命A皆以脂化狀態儲存在肝臟中。

食物中如蕃茄、西瓜、柑橘、玉米青菜等都含有豐富的維他命A。

關於維他命B，繼林德軍醫在一七四七年在英國戰艦上發現壞血病後。一八八〇年代中有一位日本高木醫生（Kenekiro Takaki）發現在日本艦隊中流行著另一種病，起先使人患多發性神經炎而癱瘓，然後使之患心臟衰竭而死亡。起初他誤以爲細菌是其病因，其後懷疑到食物。經過其安排以二組人員作不同的食物實驗後，發現食用磨白的高級食米可能引起腳氣病。

一九二九年琴生及唐納（Jansen and Donath）首次分離出其純結晶體。一九三六年威廉（Williams）定出其結構式。一九三七年即有化學合成物。遂被藥物化學委員會定名爲B_1。

一九四七年在菲律賓因腳氣病的死亡率高居第二位，僅次於肺結核，可見當時腳氣病之嚴重性。

腳氣病在東方食米民族較多見，主要症狀是：

一、在神經系統方面，具有特殊症狀的周邊性神經炎，可發生知覺之異常及肌肉力量之喪失。甚至可導至中樞神經系統之病變。

二、在心臟血管系統方面，出現病變較神經系統者爲遲，心臟可能擴大。

三、食慾不振，引起胃腸系症狀及血蛋白過低。

一九四五年經由許多實驗室之努力，因而發現維他命B_6之作用，不僅對於皮炎而已，同時對中樞神經及某種貧血皆有關係。

一九五一年美國曾流行一次兒童搐筋，當時約有百分之四的兒童得此疾病，後經發現用維他命B_6，可立即使患者之腦電波恢復正常。

關於維他命B_{12}，一八六〇年Fint就以營養觀點指出惡性貧血之病源在胃中腺體，一直到一九二六年諾貝爾獎得主Minat，及一九二七年Castle明白的說出胃液中有一種叫做「內在因素」與食物中動物蛋白質中的「外在因素」兩者相合，然後可以吸收到一種抗惡性貧血的元素。又隔了二十年，到一九四八年Rickes從肝中分離出了維他命B_{12}，經由Berk指出B_{12}就是外在因素。

關於維他命C，儘管抗壞血酸之析出不過是近四十餘年之事，但是因缺乏維他命C而導致之疾病，其見於史籍，卻是早已有之。

在埃及、古希臘及羅馬之史冊上所載，其中有誤述於鼠疫者，實則有壞血病之描述。古時用兵其糧食常缺乏新鮮之水果及蔬菜，故維他命C極爲缺乏。故很多戰役常因兵營中流行壞血病而結束。尤其是在十六世紀以後，即有許多生動而翔實的文字記載，描述著歷代的壞血病的猖獗情形。

例如一五三六年Jacques Cartier在航行中困於壞血病，曾由印度人以土法，使用白柏樹汁而治癒其水手。

一五九三年英國軍醫使用橘子及檸檬以治癒其水手中患壞血病者。

一六六五年，瑞士醫生曾用野生草莓來治壞血病。

一七七一年大英百科全書第一版即收集了許多治壞血病之秘方，皆爲食物中含有高量之維他命C，其中最出色者當首推軍醫林德之檸檬處方。

十九世紀中葉美國南北戰爭時，南北兩軍中也流行著壞血病。只有近五十年來壞血病方才列入不重要疾病中。近年又認爲維他命C有抗感冒之用，名噪一時。

維他命C的生化功能，有著強力的抗氧化作用，甚至可以保護其他抗氧劑，如脂溶性的維他命E，多種不飽和脂肪酸及維他命A等。

又因其在羥化作用中爲輔助因子，所以在某些毒品之去毒作用中有效。

水溶性的維他命C擔任著細胞內的呼吸作用。在碳水化合物之代謝中，它顯示高血糖及減低糖耐量，減少肝中糖原之儲存，產生胰島素之抵抗力。

在腎上腺之髓質中有保護腎上腺素之功能。在腎上腺之皮質中，它似乎與類固醇的分泌有關。

鐵在腸中的被吸收與維他命C也有密切關係。

缺乏維他命C的症候；骨骼包括牙齒及關節系統，兒童則有骨畸形，成人則形成關節炎，骨折之癒合不良。

在血凝系統方面，在壞血病時常見骨膜下出血，皮下出血、關節內出血、腹腔出血、心包膜出血及更嚴重之腎上腺出血而死。

壞血病者之突然死亡事故，可能由於血管反應不良及對交感神經之胺類代謝阻礙所致。

關於維他命D。維他命D與佝僂病之關係發現相當早，在一八〇七年時已有記載用魚肝治癒軟骨病。其後英國醫生Palm在日本行醫，研究在中國西藏邊區之教會人士患佝僂病者，他在一八九〇年指出日光曝曬法來治療軟骨病。這種病因爲不直接致命，故一直讓其在落後地區流行。直至一九一六年始爲科學界人士注意。

一九一九年Sir Edword Mellanby尙用魚肝油作爲抗佝僂病之治療劑。一直到一九二二年維他命A之發明者Mc Collum，其爲生化教授，他首次命名維他命D，並指出佝僂病即可用食物治療，亦可用日光照射法治療。這種發現與以後之D_2和D_3之發現非但有所啓示，而且也有直接關聯。因爲前者由植物性食物中來，後者由日光照射的皮膚中自己形成。

在一九二七年，即發現在酵母中所含有的麥角固醇，經用日光燈照射後，可產生比魚肝油多二十萬倍至七十萬倍的維他命D。

維他命D在自然界中並不多見，只存在於魚類的肝中。

不論食物中的維他命D_2或皮膚中自製的D_3，必須先與小腸黏膜中「鈣結合蛋白」形成具有活力之中間代謝物，再滲透入細胞核內，合成核糖核酸後再轉至細胞漿之核醣體內，以製造特種蛋白質，專門對鈣元素有吸收之能力。這種經過遺傳機理，具有回授作用的複雜步驟，使得維他命D兼有了內分泌的作用。

在植物中僅有麥角醇爲維他命D之前體，存在於酵母及腸菌之中，可經輻射而爲D_2。

維他命D_3之代謝功能；已知可從腸壁吸收鈣元素，它可增進腸壁對鈣質之吸收。

總之，維他命D本身並不直接參與鈣的透過腸黏膜，而是先進入細胞核內，由遺傳機構製成特定的糖核酸，在核糖體中再合成特定的蛋白質，此一過程需時六到八小時之久。

腎臟與維他命D之代謝：一九六七年De Luca利用電子顯微鏡觀察到副甲狀腺素，可使腎線粒體在維他命D存在之情況下釋放出鈣質。

當腎衰竭的尿毒症患者，或腎切除靠洗腎生存的患者，惟有給與微量1.25（OH）

2D_3才有正常的鈣從骨骼之再吸收。

維他命D_3是一種內分泌素，首先因爲它可從皮膚中經日光照射而自行產生，再經由血液流到肝臟、腎臟、小腸及骨骼；又能在細胞核中由去氧核糖核酸（DNA）之機理刺激特種蛋白質之生成；最後可經由負回授之作用而調節代謝。

當維他命D缺乏時，骨骼發育不正常：在嬰兒患者稱傴僂症，在成人患者則稱軟骨症：

一、頭部變大，因爲在顳部及頂部之骨片增厚，整個頭的外形呈扁平，因腦部重量壓迫頭後之骨片使之變薄。

二、四肢變形，長骨彎曲，關節處隆起如球塊。

三、肋骨之前端與軟骨聯接處有球狀隆起，形成一串如念球之外形。胸廓變形，下端內陷。尤其在胸骨下形成一深凹，稱爲雞胸。

四、脊椎骨變形而成駝背，及脊柱側彎。

五、牙齒不正常及下頷骨變形。

因血鈣之不正常可引起抽筋及便秘。

血液凝固之功能減低，是由於血鈣的關係。同時維他命D對檸檬酸鹽類之代謝有影響，所以檸檬酸鹽有時可代替維他命D作爲軟骨病之治療。

抗維他命D佝僂症；該病之主要原因不單是維他命D之代謝不良，是由於腎臟本身對磷酸鹽之控制失常所致。

此外慢性腎衰竭或尿毒症患者及外科換腎病人，如給與1.25（OH）2D_3可改善其軟骨症及繼發性副甲狀腺過高症。

如果維他命D過高時，有兩種主要症狀出現，一是血鈣高，另一是骨鈣之被再吸收後形成骨病變。骨鈣之被再吸收太多時常會發生骨折。血鈣過高易造成鈣鹽在內臟器官之沉澱，常見者在肌肉、血管壁、泌尿系統及呼吸系統形成結石。同時血鈣過高對心臟收縮及血液凝固皆可發生不正常之病變。

關於維他命K，在一九二九年Henrik Dam發現餵雞的飼料中，如缺乏脂類可形成皮下肌肉出血，及血液凝固的時間延長。到一九三五年Dam指出植物綠葉中含有某一油溶性成分與維他命A、D及E不同，因其與凝血有關，故名之曰維他命K。

積四十年不斷的研究，發現維他命K與血中四種凝血有關

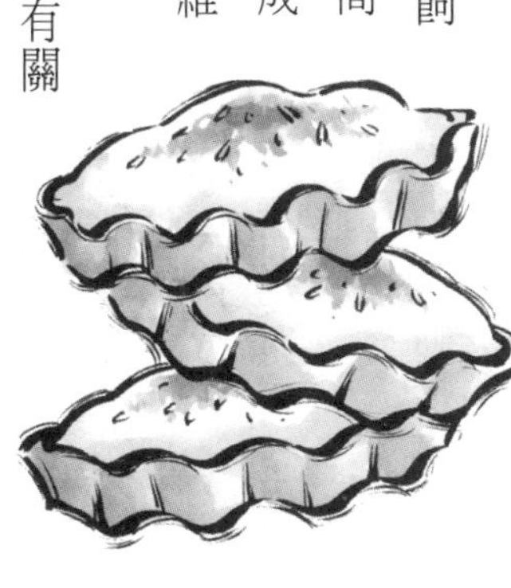

的蛋白質之間的關係，這四種凝血蛋白質中，有三種是參與凝血作用的內部系統，另一種是參與外部系統。可見維他命K控制了整個凝血作用。它是維護了血液循環系統的完善，對血管壁的偶然破壞有了安全的保障。

如果缺乏維他命K，就可因輕微的擦傷流血致死，這種情況在心肌梗塞病人中接受抗凝血藥物治療時常可發生持續性的大出血。

維他命K_1存在於綠葉食物中。K_2是腸中細菌的代謝產物，它是人類及動物所需維他命K的主要來源。

近代因抗生素之濫用，常把腸中製維他命K的細菌殺死，而間接的缺乏維他命K_2。

維他命K_3，是一種化學製品，它是以硫酸鹽，磷酸鹽及甲基嘧啶鹽之狀態存在。臨床上稱之爲類維他命K，與天然維他命有別。

依賴維他命K的凝血因子，實際上是四個不同的凝血蛋白質，它們在肝臟中製成的過程中，雖需要維他命K，但是維他命K本身並不與前凝血酵素分子的結構有關；所以在體外玻璃中維他命K是不能發生凝固血液的作用。動物或人體內血液凝固是保護個體生存的最原始作用，是一種極奧妙複雜且精密控制的交替鏈鎖酵素步驟，藉著這種生理機理，動物方能在高速度動作中，不慮因損傷而流血不止。

但是這種凝血機理亦帶來許多困擾，如動靜脈中的血栓，最著名的是心臟冠狀動脈栓塞症，人類每年死於此病不會少於癌症。

其次是晚近大心臟手術或器官移植手術時，血管中的血液得暫時流入一人工幫浦中，這時血液凝固就變成了嚴重問題。

所以近年有許多抗凝血藥問世，它們多是抑制維他命K的作用。

原發性維他命K缺乏症在人類是很少見，因爲人類腸中細菌可大量製造維他命K_2。

我們既已大概明瞭了維他命對人體的重要，因此在我們日常的飲食中，如何選擇我們的食物，就是人人都應知道的常識。

偏食和愛精緻的美食，是我們健康的大敵，造物者在造人的時候，原來是要我們吃各種植物性的植物。因爲植物性食物各種維他命及礦物質都全部含有，可說一樣不缺，是符合我們健康需要的。後來因爲人類太聰明了，把各種動物蓄養起來，供我們享受，才會發生營養不平衡，脂肪過量這些慢性疾病出來。這不是造物者的旨意，是人類咎由自取。

如今除了一些悲天憫人的宗教人士，全部以素食爲主的飲食習慣以外，一般人很難再遵守造物者的旨意了。但是不管你愛何種食物，請記住千萬不可過量，過量的貪吃，只有讓你日後受各種慢性病的苦，對你的身體、精神健康全無好處。

偏食也於健康無益，每種食物有每種的功用，就像空氣和水一樣，缺了一樣就活不成了。偏食雖不致如此厲害，但在健康上必然會亮起了紅燈，我們能不當心嗎？

再談維他命E

近半世紀以來，世人最矚目的營養劑，要算維他命E了，一般人對它最主要的認識，就是養顏防老，在這個大前題之下，難怪它會身價百倍了。

維他命E是在一九二二年被美國解剖學家Herbert M. Evans等人首先發現，是一種醇，可溶於脂肪。

在所有的各種維他命中，從來未有如維他命E那樣，一談到它在人體上的用途，就會引起許多醫學專家的爭論，這是什麼道理呢？

一部分的原因是不可能十分確定某一症狀是因維他命E不足而起。例如其他的維他命有不足，由其典型症狀之出現，可以明白的看得出來。像B_1如不足則引起腳氣病，C不足則導致壞血病。每種不足的臨床的與生物化學上的症狀很顯明，可因補給該種維他命迅即獲得改善而治癒。

到目前爲止，當無特殊疾病與維他命E不足發生重大關連，所以很多營養學者與醫學專家常很樂觀的假定，我們全部都不缺乏維他命E。

另一個原因是二次大戰以後，雖然全球已有不少的研究機構，已經承認了它是一個很好的有效療劑，但是彼時很多大規模的戰後研究計劃，是加緊生產來對付特殊疾病的藥劑。維他命E的預防方面與治療方面的效益，都受到這些新發展的壓抑，而未受重視。

所幸加拿大的Shute研究所獨具慧眼，對它特別重視，一直都用它來治療心臟病，效果非常好。使每個接受治療者都深受其惠，如此高的成功率當然不是偶然倖致！

Shute氏的維他命E療法，認爲大劑量的給予與從食物中小量的攝取作用不同。大量給服對特殊的退化性變化頗有效。足以說明某一特殊器官或身體之一部分，必先有了退化性的變化，發生疾病。追溯其基本原因，則是膳食不良，才會發生退化性變化。

如果某一重要維他命，如E輕度不足，爲時數年，終必致病。對於長時期不足所受的傷害，則有必要大劑量補充，以利扭轉這種退化性的病變。此時若想單藉膳食的補充，很難獲得良好的療效，因爲食物中含維他命量少，不足以矯正長期的不足。

很顯然的，若平時攝取的維他命量足，當然無慮匱乏。但自從一九一二年開始，工業革命改變了人類大部分的生活習慣，在食品處理的過程中，除去了各種有益人體的維他命與礦物質，還有過多的添加物，以及空氣、水和土壤的污染，這些都是令人生病的原因。

試看今天我們所吃的白麵包，在麵粉碾磨的過程中，小麥胚芽即被除去，同時重要的礦物質也失去了百分之八十七。在麵粉漂白的過程中，維他命E就一無所有，統統被磨掉了。

天然植物油中的維他命E是在精製的過程中被除去，深度冷凍會降低食物中維他命E的效能。

今日的人工食品被允許加入三千種以上的添加物，其中有些是會破壞維他命E的。

今天我們的飲食更多多元非飽和脂肪酸，但同時並未多加維他命E，自足引致維他命E的缺乏。

因爲飲食習慣的大改變，導致人們對維他命E的攝取量不足，心臟病與血液循環系疾病的發生率即相對的顯著增加，這不是巧合，而是確有其因果關係。

在一九一二年以前，冠狀動脈栓塞症幾乎少之又少，但從一九二六年到一九三九年這十餘年間，在英國的冠狀動脈心臟病死亡者已上升了十倍，還有日益加多的趨勢。從每百萬人口之四十八上升至四七三，這些統計數字出來以後，不能不令人觸目驚心。

當然導致如此結果的還有別的原因，像大量吃下的純化白糖，自來水加氯，各種食物的添加物，空氣被重金屬污染。不過近年來，一般醫學專家咸認爲，這些因素都可能是小的原因，基本原因則是近數十年以來，維他命E的攝取不足所致。

因爲血栓的形成乃是由於血液中的天然抗凝血因素的不足，維他命E有預防血液凝集的性能，所以工業革命以後，人們所吃的人工加工食品大量缺乏維他命E，這種推測是合理的。

在一九二二年，加州大學中所進行的實驗中，三位科學家Evans, Scott和Bishop用實驗飼料，由酪蛋白、玉蜀黍澱粉、豬及牛油和酵母混合成飼料餵小鼠。

這種飼料，看似完美無缺，因爲小鼠長得很好，而且與用正常飼料養的小鼠一樣配對，繁殖過程也無任何困難。可是發現在第一代生育力低，而在第二代竟然完全沒有生育，而且已孕之雌性小鼠竟再把胎兒吸收了。

胎兒之再被吸收，在動物界中屢見不鮮，這是一個自然的護機轉，避免不健康的後代出生。在高等動物如人，罕有胎兒被吸收的現象，而是自然流產，這也是一個相似的保護機轉。

其後再來實驗，發現如果加入萵苣類青菜，或是小麥胚芽，或是苜蓿葉，就可以預防胎兒再被吸收，而能生產出健康的小鼠。

而其他大學也做過如此類的研究，的確知道以豆莢、糙米、天然的燕麥、黃玉蜀黍及某些蔬菜也能使小動物生育正常，胎兒不被吸收。

在開始研究維他命E之初期，只有天然來源的備用，及至人工合成的生產出來，來源充沛，但其生物活動力不及天然的維他命E強而有力，其不同完全是化學結構的原因。

以上實驗結果使那些生殖力低，或不生育的男女對此新的維他命寄以厚望，雖然也有過若干成功的例子，但並非是一帖萬靈丹，因為除缺此以外，可能還有其他原因，有待查明。

維他命E是脂溶性的，只溶解於油，而不溶於水，它是脂質

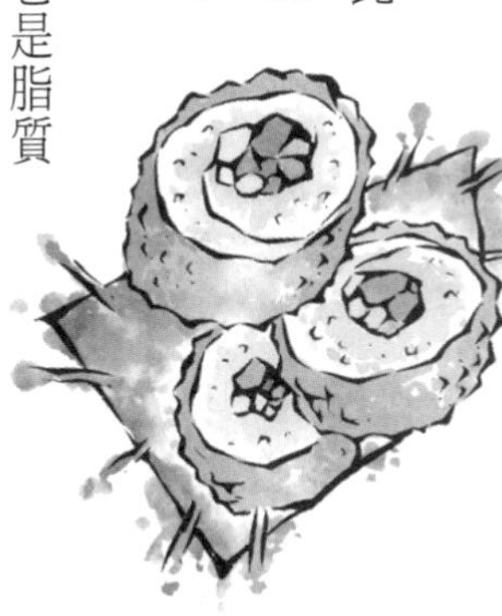

中的非皂化部分。換言之，存在於食物中的維他命E不會被消化分解成更簡單之單位如油與脂。

它的乳化需有膽鹽之助，膽鹽把油性的維他命消散開成爲極小的小滴，以便直接被吸入小腸壁內。然後從那裡進入血液，運行全身。它被儲存在肝臟中及體內脂肪組織中。

食入後大約四至九小時，它在人體中建立最高濃度，需不斷經由膳食輸入體內，以利維持此種濃度。因爲它不斷的會經膽汁及糞便而排出體外。

人體中可能儲有數克的維他命E，故膳食均勻的人，不致於發生嚴重的缺乏症。如果長時期攝取量低，仍多可能發生潛在的輕度維他命E缺乏症。

兩個重要因素肇致血中濃度降低：一是膳食不平衡，喜愛偏食，或因過度烹調及過度處理，以致膳食中維他命E受到破壞。另一原因是不能有效的吸收。

有些人因爲很多原因不能吃脂肪及油類，例如患有膽囊病，肝功能不良，腸管手術或膽鹽缺乏。

對於小兒及早產兒，因爲他們特別容易罹患維他命E缺乏症，醫生們建議使用水溶解了的維他命E。

所謂水溶解是先用一種天然來源的乳化劑，把維他命E消散成可利用的極小顆粒。將已乳化的維他命E加入水中，即成清澈溶液，如此做即可不需膽鹽之助而適於被腸管吸收。

當維他命E缺乏時，血液中維他命E濃度低爲其恆定特徵，另一情況爲紅血球容易破碎，第三種現象則爲尿中出現過量的肌胺酸。由肌胺酸可以反映出肌肉耗損的程度，它的排泄愈多，表示肌肉受損愈重。

至於在血液方面；紅血球必須保持其原形才能正常的發揮功能，任何情形下如削弱了紅血球的膜即會使它破裂，一旦破裂，內中的血紅素流出，即無法作爲一個氧氣轉送者了。

缺之維他命E使紅血球變軟弱，補充維他命E則可強化它們。軟弱的紅血球在循環的過程中容易受損，貧血乃不可免，維他命E缺乏也同時出現。

正常紅血球的壽命是一百二十天，但維他命E缺乏時它的壽命會縮短，新的紅血球就得快速增生，如果造成血機能出現故障而不能配合，貧血即會發生。

如果貧血是因爲維他命E缺乏所致，給予鐵質會加重病情。因爲雖然鐵質豐富，但是因爲維他命E缺乏，鐵質遂不能進入血紅素中。紅血球破壞愈多，鐵質則越多流失。過多的鐵質將阻礙了血紅素的生產，貧血加速，惡性循環於是形成。

當然並非每一位貧血患者皆被認爲是鐵質缺乏所致，也有由於維他命E缺乏的可能，此點務必要注意。

在維他命E充分時，補充鐵質無害，只是在維他命E減少時，鐵質會導致不良影響，最安全的做法是不要忽視維他命E的攝取，若仍有貧血，可能是另有原因，趕快赴醫院檢查，求個水落石出。

早產兒特易罹患因維他命E缺乏所致之溶血性貧血，孕婦在妊娠期中攝取不足，及不能有足量維他命E穿過胎盤，故有新生嬰兒發生維他命E不足的危險。

人類的初乳與早期乳甚富維他命E，故吃母乳之嬰兒在出生後即可獲得大量維他命E。

維他命E缺乏與患者不能吸收脂肪有密切關係，時間愈久，維他命缺乏情況就愈加嚴重。

各種植物油中含維他命E之量有多有少，是因爲提煉的方法不同之故，吃含維他命E少的油，勢需由其他食物來補充。

一九六五年雙子星七號太空飛行，太空人只能攝取正常冷凍乾燥食物，後來發現內含維他命E僅可敷正常情況下生活，太空航行期間各組員莫不損失了百分之二十至三十的紅血球，而且引致重度之溶血性貧血及疲倦，他們同時心臟與血液循環系統也有衰弱情形。

到一九六九年七月阿波羅十一號太空人，阿姆斯壯等作歷史性登陸月球，他們的食物中即添加了維他命E，他們的紅血球未遭破壞，亦無疲倦感覺。在膳食中添加額外量的維他命E時，這種危險飛航中所產生精神上的壓力也大爲減少。

液體石臘常被廣泛用來醫治便秘，它不像食物油般被消化或被吸收，只作潤滑之用。用之似乎無害，但是它卻能溶解維他命E，及其他脂溶性維他命。因爲它不被消化或被吸收，維他命被它一併帶出體外，被排泄出去。

一旦維他命E被溶解於液體石臘中，人體即不可能再有機會利用它了。

偶然使用尚無問題，但慢性便秘患者往往經年累月的使用，維他命E不足的可能性則大增。所以除在膳食中加添維他命E以外，應服用不含液體石臘的天然緩瀉劑，如麩或糖等多纖維的食物，蔬菜水果更不可少。

早產兒出現之不安靜，水腫及溶血性貧血症狀群，可能與體內維他命E濃度低有關，在兒童也常見同樣症狀，如加添維他命E服用，即可消失所有的病徵。但成人維他命E不足病徵並不明顯，可能有思睡、神情呆滯、不能集中精神。

此時如給予維他命E常獲改善，故應在膳食中加添維他命E。

心臟病患者常現心肌退化性病變，同時有大量疤瘢形成脂肪中有棕色色素沉積，乃表示維他命E不足象徵，然而尚不知能引發何種功能缺失。

究竟每日應服用多大的量，實在無從評估，因為這與其他所食之食物成分有關。

任何人如欲減少心臟病發作，或血液循環問題，若曾罹患過心臟血管系統疾病的患者，千萬不要忽視攝取維他命E，至於如何服用，量的大小，必須求教醫師，遵照醫師指示。

今日民眾已知在食品加工的過程中，流失了許多精華，所以最好多選擇天然的，未被加工破壞的粗糙食品，多吃各種維他命豐富的果蔬和豆類。

維他命E具有減少肌肉及其他組織對氧的需求。換言之，如有足夠的維他命E的存在，肌肉就能耗用較少量的氧氣而能完成同等量的工作。

維他命E是從兩方面發揮此一功能，第一，它增強肌肉利用氧氣的效能，第二，保護肌肉對抗葡萄糖轉換為能所產生的有害物質，不為所害。知道了維他命E具有此一功能，即可想像當血液對肌肉，例如，心肌之血液供應受阻時，它的重要性為何了。

維他命E能打開血液供應的新管道；在血管受到阻塞時，不論是完全的或部分的，身體常會另闢新路，打開新的血管，繞過壓縮的血管，使血液再流入肌肉或器官去，這是老天賦給我們自救的方法。維他命E可以促進這種功能發展。這種功能非常重要，因爲身體的任何部分，如果有血液供應不足，結果這部分的組織將會壞死。

對曾有心臟病發作而接受維他命E治療的患者，也能從其心電圖上看出心臟的功能有了進步。

在這方面，維他命E具有無比的功效，因爲只有它有不斷的促發新的血液供應給受害器官的力量。因爲它可以擴張毛細血管，保證有足夠血液供應，而有助於損傷部分的痊癒。

維他命E對修補創傷與潰瘍位居主要地位，大概是它有促進血液供應到患處的作用。許多用普通療法久治不癒的潰瘍，如用大劑量口服，效果甚佳。除已被燒死的細胞外，它對所有受傷細胞皆有效果，在治療燒傷上特具價值，這是被醫學專家所確認的。

維他命E能抑制疤痕組織的過度生長，及防止創傷痊癒後之疤痕收縮，這是它的最重要的功能之一。

如果疤痕收縮，大疤痕產生變形，就得施行植皮手術，使用了維他命E常可預防，可免於植皮的痛苦。

它還可用來消除已存在的老疤痕及污跡，如在傷口處塗以維他命E油膏，再加口服，會使創傷的治療及疤痕的消除更爲有效。

維他命E能幫助正常的血液凝固；血液凝固是人體一個重要防衛功能，這些凝固的血塊把破壞的傷口封閉，使之不再流血，這些血塊是由纖維素、白血球及血小板組成，而血小板的被動員則是受著維他命E所控制。

在許多醫學文獻上亦肯定維他命E在治療糖尿病上的功效，服用維他命E的糖尿病者，可減少胰島素的需用量。前面所提過的加拿大Shute醫生也說胰島素可減用百分之二十五，一樣的足夠治療所需。

維他命E也是好的利尿劑；心臟、腎臟及肝臟有病常出現體內水份的儲留，顯著徵候之一是足踝水腫。

水份排除的主體是腎臟，維他命E它促進排尿的流量，雖然它的效果不及利尿劑的神速，但它的優點是沒有副作用。更重要的是它不會引起體內的礦物質嚴重的流失。

維他命E能增強肌肉的力量與活動力；很多運動員都可證明，服用維他命E以後，有較大的耐久力，較好的體力及更有健康感。它也是人體的保護者，因爲它能保護其他重要營養素，如維他命A、C、F及硫氨基酸。它的保護作用不僅在我們所吃的食物中出現，並且延伸到這些營養素在人體中發揮功能之時。因爲它是一個抗氧化劑，可以預防這些重要營養素不致被氧化摧毀。

維他命E也能保護人體抵抗長期使用止痛藥帶來的有害副作用，如長期使用止痛藥，將傷害肝和腎。

科學新聞（Science News）曾報告過，硒、維他命C和E，在實驗動物上確實能抑制癌症，包括皮膚、肺、乳房、胃與肝臟的癌症。這些癌症是因化學劑引發的，經使用此三種抗氧化劑，可以減少它的出現由百分之九十到百分之一百。

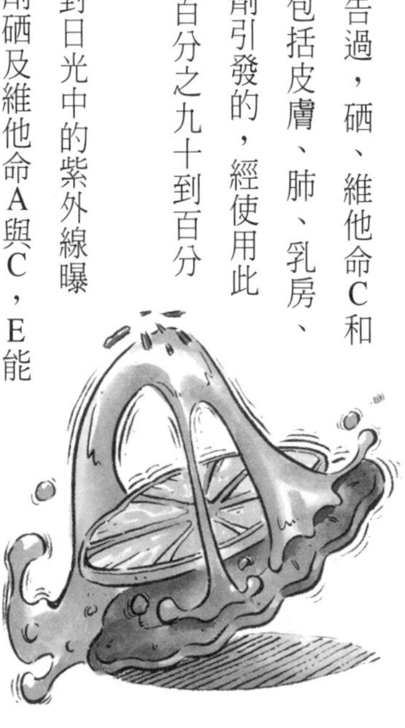

在人身上，皮膚癌之主要原因爲對日光中的紫外線曝露所引起，醫師們曾發現使用抗氧化劑硒及維他命A與C，E能

夠保護抵抗日光所引發的癌症。

關於賀爾蒙與維他命E的關係；多年來已有直接跡象顯示，爲了避孕及治療停經後的症候群，長期服用賀爾蒙的婦女，它對維他命E有直接抑制作用，她們血中的維他命E濃度減低。而且服用避孕丸的婦女比不服用的婦女之血栓塞病發生率多了十一倍。

膳食中鐵與維他命E不可同時吃，因爲鐵會破壞它；須知鐵以兩種形式存在，一種是高價鐵（ferric），會破壞維他命E，另一種低價鐵（ferrous）則否。

另外值得一提的是，加拿大有兩位婦產科醫生（Evan Shute, Wilfred Shute）以他們長時間的觀察，發現停經期的婦女若服用維他命E有較好的反應，他倆都相信服用賀爾蒙非但減低血中維他命E的濃度，且會帶來癌症發生的危險，關於這種報告，很多醫學專家也有同感。

維他命E普遍存在植物中，所以每日的飲食中別忘了多吃一些果蔬。穀類油如玉蜀黍油與小麥芽油含量最豐。

維他命E損失有多少與處理的方法有關，麥片損失甚微，因爲它在加工時，只去皮而已。

維他命E在醫治若干疾病上的功效究竟如何，仍是醫界爭論的一件事，不過目前不少臨床醫生曾有報告，說它若單獨使用或與其他藥物併用，對很多種疾病皆有療效。

在運動時，小腿肌肉有抽筋且疼痛的現象，其原因是供應血液給小腿肌肉的血管變窄的緣故，血流受阻，氧氣不足，遂使肌肉疼痛，醫學上謂之「間歇性跛行症」，對此症使用維他命E療法，是唯一被公認可行的療法。

關於心絞痛；這是一種嚴重且緊縮性的胸痛，常向一側或雙側臂與肩部放射，疼痛乃是由於對心臟的一時性血液供應不足，以致使心肌缺氧，這與間歇性跛行症相同，不過一在心肌，一在腿肌，對於心絞痛通常的療法，是減輕心臟的工作負荷，及用藥物擴張血管以利增加血流。

根據加拿大Shute研究所的報告，該所曾用維他命E治療過數千名心絞痛患者，開始治療後四至六週，發作情形皆有改善。

冠狀動脈心臟病，是由於冠狀動脈供應心臟肌肉以血液與氧氣，才可以使心臟有效的發揮功能，其發病的原因：

一、動脈血管內有血塊存在，以致動脈有部分或完全阻塞。

二、由於動脈壁的肥厚，使動物有部分或完全阻塞。

心肌如果失去血液供應，那一地區的心肌將會壞死。其周邊雖然只是暫時性缺氧，也足致妨害心肌的活動力。

維他命E之所以對冠狀動脈心臟病有益，是因為：

一、溶解造成阻塞的血塊。

二、減少整個傷區對氧氣的需要，故能保全該區之結構與功能。

三、擴張血管以利較多血液循環。

即使心臟病發作後立刻開始使用維他命E，也要一週或十天以後才出現效果，故平時注意保養才是最好的養生之道。

心臟血管硬化與大腦血管硬化，使用維他命E及C，效果特別好。維他命E不僅可以溶解血塊，疏通阻塞，而且還能夠預防以後的血栓形成。

血栓性靜脈炎是因為靜脈血管中如有血塊形成，血塊破碎，其碎片會循血液流行，可在任何地方造成阻塞，如果停止在肺，即是肺栓塞症，足以致人於死。

在作外科手術時或之後，和在生產時最容易血塊在血管內形成。

如在接受外科手術之前後接受維他命E治療，可防止血塊形成。

通常使用強力的抗凝血藥物來治療，但可產生嚴重的副作用，如出血。但維他命E則甚安全，它則防止已形成的血塊不再破碎，且可溶解它。

關於維他命E與糖尿病；此類患者是由於不能管制體內的糖分，以致血糖升高，因胰島素及限制飲食皆可管制血糖量。然而在晚期中，雖已管制了血糖，也會出現其他情況。如腎臟疾病，高血壓，心臟衰竭、動脈硬化、眼疾、神經炎以及肢體偶有壞死。

對此類患者給予足量的維他命E，可以預防出現上述諸情況，關於此類的研究報告已經不少，他們均確認的確效果不錯。

維他命E不足可致男性生殖器官的耗損，首先是不能生產精子，繼而不能生育，如果多攝取維他命E，在延長與增強男性活力與生殖力上有很高的成功率。雖然維他命E對不孕症婦女幫助不大，但能夠預防早期流產。

紐約Henry A.Gozan醫師對於停經期的維他命E，服用有很深入的研究，他認爲有助於減輕與停經期帶來的面色發紅，頭痛及神經系症狀效果甚佳，六十六位病者服用後，有五十九人症狀改善，甚至完全消失，所用劑量是每日三次，每次一百IU，時間是三個月以上。

月經失調，通常是用雌激素治療，但是不少曾使用過維他命E的婦科專家，認爲讓維他命E刺激身體自己產生雌激素較爲安全。

皮膚受損傷，在痊癒過程中最爲需要的是充分氧氣供應，維他命E在這方面幫助很大，它可以促進對受傷皮膚的氧氣供應，可藉外擦與內服雙管齊下之法進行。

維他命E治療燒傷，業經全球醫學專家公認，對於日光灼傷用維他命E軟膏醫治效果也特別好。

下腿潰瘍是頑固之疾，而且容易受感染及有劇痛，與潰瘍併發的是下肢血液供應不良，原因常是靜脈曲張，局部使用維他命E軟膏及在膳食中補充維他命E常有不錯的效果。但請記住，雖然潰瘍已癒，仍需繼續攝取此類食物及口服藥丸，方能維持組織中供氧良好的血液循環，預防再發。

在其他方面如類風濕性關節炎，用維他命E軟膏可以減輕腫脹的疼痛，活動能力也增加。用之於面皰與濕疹，效果也不錯。

維他命E的主要用處是它是一種抗氧化劑。人體所有的細胞膜與細胞漿皆含有相當大量的脂肪酸，都需保護免其氧化。這些脂肪酸在細胞中居重要地位，科學家們相信它們的氧化不僅引發很多疾病，更能引發許多老化的症狀。

維他命E不足，很多酶的系統會受到妨害，但尙未找到對那一種特別的酶的眞正功能爲何。它對於細胞的保護，從對紅血球的研究可見端倪；有一項研究以一組人爲對象，一半每天給予六百IU，爲期十天。一半則否，然後檢驗他們的紅血球。把他們的紅血球曝露在光線與多氧的環境中，來觀察紅血球抗氧化變老的能力。

未服用維他命E的人的紅血球全受損害，服用它的人的紅血球只有百分之八受到損害。

紅血球老化以後，有減低正常的滲透力的情形。有一項動物試驗。如加添維他命E的餵養，甚紅血球會抵抗鉛中毒的老化作用。

對人的研究發現維他命E如稍有不足，其紅血球被破壞，比充足的人快百分之八至十。它又有一種節約用氧的作用，它可以幫助器官少用氧也能工作，原因大約是能使氧氣作更有效的使用，或者是避免不需要的氧化。

細胞結構與細胞膜的完整，對於有效的能量運用上極爲重要，維他命E能幫助細胞免受過度氧化的破壞，及促進有效的使用氧氣，所以細胞的能量功能發揮，有賴體內有足夠的維他命E。

維他命E不足會減低腦下垂體與甲狀腺功能。甲狀腺機能亢進，又常需增加維他命E的需求量。

維他命E有防老功能，可能是它對免疫系統的功效，免疫系統隨年老而漸減弱，自由根氧化反應可致免疫系統衰退。

維他命E有助於傷口潰瘍、燒傷、日灼的痊癒。對牙科的醫療上雖報告不多，但有位牙醫師，以其個人多年的經驗，謂以維他命E浸紗布，置於患者因病毒所致的潰瘍上，每日三次，每次十五分鐘，成功率百分之百。

又有些研究表示維他命E能幫助身體抵抗空氣污染，大概是因爲臭氧與氧化氮是污染的空氣中最有害的成分，足以氧化肺臟的細胞與細胞膜中的非飽和脂肪，它是一有效的抗氧化劑，故能保護我們的肺免於受損。

生爲現代的人，多少會受到一些輻射傷害，放射線所致傷害之一是增進「自由根」氧化反應。細胞膜的磷脂類最易受到離子化輻射作用。有暴露的脂肪酸常是與維他命E或其他抗氧化物混存的，但維他命E比其他抗氧化物有強一百倍的抗氧化保護能力。在富於維他命E之培養基中生長的生活細胞，遠比普通生長的細胞少受輻射損害。同時它也可保護紅血球不致受到鉛的毒害，維他命E若不足與鉛中毒，兩者同致降低紅血球的濾過性，如兩者同時發生影響更大。

很多治療癌症藥品，其副作用都很大，有時會使心肌受害，在動物試驗中用大量的維他命E來補助，能防止其副作用，且不妨害其抗癌作用。

自體免疫病乃是身體的免疫系統失常所致。免疫系統不再功擊傳染微生物與異物，轉而攻擊它信以爲外物的本身的正常組織。很多跡象顯示，自體發炎乃是細胞膜過度氧化所致。所釋出的酶使正常組織蛋白質變質，於是產生出抗體，且去攻擊體內的正常組織。

另外亦有報導指出維他命E有減少牙垢及減輕齒齦發炎之效。一位英國牙醫發現患有牙垢的病人，服用大劑量維他命E，百分之八十在六個月後牙垢有顯著的減少，每日服八百IU，可減少齒齦發炎。

維他命與癌症

癌症雖非絕對是絕症，但卻是一種很惱人的疾病，它給人身心的傷害和家庭的衝擊實在難以估計。

當然這些年經過千千萬萬的科學家不斷的努力，新的藥和技術正在向這些惱人的「殺手」挑戰，但時至今日仍尚未找出一種可以完全制服它的新醫藥。

雖然有些新藥在出廠之初，被宣傳爲是治癌剋星，帶給病人無限的希望。可是也許是一年，也許時間更短，後遺症就出來了，不得不悄悄的收回去，而這些藥的反應和毒害，往往不是那些科學家當初能預估的。所以有些人會說：「治療比疾病本身還糟糕」。因爲不管是開刀切除，或者是化療或放射療法，往往對病人傷害極大。如果吃了那許多苦，病能治好也就罷了，但這種成功的機率幾乎是微乎其微。

有關癌症的研究，這些年許多專家都在努力，也已花了大量的財力與人力，但在癌症與食物營養方面，卻從未受重視。換句話說，對於癌症的研究只側重在醫療上，對於食物與營養方面，花的錢並不多。大概是因為不是在短期內就可以立竿見影，所以並不受專家的重視。前者是治標，後者才是治本，本末倒置，還是徒勞無功。

證實藥品有害的實驗報告很多，但是大家對剛從實驗室出爐的新藥，不但寄以厚望，而且也深信不疑，皆認為又有仙丹靈藥問世了。所有媒體更是爭先恐後的廣為推介，也是造成轟動的主要原因。

眞正一位好醫生，都知道很多藥用得得當是良藥，用得不好就是毒藥了。正如一刀有兩刃，就看你怎麼用了。

例如盤尼西林，眞是非常偉大的發明，大家都知道它是治療葡萄球菌類，或其他感染最具威力和最有價值的藥品。但是如果隨便用於發燒和呼吸道感染，可能會引起高度危險的過敏反應。

因為不小心或由於醫生的濫用，常發生很多悲劇。

有些人在服用多次後便對它發生敏感，這是因為它的大分子，迅速地與蛋白質結成抗原，然後形成體內的抗體。當再注射時，它與體內的抗體接觸，迅速發生反應，慘劇便會發生。

盤尼西林是一種非常好的救命藥，但也是一種具有毒性的致命藥。會引起腦下垂體過份腫大而造成壓迫性失明。它的毒性太強了，不管藥物學家如何努力想改善它，但有些病人仍然會有很不好的反應。

它具有毒性，會在注射後數秒鐘即爲腎臟所排斥。但反過來說，也是因爲它能使內分泌腺過度活動，對某些病人來說，常有神奇的效果。

從好的層面來看，它主要的醫療價值，是可以刺激內分泌腺加速活動。通常腎上腺首先反應，如果它良好又強壯的話，就會釋放出它的分泌物滲入血液中，提高抵抗力，所以發燒、發炎及其他併發症才會迅速消失。

問題是當每一腺體驅策腎上腺的能力減弱後，再繼續施此藥治療，它們終會力竭的，不良的後果就產生了。

爲了要減輕或治療這些不良反應，藥學家不得不研發出另一種藥，這就是我們熟知的以毒攻毒的典型例子。

癌症所有化療藥皆是有毒的藥，所以用量需非常小心。但是由於癌症在一般人的心目中都是絕症，醫生和病人及病人的家屬都有種死馬當活馬醫的心理，在用藥方面唯一的想法是求速效或有效，所以在用量方面就不會太講究了。

既然所有導入體內的藥物，均會產生壞與好的兩種反應，所以在使用時豈能不愼重。

大概很多人都已經知道不少藥可以傷害到眼睛、肝臟、腎臟或循環系統。有些傷害短期內看不出，可能要若干年以後才會慢慢出現。

所以有些傑出的醫學家認爲，「非自然的治療」會充斥於我們體內的體液出現缺點。因爲一方面要驅逐入侵體內的病毒，另一方面還要鼓其餘勇驅逐服下的藥毒。在兩面受敵之下，更削弱我們本體具有的抗體，這是「非自然療法」最大的缺點。其所造成的傷害，常常無法預估。如果我們從開始就注意飲食，身體未被不良飲食所傷害，體內的免疫力正常，很多疾病就可以避免了，體內的細胞也不致發生病變。

經過長時間的觀察與試驗以後，是否要回顧一下，以前名醫所留下的格言，建議病人不妨也試試用古老的方法，以簡單無害的食物療法先改善人的體質，增加本身天賦的抵抗力。

如果你肯留心觀察，一位年輕醫生，往往會開一大堆藥給病人，一方面可能是他信心不夠，二方面他也實在還弄不清那種藥對病人最好，所以乾脆多開幾種，反正總有其中一、二種對病人有用的。事實上也是如此，除非太離譜，到最後病還是會被他們醫好的，只是多耽誤了一些時候，多服了一些對身體無益的化學物質，使我們的體內器官更加倍了辛苦工作。

而有經驗而又肯細心觀察的醫生，他先以最少的藥量來試探病人的反應，如果反應良好，他絕不再加，如果還未見好轉，慢慢的增加也不遲。

這兩種醫生，常常是：一位是以多種藥來醫一種病。另一位是以一種藥治多種的病。前者可能因用藥過濫，會引發出另一種病，後者因爲不求速效，體內沒有過多的化學物質，不會有藥物中毒的危險，安全性較高，所以若我們能瞭解生病和治病的因果關係，病人的心就不會太急，醫生就更不必急了。

我們知道食物食得不對，人會生病，如果用藥用得不對更會生病，就算你是服用維他命丸，如果過量，還是會有害，其他就更不必說了。

我父親常教導我們一句話，就是「千萬不要冒然的服用新藥」因爲很多藥要經過十年，甚至長至廿年才知道有沒有後遺症，我們實在沒有必要做人家的試驗品。要知道實驗室裡的小老鼠，都是一批一批的犧牲了以後，才在最後一批老鼠身上求出結果。

因此肯用心思考的醫生，由於他的專業知識，對藥物的觀察相當敏銳。同時他們也知道人和動物一樣，天賦就有一種自療能力，只要所吃的合乎身體的需要，體內的血液純淨以後，就能修補受損或再生新細胞。

很多動物生病時，即使不吃東西，只要充分休息，幾天以後就康復過來了。植物也是一樣，看似快要枯死了，只要及時灑點水，把它放在陰涼處，很快的它又恢復了生機。

人何嘗不一樣，所以西方醫學之父說：「大自然治病，醫生只不過是大自然的助手而已！」

他相信大自然的好食物和新鮮空氣，再讓他好好休息，就能使他慢慢的康復。如果用藥過量或不當，往往會使病情加劇，或轉移成爲另一種更要命的病。

當我們仔細研讀中西醫學的醫學史時，那些能留名千古的好醫生，他們對待病人，總是先密切觀察了他們的生活起居，飲食的習慣，充分瞭解病人的病情以後，才敢開始用藥。而所用的也是最平常簡單的，或者只調整一下他平日所吃的食物，教導他那些該多吃，那些不該吃，如此而已，病就好了。古人不知道什麼叫維他命，他們只憑他們的行醫經驗領悟出來的治病方法。

譬如醫生診察出他得的是糖尿病，就要他戒食甜食和少吃澱粉。如果得了夜盲症，就教導他多吃含維他命A的食物，諸如此類，效果也非常好。

所有食物裡都含有各種維他命與礦物質，所以爲什麼所有的營養學，醫學專家都強調人類飲食必須平衡，身體才會健康。如果不平衡，身體裡必然會缺乏某種維他命或礦物質，於是就生病了。

古時行軍征戰，因爲飲食中缺乏維他命C，很多士兵都得了壞血病，仗就打不下去了，只好趕快撤兵，美國南北戰爭也有這種情形。

維他命C含量最豐的是綠色的新鮮蔬菜和多種水果裡。兵馬倥偬，軍隊所攜帶的糧草，多半是乾糧，那裡會帶這些又要煮又要洗的青菜，更不會攜帶水果了。

雖然維他命一詞在二十世紀才被定名，但維他命C所含的功用，在中國古代的醫家就已經瞭然於心。西洋醫學專家也在二百年前就已發現，只是當時名稱未定而已。因爲缺乏它而得了壞血病的人，在中外歷史占了相當大的比率。

所有綠色的食物裡都含有維他命C，含量最豐的是柑橘類，如檸檬、番石榴、胡椒類、蕃茄汁、包心菜，新鮮草莓等。

維他命C的主要功能，是協助形成連接身體全部細胞的膠質，這種膠質大約占身體全部蛋白質的三分之一。它也稱爲身體的連接組織，像關節之間的軟骨，人體的韌帶、血管壁、骨基、牙胚等，都是這種膠質形成的。

維他命C雖然是形成這種膠質必須的物質，但也不能缺少鈣，兩者必須配合，否則鈣不但不能發揮它的功效，骨骼也沒有那麼硬。

我們體內這種連接組織，其作用非常重要。像細胞膜是極薄的一層組織，任何一種有害物質，都很容易把它穿破，就是因爲細胞膜是連接組織形成的，所以有保護作用。假如缺少了維他命C，這種連接組織就會破裂。如果少了鈣，這種組織就會變弱，防禦的功能就沒有了。

又如血管壁必須極富彈性，以應付血量增減的需要，正常的血管都是像橡皮筋一樣富有伸縮性，如缺少維他命C，血管就會受到不良影響，常會破裂，使血液流到組織內。這種輕微的出血，會在腸壁、骨髓、關節等地方發生，有時會引起關節炎似的疼痛。這種出血靠近表皮時，會出現像撞傷的青烏色。嚴重時牙床也會出血。

維他命C缺乏症，會使兒童牙齒延遲生長，或停止生長。就算長了出來，質地也不佳，將來容易發生蛀牙，牙床也

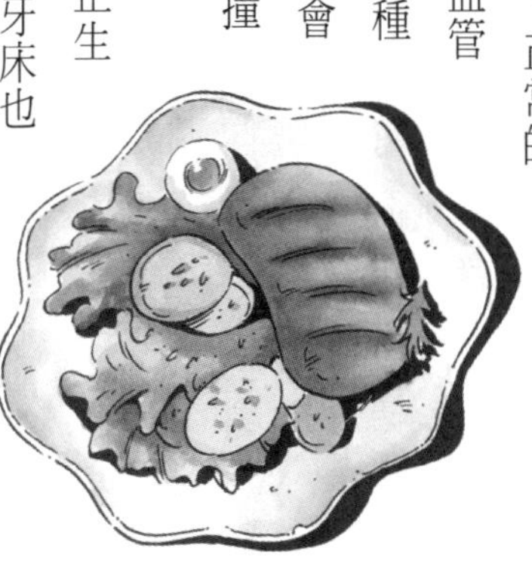

容易感染疾病。所以要趕緊保護好，如服用足夠的維他命C，這種症狀會很快的獲得改善。

再說維他命C缺乏，會使礦物質也不發生作用，會使骨骼變得軟弱，且易碎易斷。就算服用大量的鈣與磷，也無法儲存。原因是骨骼的有機膠質缺乏維他命C。如果能在食物中立刻加以補充，骨骼就能新生，所吸收的礦物質立刻發生作用。

維他命C和鈣，是形成膠質的主要物質，因此當我們受傷時，要想早日結痂，就不能缺乏這兩種物質。因為它們是形成連接組織的主要成分。需要動手術的人，如缺乏維他命C時，傷口不但癒合得很慢，而且也容易裂開。美國醫學雜誌曾建議外科醫生，為病人開刀前後，應馬上給病人服用大量的維他命C。又如骨頭斷裂，維他命C也至為重要，因為如果缺乏，骨骼的有機質則不易形成，斷裂的部位也不易長牢。骨折患者的營養，除大量含維他命C的食物外，蛋白質、鈣與D也不可忽略。

人的視力雖然沒有明顯的證據與維他命C有直接關係，但當眼睛傳染病或紅腫時，吃大量的維他命C，會有顯著的改善。

一個成年人如果想預防壞血病，每天一杯鮮橙汁大約就夠了，年紀大的人需要量則較多。很多老人皮膚起皺，失去彈性，容易骨折和掉牙，都算是壞血病的象徵，能補充足量的維他命C，上述情形都會改善。

果汁中除柑橘類含豐富的維他命C以外，其他如蕃茄汁、柿子、蕃石榴等含量都不少。

柑橘類水果，果皮與果肉中間那層白色物質，營養價值特別高，並可使已吃下的維他命C發揮更大的效用，可使血管壁增加彈性和消腫，並能減少血球滲入組織。

運動員吃了這種東西，可迅速減輕肌肉的疲勞，或擦傷很快痊癒，關節受傷也很快復原。據說這些東西含有某種尚不明瞭的營養，才會有這麼好的功效。

老早就有專家謂這些東西能防癌，但仍未有十分確定。但是我先生卻深信不疑，吃此類水果時，絕不捨得丟棄那層寶貝。因爲眼睛看得見的好處，就是促進排便，使那些有毒的廢物不會留在腸內太久，讓這些毒物再吸收，隨著血液循環全身。依照這種原理來推論，說它能防癌也是有依據的。

維他命C除了幫助身體製造膠質外，好處還很多，像我們因某些毒素中毒時，高單位的維他命C有助解毒，把這些毒素轉化成無毒物質，隨尿排出。

當我們受到外界病毒感染，或身體血液發生變化時，血中和尿液中維他命C迅速減少或消失，如能及時補充大量的維他命C，病況會好轉，加快康復。

維他命C對濾過性病毒或細菌引起的疾病，都有減輕的作用，像痛風、關節炎、感冒及各種炎症都有減輕痛苦的作用。它並可防止或因治療而引起的化學物質中毒。對鉛、溴化物、砷和苯等有毒的物品，都有解毒的功能。所以若在化學物品易被污染的環境工作的人，都應常服維他命C，並多食用含維他命C的食品。

根據一些專家研究證明，維他命C可防止過敏病，像花粉、灰塵及食物等，都有減輕症狀作用，像鼻過敏、氣喘、濕疹等，也都有幫助。

又如因病需常服用阿斯匹露，食物中必須有足夠的維他命C，因爲此藥常會引起腸胃出血，若缺乏維他命C去中和解毒，則容易發生危險。

有專家做過試驗，認爲維他命C雖不能產生精力，但可以減輕疲勞，例如需長途行軍，若缺乏維他命C，不但易感疲勞，且腿部有嚴重抽筋現象。疲勞的產生，是因爲人體血糖降低時，脂肪燃燒不完全，而組織中積存了過多的丙酮，如果服用維他命C（如果食物中缺乏的話），則會解除丙酮在身體內所產生的毒素。

美國克蘭納醫生，曾就歷年行醫經驗，對病人使用高單位維他命C所做的記錄；像腦膜炎、肺炎、腦炎、猩紅熱等病人，一些用了大量抗生素仍無法治癒的病人，改爲大量服用或注射維他命C後，高燒漸退，胃口也大開，幾天後就出院回家了。

克氏另外又報告了一個病例說：有一位患了小兒麻痺的小女孩，送進醫院時，據她的母親說，孩子抽筋後就癱瘓了，當時的症狀是全身發青、僵硬、寒冷、高燒、病況非常危急，他當即爲她注射了一針維他命C，四小時後孩子復甦了，而且能用右手拿著奶瓶吃，但左邊仍然癱瘓，他又爲她注射了一次，不久雙手就能握奶瓶了。克氏認爲維他命C是一種「最好的抗生素」。

後來一位在洛杉磯郡立醫院的醫生，也用克氏的方法，用維他命C治療傳染病，效果都很好。

克氏認爲爲重病的人注射高單位維他命C有很好的療效，是因爲它進入血中，立刻與毒素或病毒混合，所以會使高燒減退。

小孩如果病得厲害時，可買每片含五百毫克的維他命C壓碎，用熱水加蜂蜜餵孩子，效果很好。因爲維他命C是水溶性，即使大量服用，也沒有危險性，多餘的會隨尿排出。

有關維他命C服用量，要看病情嚴重的程度，長期或短期病而作決定。不過第一次服用量以較大爲宜。像關節炎氣喘等病人，多需要長期吃藥，如果在吃藥前能服用維他命C，是會減少藥的毒性。

大量的維他命C可以代替利尿劑，而且也較安全，凡是身體組織積水，大量吃它，可慢慢的將水排除。

對於灼傷的病人，除給內服外，可用百分之三的維他命C的溶液，直接往灼傷的部位噴灑，如果衣服不能馬上脫下，就灑在衣服上面，會減輕痛楚，大約以五百毫克十片，溶於一大杯水中即可。

很早以前就已有不少專家對維他命C作過廣泛的探討。國外有位醫生在搶救被毒蜘蛛咬傷，瀕臨死亡的病人時，先給他注射一針葡萄糖酸鈣，未見療效，再靜脈注射五萬毫克的維他命C，患者即恢復呼吸，不久即能康後回家。

我們早就發現，亞硝酸鹽是有毒的致癌物質，但亞硝酸鹽並不能直接致癌，必須進入胃內形成亞硝胺化合物才會致癌。

維他命C具有十分明顯的中和亞硝胺化合物的作用，當亞硝酸鹽進入胃時，如果有維他命C存在，就不會生成致癌物質的亞硝胺。

營養學先驅，曾獲二屆諾貝爾獎的生物化學家——萊納斯．波林，認爲維他命C既能制止癌的發展，也能防止癌細胞的生長，它可預防食道癌、胃癌、口腔癌、喉癌、結腸癌、直腸癌、肺癌、膀胱癌等多種癌症。

對於已罹患癌症者，維他命C，可提高其存活率。爲什麼它有多方面，多層次的防癌抗癌功能呢？第一它與維他命E一樣，是一種抗氧化劑。我們知道，人體內所產生的自由基危害性極大，被認爲是不少癌症的引發因素。而維他命C、E是清除自由基的主要生力軍。第二，維他命C能增進人體細胞間膠質的生成，而此種物質的作用是使組織與組織之間黏在一起，通過組織間的膠原物，可促使這些組織更好的抗癌功能。

再者維他命C可加速淋巴細胞的產生，而淋巴細胞是人體用來抵抗疾病的主要免疫防禦系統之一，它還有廣泛的解毒能力，在它的協助下，能在肝內中和致癌物質及其誘發劑。它也是有效的抗病毒劑，是病毒誘發癌症的預防者。

適量的攝入維他命C，能幫助人體產生更多的干擾素，而干擾素是目前抗癌最有希望的藥物之一，但因它產量低，故價格昂高，而用維他命C增加體內的干擾素是最好的辦法。

有的科學家在老鼠體內注入一種足以引起膀胱癌的物質，然後再餵牠們吃維他命C，結果這些試驗鼠並未得膀胱癌。

前文已經提過維他命C，具有廣泛的生理功能，它不僅能抗癌，而且可防治壞血病、感冒、動脈粥樣硬化等。還可用於各種傳染病，肝膽胃腸疾病，也是抗衰老的輔助劑。至於每日用量多少，可請教醫生，不過作爲治療用藥，特別是癌症者用量要加大，第一，癌症是一種消耗性的疾病，它每天要消耗患者體內的大量營養物質，其中當然也包含維他命C。其次，要達到治療效果，就得彌補消耗掉的營養物質，然後多出者才是治療劑。

多種維他命B，在肝臟、酵母、胚芽和米糠裡，含量甚豐，但維他命B_{12}，只有在動物性食物中才有，像蛋、乳酪及各種肉類，但在肝臟仍是含量最多。若我們長期缺少維他命B群，會使胃減少分泌胃酸，致不能吸收B_{12}進入血中，此時就會出現惡性貧血。

若缺乏B_{12}時，會出現一些異常症狀，像口酸、舌痛、神經緊張、神經炎、月經不調、體有異味、背痛而僵硬，有時脊髓減少導致痲痺，若有以上症狀，必須馬上補充B_{12}，這些症狀才會改善。

食物中如單缺B_{12}時，還不致造成貧血，若同時缺乏葉酸及維他命B時，才會發生。

葉酸含量豐富的食物有肝臟、酒釀、酵母、各種堅果及綠色蔬菜，這種維他命B

會因加熱而受到破壞，炒菜時所留下的菜湯，千萬不能浪費掉，因爲很多維他命都在湯裡。

葉酸是身體每個細胞分裂時不可缺的物質，也是帶遺傳因子的核酸生長的要素，缺乏它，生命即無法生長。疾病復原作用也不能發生。

葉酸也是細胞內所含酵素的一部分，因此它對醣類和氨基酸的利用也很重要。它還能使細胞產生抗體，以抵抗病毒的感染。人體如缺乏葉酸，會發生貧血、疲倦、頭暈、呼吸急促、精神壓抑，若懷孕婦女缺乏它，可導致流產、早產、生產困難、嬰兒夭折率高。

凡是用口服避孕藥的婦女，葉酸的需要量特別高，所以要特別留意。

孕婦因吃某種藥物，而破壞了細胞中的葉酸，可能會生出形體殘缺，智能障礙的嬰兒。

假如每天吃綠色的新鮮蔬菜，維他命B是不會缺乏的，不過因缺B_{12}所患的貧血症，卻不能延誤，拖久了，會造成終身脊椎麻痺。

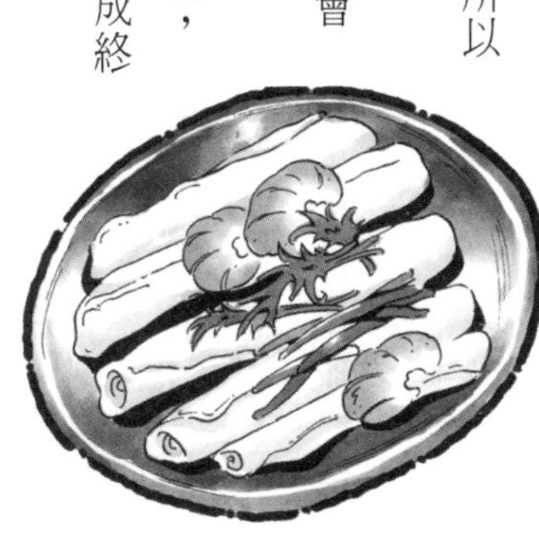

缺乏泛酸時，還會得失眠症，腳會感到灼燒疼痛，腎上腺衰竭、血壓低、胃酸、酵素少，腸胃蠕動力不夠，導致氣脹和便秘。

含泛酸多的食物有肝、腎、心、酵母、胚芽、麥片、全麥麵包和綠色蔬菜。

缺乏泛酸時，人會疲倦、頭痛、心跳加速、肌肉抽筋、上呼吸道容易感染、脾氣暴躁、血壓偏低、手顫抖。也會使血中的球蛋白減少，體內容易積存廢物，即使接受了免疫注射，仍不能增強體內的抵抗力。

泛酸是各細胞不可缺的物質，沒有它，醣和脂肪都不能轉化成能量。缺乏泛酸，也是造成過敏的主要原因。餵牛乳的嬰兒，患過敏的比率特別高，主要的原因是牛奶在消毒時，把泛酸完全破壞了。嬰兒的罐裝食品也是如此。如果在牛奶裡附加泛酸及維他命C，過敏症狀常會改善。

當缺乏泛酸時，血糖會降低，原因是腎上腺賀爾蒙，需要把蛋白質轉化成醣的工作太過度了。腎上腺賀爾蒙分泌減少後，則易生氣喘、急躁、胃潰瘍、情緒低落等，這也是因爲它無力再使血糖昇高所致。

有些害風濕性關節炎，紅斑性狼瘡等的病人，事實上也都是缺乏泛酸，西醫多用可體松來治療，但可體松毒性很大，不可長期使用。爲了使這些病好轉，唯一安全又可靠的方法，就是使自己的腎上腺強壯，以便自體產生多量的可體松賀爾蒙。所以患者必須多吃含泛酸、維他命C及抗壓力的維他命B和營養高的食物。

每人需要泛酸的量，隨每天所受的壓力大小程度有所不同，這種維他命是不會中毒的，它可防止體內的蛋白質受到破壞，血壓降低和防止骨骼吸取過量的鈣。如果吃的食物有肝、酵母、胚芽等等，泛酸當不致缺乏。不過已患上述疾病的人，還是需要額外補充，可請教你的醫生，請他給你建議。

B_6在酵母、麥麩、胚芽、肝、心、腎中含量都很豐富。但在烹調、曝曬和裝罐及儲存過久時，會流失很多。

缺乏泛酸的也同時缺乏B_6，即使食物中其他營養都很充兄，也會使人感到頭痛，嚴重口臭、煩燥、目眩、神經緊張、昏睡、意志不集中、腹痛和排放臭屁、生殖器週圍紅腫而搔癢。有人還會腹瀉，但多數都會患貧血、噁心、嘔吐、尿酸增高，而使氮大量隨尿排出。顯示體內的蛋白質未被充分利用。

缺乏B_6，有時也會在肘部生皮脂溢出性皮膚炎，手發乾、抽筋、酸痛、睡不安穩，以上症狀，補充B_6後，很快就會好轉。

一個缺乏B_6的人，經常感到貧血性的疲倦，致使醫生誤會是因爲缺鐵性貧血，若補充B_6，是很好的療法。B_6對痔瘡、神經緊張失眠都有好處，癌症病人，由於照射鈷所產生的副作用，吃B_6對他亦有幫助。它並能抑止癌細胞的生長。

維他命B_6，可保持鎂在血液和組織中的平衡，同時鎂還刺激含B_6的多種酵素增加活力，兩者相輔相成，缺一不可。例如癲癇症抽筋發作，只給其中一項，其效果很不理想，如兩者同時用，效果則非常理想。

若想把吃進的脂肪酸、亞麻酸和多種氨基酸，能被身體充分利用，B_6也是不可缺的，沒有它亞麻酸不能合成，組織不能重建，血中的膽固醇也不能保持正常水平。

當B_6缺乏時，氨基酸類的色氨酸，不能受身體正常利用，而會隨尿排出。

婦女懷孕時，對B_6的需求會急劇增加，尤其是有孕吐、貧血、頭痛、神經緊張、腿腳抽筋、水腫、驚厥等，補充B_6，情形會改善很多。

想要吸收維他命B_6，食物中其他維他命B的含量也要充足，特別是B_2和鎂最不可缺。

B_6以防止蛀牙，如鎂的量充足，常會防止腎結石，假如單缺B_6而不缺鎂，會形成草酸性腎結石，若鎂與B_6全缺時，會發生鈣磷性的結石。

維他命B群中的另一種叫菸草酸，也就是B_3，一個人活得快樂不快樂，與這種可改變性格的維他命很有關係。

含菸草酸最多的食物，有肝、酵母、胚芽、魚、蛋、瘦肉和堅果。餵牛乳的嬰兒，因爲牛乳裡不含菸草酸，常會導致嬰兒腹瀉，只要把一百毫克的菸草酸片壓碎加入牛乳中，或以清水讓嬰兒喝下，一天就能止瀉，用酵母粉也有同樣效果。

一個人輕微缺乏菸草酸，他的舌苔會很厚，味道也很難聞，並會生口瘡，也易得牙齦炎。他會感到神經緊張、煩燥、頭暈、失眠、復發性頭痛及記憶力減退，假如繼續缺乏，精神會變得更沮喪、敵意和懷疑變得更嚴重。在皮膚方面，會出現癩皮病，則上述情況會變得更糟。

加拿大有一位名赫佛醫生，發現菸草酸可治「早年癡呆症」，他給他們每餐吃一千至三千毫克的菸草酸，同量的維他命C，和高蛋白食物，來保持血糖濃度正常，效果非常好。現在很多精神病醫院都採取這種方法，治療效果可達到百分之七十五。

患早老性癡呆症的人，剛一發現就治容易復原，時間久了之後則比較困難，據研究這種病人先天就特別需要大量的這兩種營養。

另有幾位科學家則謂，這類病人可能因腎上腺衰竭，而不能充分利用吃進去的這兩種營養。這種病常在一種巨大的壓力衝擊以後，突然發作，特別是年青人，需要大量營養，生長時如果缺乏了，更容易發作。

在美國多數的殺人犯，都患有「早老性癡呆症」的傾向，大學生的自殺原因也是同一趨勢。假如給他們吃含有菸草酸的食物，我想這種趨勢說不定就沒有。只可惜工業革命以後，食品經過高度加工，使含菸草酸這種維他命全部流失或被破壞了。致使犯罪人口日增，不能不說是一件憾事。設若他們仍像他們祖先一樣吃天然的健康食品，犯罪率一定不會這麼高。

好的營養，不但對頭腦有益，對身體其他部分也有好處。

維他命B_1、B_2和菸草酸，人工早已能合成了，而且價錢也不貴。缺少B_2的症狀很容易看出，舌頭呈洋紅或紫色，原因是停滯在味蕾裡的血液所造成，這種現象中醫所謂「淤血」，在早期，下唇會發生裂縫，嘴唇會變粗有碎屑剝落，再嚴重時，嘴角就會裂開或有褶皺，但不會流血，只是感到疼痛而已。

早期缺乏B_2時，還有眼睛會怕光，與缺乏維他命A的徵候相似。一個人不缺維他命A和E時，夜晚的視力很正常，但缺B_2時，在微暗的光線下就不正常了。

如情況嚴重，他的眼睛會流淚，眼窩會感到癢或燒痛，像有沙子在眼睛裡一樣，故常會揉眼睛，更嚴重時，眼睛會變紅，微血管充血。

根據阿拉巴馬醫學院教授辛達斯克研究，核性內障和眼睛失明，都是因缺維他命B群所引起的，如果食物中含有大量B_2，在短期內視力即可恢復很多。

眼睛紅腫，嘴和舌頭異常，是缺B造成的，但是缺某種氨基酸和B_6時，也會發生。

如果補充了B_2以後，這種核性內障症狀還沒有消失，證明蛋白質和維他命B_6也缺乏。這種徵候的引起，因缺乏酵素比缺某單一維他命還要常見。可見人體中各種營養，都是互有關連的。

牛奶或酸乳酪中含有B_2，也含有B_6及主要氨基酸，酸乳酪可供已消化了的蛋白質，也是腸內可產生維他命B的有益細菌的主要原料。

維他命B_1是增加精力的維他命，麥胚芽和米糠含量最豐富。這種維他命是種籽發芽時必需的，因此所有穀類、堅果、各種豆子的胚芽裡都有。凡是沒有加工的食品，像花生醬、全麥麵包、麥片等都有，動物性食物則豬肉含量最豐。

根據紐約的大學醫院周立佛博士說，以志願吃缺B_1食物的人作研究，只短短四天時間，他們就會感到心周圍痛、心跳不規則、呼吸短促，還會便秘、精神抑鬱。如果再不加B_1，心臟還會擴大，補充B_1後，上述症狀，一周左右就消失了。

B_1缺乏會防礙腦活動，身體也衰竭得不能工作、小腿疼痛、胃酸減少，如再延數周還不補充B_1，就會變得劇烈頭痛、噁心、嘔吐，不得不中止試驗了。

這些受試驗的人，吃下B_1數小時，都變得精神愉快，精神能力都好了，腦子也變得靈活了，但胃酸恢復分泌要在十二天以後，心臟恢復正常要等十五天。

因缺B_1而感到疲倦的人，補充了以後，疲倦消失最迅速，工作再加一倍也不感疲倦，而且工作精神愉快。

一個人因缺乏B_1而使性格改變，是因爲腦細胞只能由醣得到營養，是因葡萄糖沒有B_1不能轉化爲能量。另外原因是丙酮酸在腦細胞中，會產生毒素。補充以後，再加維他命B，他們的思路很快的清晰而靈活，記憶力增強。如果由天然食品中，吸收了這些維他命，其效果更好。

B_1缺乏時，消化系統會起多種變化，胃和腸壁的肌肉，蠕動減慢，所產生的消化酵素減少，食物因此不能完全消化。此時胃酸分泌也過少，因此很多維他命都會受到破壞，蛋白質不能完全消化，吃下去的多種礦物質也不能溶解，胃裡就會氣脹。大腸裡還會積存廢物，因爲大腸會吸收水份。所存廢物一久，就會引起便秘，消除便秘吃綜合維他命B，是很有效的方法。

B_1缺乏時，身體裡會積存丙酮酸和乳酸，這兩種酸會使心臟跳動加速與積水脹大，也經常會得神經炎，特別是細胞和神經細胞，受影響最大。三叉、坐骨、帶狀、腰部神經都會感疼痛，這種神經多是由於酸類作祟，以後就會使神經受到傷害，這些酸類也會造成頭痛、噁心和嘔吐。

維他命B群充足後，吃任何食物都覺美味可口。麥子在加工時，大約已有三十五種營養消失，有三分之一的鐵質，B_1和菸草酸去掉了，米也是如此。

黃豆粉裏含有很高的蛋白質、膽素、肌醇和一些抗壓力的維他命，經常吃，對身體很好。

釀酒酵母可以說不含脂肪，澱粉或糖，它含的蛋白質可以說最好，它可促進我們新陳代謝作用，可減去身上的肥肉，如果說食物可以減肥，酵母可以說是最好了。

維他命B的攝取，最好都由天然食物中得到，維他命B_1是用來把糖改變成熱量或脂肪。澱粉和糖吃得多，B_1也就需要得多。如果脂肪吃得多，就需要較多的膽素和肌

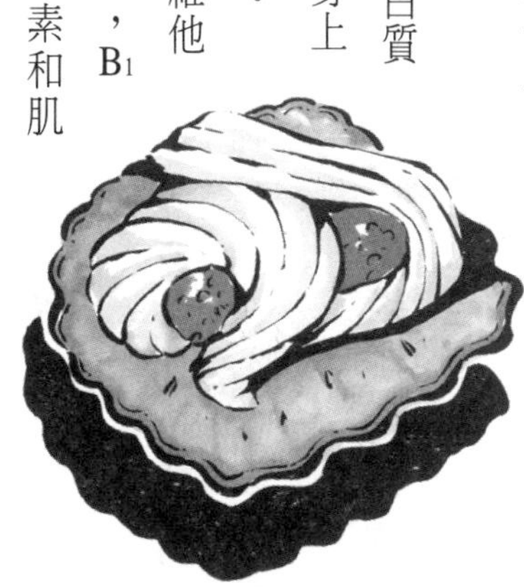

醇。所有的維他命，對各人吃進的食物爲使身體能利用，皆有密切的關係，換言之，吃得愈多，維他命B的需要量也愈多。

所以當我們運動或艱苦工作時，需要量就會增加。工作時需要多，休息時需要少。當一個人受到壓力時，除需要維他命B群外，所有維他命都會增加需要量，所以需要量與壓力成正比。

而且維他命B群的需要量，與我們喝的液體多少也有關係，耶魯大學考格爾博士，曾做過一個試驗，強迫動物多喝水，結果發現牠們都得了B群缺乏症。

酗酒的人也是如此，因爲細胞內所含的各種維他命B，都被酒洗刷了。好飲咖啡的也一樣，因爲咖啡鹼刺激心臟，使血液加速循環經過腎臟隨尿排出。嗜飲咖啡的人，很多徵象顯示B群缺乏。就是水喝多了也不是一件好事，適量就好，不必一定要強迫自己一天要喝多少。大量的水、茶、咖啡、啤酒及其他飲料，都會把體內的維他命B沖走。

維他命B群的需要量，要隨各人的體重、身高、運動、工作和壓力的大小及所喝液體的多少而定。很多營養學家都相信，如果維他命B群不缺，人就不容易疲倦。

在維他命B群中，至少有三種維他命B有保持血中膽固醇正常的效能；就是膽素、肌醇和B_6，反之，當這三種缺乏時，膽固醇就會升高。

膽固醇積淤在血管中，是導致心臟病的主要原因，米麥在機器裡碾過以後，把原有的各種維他命丟棄了很多。所以爲什麼營養學家主張大家吃全麥、糙米就是這個緣故。

如果食物中各種維他命都不缺，膽固醇會變成極爲微細的顆粒，爲組織所吸收，反之，它就作爲較大的顆粒，不能透過血管壁爲組織所吸收，於是就形成了動脈硬化症，使血管變小，血液不能暢通，像淤塞的水管一樣，致使氧氣和養分被組織吸收的量就減少了，不久組織就受到傷害。

假如各種維他命不缺，積在動脈血管中的膽固醇，可以再剝落，分解成小顆粒，很快的就會被組織吸收。這種剝落的黃色沉積物，因隨血液循環，有時會在眼周圍出現。

體內任何血管裡淤積著膽固醇，所有的血管將來都會如此，無一倖免。膽固醇過高，也會妨礙聽覺，眼睛裡的視網膜微血管也會淤積膽固醇，多了就會妨害到視力。如果吸煙的人有高膽固醇，比低膽固醇的要早得肺癌。

若血管裡充滿了膽固醇，會使人在夜晚腿部抽筋，因爲休息時活動減少，血液循環更不暢通的關係。也有很多原本聰明、機警敏捷的人，後來變得遲鈍、健忘、意志不能集中，都是膽固醇在作怪，因爲血液無法把氧氣很順暢的送到腦部。

現在幾乎所有的人都知道膽固醇這個名詞，但很少人注意到它與維他命B的關係，有不少科學家作過試驗，給動物吃缺膽素的食物，牠們的血管就會淤積了大量的膽固醇。因爲膽素對膽固醇和固體脂肪都有化解作用，若餵牠們膽素或蛋黃素，就會防止這種現象發生，因爲亞麻酸是膽素、肌醇和主要脂肪的來源。

當食物符合我們身體各種需要時，肝臟就會產生一種似臘一樣的物質，這就是蛋黃素，它會把膽固醇分解成微粒，使組織容易吸收。

蛋黃素是由脂肪、膽素、肌醇和非飽和脂肪酸形成的，但如少了轉助酵素B_6和鎂，也不能形成，上述各種營養如缺一種，都有礙蛋黃素合成，因此就會使血中的膽固醇高於標準。

我一再建議大家應該吃粗糙的健康食物，像我們平日所吃的白米和白麵粉都在加工的時候，把最精華最營養的表皮和胚芽浪費了，眞是非常可惜。英國在第一次大戰時，政府下令不准把米麵磨得太精。二次大戰時的丹麥，也採取這個政策，對這兩國的百姓健康大有助益，因心臟病而死亡的人，也有大的減少了。

在增強人體免疫能力，預防癌症方面，維他命B群能發揮強大作用，B_6、B_{12}、葉酸和泛酸居功至偉。還有B_2、B_3和泛酸，在製造用於調整新陳代謝的關鍵性的方面也起了重要作用。在很多醫學的文獻上也提到，患有子宮頸癌，癌前期病變的婦女，服用葉酸，有非常好的治療效果。已有肺部細胞癌變先兆的吸煙者，服用葉酸和維他命B_{12}後，其效果也同樣的好。

B_1、B_2也是增強機體免疫功能的微量營養素，因此可以說所有B群維他命對人體的新陳代謝，紅血球形成，神經系統和免疫系統都是不可缺少的。各有各的作用，所以我們不能只攝取某一二種，因爲它們必須互相配合起來對我們的健康才更有用。

維他命E對我們非常重要，特闢一章作專門的介紹，但仍感有些遺漏，因此在這章裡再補述幾點，希望讀者對它的重視。

人類缺乏維他命E，會產生許多異常徵候，如貧血、前列腺肥大、肝與腎受損、早衰、肌肉無力，甚至於會變成肌肉萎縮症。

我們身體上的每個細胞核的形成，都少不了維他命E，也包括了形成RNA及DNA。部分主要脂肪酸不僅是形成細胞內部結構和細胞壁，也是形成每個細胞連結的組織，當E缺乏時，會使脂肪酸與氧混合，造成細胞破裂。混合的氧愈多，細胞崩潰

也愈快。它可防止其他維他命、賀爾蒙、脂肪酸混合氧，以減少身體對氧的需要

當E缺乏時，非飽和脂肪酸會被氧破壞，而留下褐色的斑。血液裡如果有這種褐色物質時，會造成血凝塊。而且會阻止酵素溶化血塊，也會使靜脈曲張、靜脈炎、中風與心臟病等。中年以上的人，手背上有褐色斑點，也是缺乏維他命E造成的，婦女在更年期時，也會出現此種斑點。如果服用女性賀爾蒙時，更會消耗大量E，因此出現褐斑更多。兒童缺乏時，牙齒會變黃，非常不雅觀，會造成兒童自卑心理。如果孕婦缺乏，是造成早產的主要原因。

有人對習慣性流產的幾百名婦女調查研究，在服用維他命E後，有百分之九十七點五，都生下了正常健康的孩子。

產婦因缺乏維他命E，致使肌肉無力，所以在生產時發生困難，耗時很久，胎兒因延遲出生，會缺乏氧氣，以致腦部受損。維他命E可以減少人體對氧氣的需要，所以對難產的胎兒腦部，有保護不受到傷害作用。

維他命E缺乏的人，有可能得肺栓塞而中風，也可能使腦部血管有栓塞現象發生。

假如先天性心臟不正常的人，由幼年開始就服用維他命E，不正常的情況多會恢

復正常。而且維他命E攝取充足，會增強肝臟的解毒功能。我們日常接觸或因吃下食物的防腐劑，殘餘的殺蟲劑和農藥等如果缺乏E，這些毒素都會傷到肝。

在預防癌症上，維他命E也有重大作用，因爲癌細胞只有在氧氣充足的條件下，才能分裂繁殖，如果沒有帶有氧氣的酵素，就會死亡或解體。前面已說過維他命E，會減少人體對氧氣的需要，所以它對癌症有抑制作用。早期的皮膚癌，若每天在患部抹維他命E，有可能痊癒。

維他命E對缺乏氧所引起的疾病，特別有良好效果。像氣喘、肺氣腫等，至於尿布疹、青春痘、紅斑性狼瘡、皮硬化症也有改善的作用。

每個人對維他命E的需要量不等，一個人有壓力時，及快速成長時，更年期服用女性賀爾蒙時，需要量會倍增。

維他命是維持各種細胞功能的主要化學物質。維他命A含量較多的胡蘿蔔、綠色蔬菜、海藻、杏子、山藥，凡是顏色愈深的含量也愈多，動物性食物中如肝臟、魚肝油、蛋黃、奶油等都有較多的維他命A。

我們白天和黑夜的視力，都需要維他命A，不過黑夜需要它的程度較高，如果只是輕微缺乏，首先會感到在黑暗中視力不清。

夜盲症可分很多級，一個稍微缺乏的人，可以說視力仍是正常的，只是白天視力較好，晚上較差。如果嚴重的缺乏，在長時間使用眼力後，眼睛會感到痛楚，神經緊張、頭痛等。凡是在強光下工作的人，或者是在微光下特別用眼的人，都會很快的消耗大量維他命A。

當維他命A嚴重缺乏時，除神經緊張和疲倦外，還會眼睛紅腫、眼睛痛、皮膚發癢，在表皮上也有異常現象，皮下組織的細胞會死亡，堵塞了油脂腺和毛孔，因此使油脂不能到達皮膚表皮，以致全身都會發癢。因爲毛孔裡塞滿死細胞和油脂後，如果遇有細菌感染，就會發炎，發生小癤或膿包。要吃多含維他命A的食物才會改善。

除上述的情形外，缺少維他命A的黏膜組織也有異常現象，像喉嚨、鼻竇、中耳、肺、腎、膀胱等組織，會減少黏液分泌。這些器官若減少黏液的沖洗，就容易感染細菌，這種黏液裡含有一種特殊的酵素，能殺死入侵的細菌，這些器官的表面都是濕潤的，溫度適中，正適合細菌孳長，如果減少黏液的分泌，細菌就會繁殖得很快，所以會造成傷害。

早期發生黏膜改變，是在支氣管和肺的部位，這些器官的氣泡內充滿了廢棄死的細胞，還有中耳、鼻竇、腎、膀胱及前列腺等也是如此，這些廢物因爲不能被黏液排除，故都阻塞了唾液腺、胰腺等導管，以致嘴巴乾燥，胰液不能到達腸內，排尿器官及子宫的細胞也會死亡剝落，以致白帶和月經增多。所以如維他命A缺乏，身體各部位都可能造成囊腫，得肝病的機率也特別高。

維他命A除了對視力，及抗傳染病有功外，對骨骼、牙齒的象牙質也幫助很大，懷孕、哺乳、及紅白血球的發育助益更大，所以每日都應攝取充足的維他命A。

維他命A含量最多的食物，有胡蘿蔔素，及各種綠色蔬菜、蕃茄、豌豆、芹菜、萵苣、蘆筍等也不少，水果中杏子含量最豐。

動物性食物以肝含量最高，蛋和奶油裡也有。

胡蘿蔔生吃時，只有百分之一的胡蘿蔔素被吸收，如果煮熟了吃，則有百分之十五至三十五能被吸收，主要原因是它存在於纖維質構成的細胞壁內，這種植物的纖維質，是很難消化的，所以蔬菜最好是煮過再吃，既安全也易吸收。

食物中的維他命A，再多吃都沒有害處，因爲它可以溶於脂肪，過量的維他命A會大量的儲存在肝臟內，如果維他命E充足，其儲存量會更豐富，當我們以後缺乏時，它會釋出來因應身體

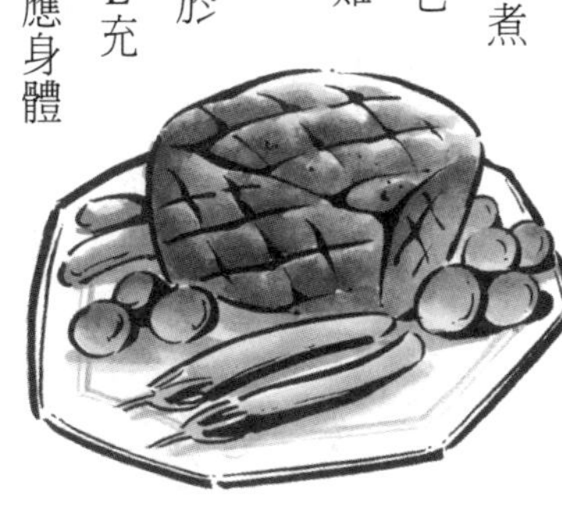

的需要。但如果吃超量的合成維他命A，久了就會中毒。所以必須按著醫生指示服用，千萬心急不得。

多年來已有不少報告謂維他命A對癌症有抑制作用，它及其衍生物被尊爲「化學防癌藥」，有專家以老鼠作試驗；一組注射入高單位的維他命A，然後再注射一種致命的細菌。另一組只注射細菌而不注射維他命A，結果是二十四小時後，沒注射A的都死於細菌感染。而那些注射了A的，最初幾小時也受到嚴重感染，但是在最後五小時候，感染減輕，存活了下來。

爲什麼會如此？其原理是維他命A能增強體內的免疫力，抑制亞硝酸胺類化合物所引起的食道及胃癌。飲食中如增加維他命A，可減少肺癌的發生。故飲食中含維他命A較少的人，比飲食中維他命A含量多的人患肺癌的機會多，它和維他命C一樣，在預防癌症上擔任了重要的角色。

營養與癌症的因果關係

人類的健康，不是靠醫生和藥品來維護的，而是靠營養，而營養又是來自食物。我們的飲食習慣的好與壞，幾乎在童年就已經養成了，有些父母因爲對飲食習慣的偏見與無知，常影響到孩子，因此很可能影響到一家人一生健康。

我有一位中學時的女同學，因爲父親愛吃魚生粥，所以從小她也很愛吃，提起魚生粥，一般廣東人都知道，而且愛吃的人還不少。

嗜愛魚生粥的人都說這種魚最鮮嫩，一碗熱氣騰騰的熱粥，把切得又薄又漂亮的魚片往熱粥裡一泡，然後和熱粥一起下肚。我沒吃過，不過憑想像一定很好吃。可是粥雖然很熱，但絕對泡不熟那些生魚片，當然也殺不死魚肉裡的寄生蟲。

我這位同學在中學時就是運動員，籃球打得很好，面孔既漂亮，身材又健美，眞正是人見人愛。我和她再見面的時候，她是台大物理系三年級的學生，還差一年就大學畢業，可是她再也讀不下去了，爲什麼？因爲她感染了肺吸蟲，把她的身體搞垮了，只好回香港養病。後來如何就不得而知了。不過據我所知，染了這種病，以現在的醫藥來說，還是相當棘手的。

上古時期的人茹毛飲血，那是因爲沒辦法的事，因爲那時候還沒有發明火，不知道熟食。但是那時候人類體質比現代人身強體壯，海洋也不若今日之污染，若仍依著老祖宗的飲食習慣當然會出毛病了。

日本人愛吃生魚片，這種特殊風味的飲食，使日本人胖子不多，但死於胃癌卻排名世界——榜首。因爲吃生魚片吃進了多少寄生蟲，還沒有醫學專家做過正確的統計，不過做我們這一行的，卻碰到過不少。

吃得健康，不但與我們生理有關，也與心理有關，一個人身體健康，自然精力充沛，一個精力充沛的人，不論老少，給人的印象，就是容光煥發，心情愉快，不但家庭生活美滿，對學業事業都有很大的助益。

何種食物對我們最有益，恐怕知道的人不多，甚至有許多人還有錯誤的觀念，認爲愈貴的食物對身體愈好。所以有些不肖商人，爲了迎合這種大眾心理，故意把一些物品價錢抬高，也可以說他們這樣做，也有他不得已的理由，否則他們貨品乏人問律。

除了把價錢抬高以外，還要做很多廣告，強調它的營養價值，給一般大眾錯誤的訊息，花了大把銀子，吃了一些對身體非但無益，有時候還會有害的東西。

眞正說營養主宰了我們的一切，你的思想、行為、憂鬱或愉快，年輕或未老先衰，都與營養有關，所以說營養決定你的生命意義，家人的幸福，個人的成就大小。

有很多人，尤其是一些自喻為美食家的人，他們認為食品美味是他們的選擇的首要條件，對健康有無益處，則不多加考慮，但是美味的食品，多半是一些肥膩的東西，而且在烹調上也添加了很多對健康有害的調味料。這些調味料很多都是化學合成品，口感很好，吃的時候很愉快滿足，認為這是人生最好的享受，可是下到腸胃以後，卻是對身體有害的一堆垃圾。

這些垃圾所產生的毒素，加重了內臟的工作，年長日久，內臟的功能退化，疾病就接踵而生。所以高血壓、糖尿病、胃腸病、心臟病、腎臟、胰臟，甚至癌症都先後發生。

其實對於「吃」我們應有一個正確的觀念，食物的好壞，不但不應以其價錢或美味與否來判斷，應該以它對我們身體的好與壞來判斷。

健康的飲食未必美味，但一旦習慣了以後，也未必難以下嚥。而且當你知道這些才是你的血液，細胞所需的養分，能令你的身心健康愉快，你自然樂意接受它，而捨棄那些只讓你口感愉快，而使你生病的食品了。除非你是一個固執成性，不知死活的人，才會作出這種不智的選擇。

經濟繁榮，在某些方面使人享受到很多好處，例如科學進步了，人類的知識增加了很多，很多以前認爲不可能的事都可能了。但是相對的，在食品方面卻大大的退步了，卻非人類之福。

由於人口的集中，住在城市的人，絕不可能像鄉村的農人那樣吃著自己種植的新鮮蔬菜，爲了運輸和儲存的方便、消毒、殺菌等防護是免不了的。

現代的農人爲了經濟效益，也不像他們老祖宗那樣老老實實的耕作，他們爲了增產和產品碩大漂亮，而大量施用農藥和化肥。因爲每個顧客都想買一些沒有蟲害和肥美的瓜果。

如此一來，所有食品都改變了它原有的營養價值，並把很多有害的物質，隨著食品進入我們的胃腸裡。

尤有甚者，很多飲料和高度加工過的精製食品，因爲廣告的大量鼓吹，使社會大眾信以爲眞，改變了我們吃的文化。

當我們被這些錯誤的訊息洗腦以後，我們常常吃了，飲了很多毒害我們身體的「美食」。所以爲什麼癌症病人年年的增加，就不難找出其原因了。

雖然有不少營養學家教導社會大眾要吃天然健康食物，但它因爲不能立竿見影，有些人會這樣想，大家都是這樣吃，而且也吃了許多年了，不是也活得很好！

還有一個原因，就是醫藥廣告太泛濫了，好像什麼病都有仙丹妙藥可治，實在沒有什麼好顧慮的。人生行樂需及時，尤其是在經濟繁榮以後，很多人口袋裡的錢太多了，不享受似乎有點虧待自己。於是食必求精，美酒佳肴，成了大家生活的常態。

不分中外，當科技進入到農業以後，同樣面積的土地，一下子可能增產了幾倍。畜牧業不但增產，連牠們的生長期也快速許多，所以美加等國才會幾毛錢一斤雞腿，就是這個原因。

食物一子豐富了許多，加以運輸便捷，住在大城市的人，每天都可以吃到各地的食物，眞的和以前大不相同了。

而且經濟繁榮，消費的能力提高了，既然花得起，爲什麼不好好享受一番，這是一般人的心態。

例如一個幼年貧困的人，一旦發達以後，必然想嚐盡世間所有的美味。這是一般人都會有的補償心態，所以到處充斥著腦滿腸肥的胖子。

胖除了外觀不好看之外，也是健康的大敵，不該有的病，年紀輕輕的就罹患了。

還有一點，讓我們忽視食物營養的原因，就是大家都認為現代醫學這麼發達，醫生保障了我們的健康。而且大部分的醫生，鮮有灌輸一些病人對飲食的保健常識。

我們知道醫生在醫學院所學的，主要的是醫學，他基本上所研究的是疾病，如何把病人治好，是他的職責。除非行醫多年，又肯細心研究，對營養和預防醫學怕有興趣的傑出醫生，才會有這方面的知識。而且營養學是一門很深奧的學問，不是一個終日忙於醫務的人，能夠在有限的時間裡就能一窺它的全貌的。

我一再提醒大家，如果我們放縱我們的飲食，過多的蛋白質，不但不能為身體所用，反而會變成我們身體的殺手。

蛋白質可以如脂肪一樣在人體燃燒而產生卡路里，它又可以改變為碳水化合物，但是碳水化合物與脂肪卻不能做蛋白質的代替品。

事實上身體不可能在沒有適當和適量的蛋白質供應下生長，發育及修復損傷，所以適量的攝取蛋白質是絕對必要的。但也絕對不能過量！

科學家已經發現多餘的蛋白質儲存在體細胞內會招致不良的結果，例如過度酸性的主要來源，是肌肉中有過多的蛋白質。當身體爲多餘的蛋白質所飽和時，氮的代謝即被干擾。

我們知道所有的蛋白質都由氨基酸所組成，它製造新肌肉，也維持現存的肌肉，但是存在太多的氨基酸，會干擾體內的酸鹼平衡。若酸鹼平衡失調時，身體就會受到傷害，換言之，疾病會接踵而至。

關於人體蛋白質眞正的需要量，我們可從自然界中學到很多事。例如不同動物的幼兒在生長中對乳有相同的需要。小牛所吃的母乳含有豐富的鈣蛋白，與製造肌肉的白蛋白，牠們骨骼的重量每月會增加一倍。山羊生長比較慢，所以對乳中類似的蛋白質需求比較少。

人類的嬰兒生長更慢，新生兒吃母乳，他的體重經過數月才會增加一倍。而其後任何時候都不會像早前半年生長得那麼迅速。

因此當達到成熟期，生長過程慢下來時，蛋白質的需求量也

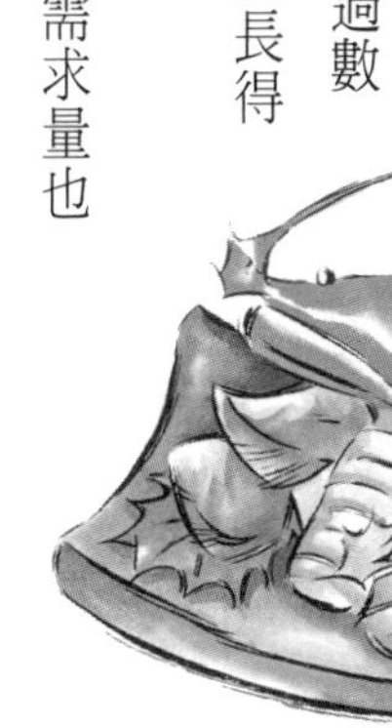

相對的減少，只要能夠維持氮平衡就夠了。

年齡日長，這個最小量也會跟著愈來愈小。不過若因受傷或手術，及耗費大量體力勞動後，蛋白質的需求還是會暫時增加。

因此凡是長壽的人都是瘦子，他們養生之道就是吃得少，動得多。我父親在九十多歲的時，走路仍健步如飛，速度之快，常讓我自嘆弗如。腦力也沒有衰退，每日閱讀寫作十幾小時，而且樂此不疲。但在吃方面不但少而且清淡，更不喜歡宴，可用清苦兩字來形容，大概是因爲他是醫學專家，深明養生之道的緣故吧！

所以放縱飲食，是很刺激、很享受，但多吃必然體胖、疾病也多，尤其是在老年。疾病纏身，一切生活起居都不能自理，那才是眞正的苦！

不幸的時，飲食中特別是肉類的過多蛋白質，所引起的刺激，常被誤認爲是健康的來源，很多人都以爲高蛋白質飲食常是有益的。尤其是在那些以昂貴廣告費推銷蛋白質的人鼓勵下，一小瓶含有肉類製品的嬰兒食物充塞在超級市場的架子上，母親們依照廣告找尋什麼食品對嬰兒發育最好時，會大量購買回去。

如果要多瞭解關於被我們吃下的蛋白質變成什麼，我們就必須將我們注意力轉至肝臟的化學上去。

事實上，人類的肝臟是爲某種蛋白質的質與量而設計的。而這個肝的功能，如我們遠祖的肝一樣，只適合簡單、適量的蛋白質，超過它所承受的量，就會傷害了它。例如我們的力氣只能挑七或八十斤，但卻硬要我們加斤數倍，那怎麼吃得消。所以爲什麼癌症患者隨著文明的歲月逐年增加，除了其他因素以外，過多的營養是否也是其中最主要的原因之一，這是很多科學家正在探討的問題。

其實上帝造人，對人類所以賴以維生的種種食物，老早就已安排好了，例如居住在極寒帶的人，他們必須多食肉類，才能過冰天雪地的生活。而在熱帶，聰明的造物者給與人類的是大量各式各樣的蔬菜和水果。如果我們的飲食也像寒帶地區的人一樣，吃大量的肉類和脂肪，是否違背了造物者的旨意，自找麻煩呢？

在消化進行時，蛋白質有些什麼變化呢？當我們吃下了任何一種蛋白質，肝臟即自動準備消化它。

這功能是受腹部上方的神經網——腹腔叢所發出的交感神經系統的支配。肝臟爲蛋白質設立了一個化學表，過多或種類過複雜的蛋白質，會使這天賦的功能失去了方寸。它必須在防衛機能中選擇一種出來，以解除肝臟的困難。

孩童對不適合的食物，會嘔吐出來，這是孩子最強烈的反應，也可以說是一種好的反應。胃的肌肉控制只允許一種蛋白質通過小腸，而阻礙了第二種通過。這種奇異的現象，已為科學家所證實。又如引致蠕動的增加，腹瀉就是證明。

當一個人吃了太多的食物，或吃了不能共存的食物組合時，造物者以打嗝的方式提出警告。大部分人認為打嗝是消化不良的現象，但實際上它是嬰兒嘔吐現象的重現。

消化不良與腐敗的蛋白質所形成的酸和其他廢物很容易在尿液中測定出來。它們是屬於酚、糞臭素、氧硫酸、尿酸與毒性胺等類，它們通常從黏膜被替代排除，或擴散至脊髓液中。

很多科學家都懷疑錯誤的營養是引起很多疾病的原因。但是太美味和豐富的食物，是一種難以抵禦的引誘，美食當前，有誰不想大啖一番。古時帝后多短命，日必百饌，大概就是這個原因吧！

現代人都流行（也可以說是喜愛吧）吃冰淇淋，因為它味道太誘人。但是已有些科學家提出警告，絕不可將它與餐點同吃，或以它作為餐後甜點。如眞愛吃，只可以做為兩餐之間的小吃。因為那樣的混合進食，會使肝臟不勝負荷。尤其是當它混合其他動物蛋白質或植物性食物時更甚。

吃母乳的嬰兒的糞便較為無臭且較軟，他的吐氣也香甜，是一種很好聞的奶香味。汗也沒有臭味，尿液也不會損傷他嬌嫩的皮膚，也沒有強烈難聞的氣味，這是因為造物者賜與嬰一個能適應人乳的消化道。它是為了利用這個特種食物而設計的。相較之下，吃人工加工的代乳品嬰兒，他的分泌物會變為有氣味而有刺激性。而且常有便秘發生。

從這些化學作用的分別，就知道兩者的確有很大的不同。

很多吃大量肉和乳製品的人，表面上看很健康強壯，但科學家已知這是有違生理機能的。因為要中和不消化的蛋白質腐敗物，肝臟的鈉被奪走的速度比飲食所能補充的快。肝臟失守，則血毒症隨即發生。

當腎上腺強壯時，它們嘗試以過氧化作用來補救肝的衰退，因而造成腎功能的增加，當肝和腎都乾枯時，血毒症便會更上層樓。而常常企圖透過本來在分泌蛋白質的器官來取替代性排泄。乳房企圖以有毒乳的形態來分泌毒蛋白酸，子宮以刺激性分泌物來替代正常的月經蛋白質。

當酸的破壞性因替代性排泄的關係而升至顛峰時，就會造成癌症，這是可以解釋婦女為什麼會得乳癌和子宮癌的原因。

如果進食過量各種的蛋白質，就算是在最完善的狀況下，也會擾亂身體的化學作用，對肝和腎都是一種損害。

「食物是你最好的醫藥」這是兩千五百年前在古希臘西醫鼻祖布波克拉底斯以簡明扼要的話教導他的學生，兩千多年以後，很多科學家仍然認爲他這句話是至理名言。

不管科技知識多麼進步，不管人們花費了多少億的金錢在研究治病的新藥，人類的疾病仍然有增無減，爲什麼呢？

自遠古到現代，不少人研究過與疾病有關的學問，也研製出不少新藥，但卻少有人關注食物與健康的關係。直到有些科學家由於旅行和好奇，到一些荒蠻落後的地區，才發現不少部落民族，仍過著最原始的生活。這些人所吃的食物非常有限，有些地方連水都很缺乏，更談不上醫藥和醫療設備了。但是他們身體各部分都很健康，而且精神愉快，文明人常害的病，像癌症、潰瘍、高血壓、肺結核、心臟病、腎臟病、精神病等，他們幾乎沒有。他們脊背挺直，沒有蛀牙，骨骼堅強，耐力持久，光腳背負重物跑三四十哩路，仍然健步如飛，毫無倦容，而且精神愉快，一邊走路也一路唱歌，好像人世間從無憂苦事。爲什麼他們和文明人差別這麼大，就是他們不吃加工食品。多年前有位美國醫生前往墨西哥旅行，並訪問了一族深居荒山的印第安人，因爲沒有水，所以從來不洗澡，他們不但不生皮膚病，身上也沒有難聞的氣味，口渴時就擠一些仙人掌的汁喝。這種野生的仙人掌汁，既衛生又富維他命C，卻很少有像文明人常患的疾病。

這位醫生後來又到相距幾十哩遠的白人區訪問，氣候環境都很相近，只是所吃的食物不同，所有文明病他們都有了。所以爲什麼那些吃原始新鮮食物的人，沒有得癌症及其他一些現代病，而那些開發後地區的人接受了現代的文明生活，各種的病症都有了，就不難理解食物和人的健康關係了。

在北美，有人作過統計，加拿大因爲全民保險，老年人即使生病，也不必花費很多錢。但在美國就不同了，老年生病，幾乎花掉他們百分之六十的積蓄，相當可觀，以傾家蕩產四字來形容亦不爲過，其中還不包括政府的補貼，和各種基金會的捐助。

有份報告指出，在韓戰與越戰中的美國軍人，因心臟病勒令退伍的，比第二次世界大戰時同類性退伍者高很多，此外，患癌症的人也逐年增多，而且有越來年輕的趨勢。

慢性疾病，未老先衰等病也都有增加，照理科學愈來愈進步，但各種疾病非但無法解救卻像野火燒山一樣，漫延得愈來愈厲害，豈能不觸目驚心！

自從工業革命以後，人口都向都市集中，居住的環境差了，空氣污濁，海洋河川也不能倖免，也較以往污染。化肥、農藥使大地日漸惡化，所有的農業產品，畜牧業都受波及，再加上各種新的食品加工，使食物更加精製和人工化，各種食物添加劑、防護劑，使人類健康更趨下降了。

食品加工，愈文明的國家，做得愈廣泛，也愈徹底。而且在這方面所作的廣告也愈多。商人為了賺錢，常常不肯說真話，他們不斷的宣傳他們的產品，那種無所不用其極美麗動人的廣告詞，令人不得不信他們的話是句句真言。

他們強調在加工的過程中，營養不但不會流失，還加添了各種的維他命和礦物質，保證比未加工過的食品食了更健康。

除非你是這方面的專家，否則一般社會大眾，怎知道這些是美麗的謊言。

根據美國農業部資料顯示：白麵包與全麵包相比；已失去了百分之六十的鈣、百分之七十四的鉀、百分之七十六的鐵、百分之七十八的鎂、百分之五十的亞麻酸、百分之九十的B_1、百分之六十一的B_2、百分之八十的菸草酸、雖然胚芽的蛋白質，僅失去百分之二十二，但它特別富有的氨基酸，殘存的百分之七十八，對於支持小孩的生長已無效用了。

其餘失去的營養像葉酸，失去了百分之七十九點二，B_6失去了百分之六十三點三、鋅失去了百分之五十四點四，泛酸百分之六十九、維他命E全部流失、錳百分之八十四、銅百分之七十四，還有其他物質，就更難計了。

很多年前，我在《讀者文摘》中讀到一個眞實的故事，寫這篇文章的是一位病童的母親。當她的兒子被醫生宣布無法救治時，她傷心欲絕。孩子希望回家，和其他的兄弟姐妹玩樂，她順從了他。既然醫生已宣布他們對他已無能爲力了，留在醫院裡已無必要。而且她覺得家的環境比醫院的環境溫馨多了，孩子討厭醫院，討厭針藥，討厭各式各樣的抽血檢查，她能理解，她又何嘗不討厭這些，即然針藥已無法挽救他，再住下去，已毫無意義。

於是她不顧醫護人員的勸阻，斷然的爲孩子辦出院，把孩子帶回家，她的原意是孩子已經到了這一步，在他離開人世之前，應該儘量的給他家庭溫暖，這是她當時唯一她能爲孩子做的。

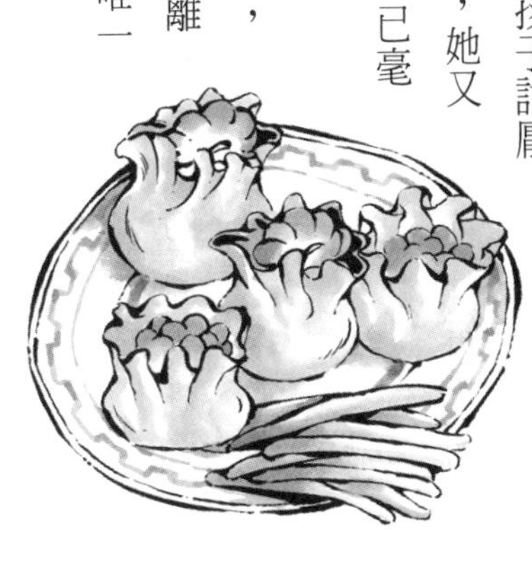

就在這時候，她突然想起她以前讀過的一本書中提到：未加工過的天然食品對身體最有益，於是她當下決定要以這個方法救治她的孩子。

每天她親自為孩子做全麥麵包，在後園種菜，不再買超級市場的罐裝飲料，只餵他吃她親手壓榨的果菜汁。

漸漸的孩子的臉上有了笑容，臉色也紅潤許多，不久可以有氣力下床玩耍了，她益加堅信她的孩子有救了。

這樣調理了一年多，快二年，一切的體能和普通的孩子沒有兩樣，她再帶他到醫院做全身檢查，結果一切正常。所有照顧過她孩子的醫護人員都難以置信，她是以最原始的方法救活了她的孩子。

因為時間久遠，我已記不起是那一期的《讀者文摘》，但是對這篇文章印象非常深刻。

也許有人也像那些醫護人員一樣，認為這真是不可思議，但是我相信這個故事是真實的，而且也的確相信天然食品是最營養的食品。人之所以會生病，是因為他們吃的食物無法使身體得到該得的養分，就好像植物缺了水一樣。一旦各種養分獲得補充，各器官就可以平衡運作。

或者他所吃的食物含有某些不利於身體細胞的毒素，干擾各器官的運作。好的食品就像好的藥一樣，修補了受損的細胞，使這些細胞再重生復活，病就好了。

體質一旦改善，身體裡的抵抗力就會加強，體內的器官也開始正常運作，血液循環暢通以後，體內的毒素就會慢慢的由各器官排除。

現在人由於教育普及，多少具備一些衛生常識，只是對食品營養方面，常受廣告用語的影響，常常受到誤導。

食品業者爲了迎合一些對營養方面一知半解的顧客，常在白麵包裡放入一種褐色素，就騙人說是全麥麵包，顧客分不出眞假，既然不知情，只好相信。

常吃這些無益又多了色素的東西，身體那能不受損。

又如一些軟性飲料，人造果汁及果凍等簡便而可口的甜食，除了甜甜的化學品以外，毫無營養可言，經年累月的吃下這許許多多的添香料芬芳劑、防腐劑、無異慢性中毒，不引發癌症才怪呢！

食品加工業者，爲了博得廣泛的大眾信賴，常以高薪請一些所謂專家、學者和醫生爲他們寫文章捧場，因爲一般人都以爲既然是專家說的話，自然可信度高。

所以若想身體健康，除非萬不得已，否則最好自己動手做。

如果你自己動手做菜，我相信不會有人加添顏料或防腐劑，也不會多加味精，因為這些東西，大家都知道是有害無益的。

但商品就不一樣了，味道可不可口，能不能久藏，顏色討不討喜歡，樣樣都在考慮之列。

有人說，全家人的健康，是來自廚房，眞是一點也不假，所以一位家庭「煮」婦，要培養烹調的興趣，還要學習正確的烹調方法。

食物多選未加工的新鮮食品，自己烹調，不加調味料與色素，新鮮不加工的食物，是最有益身心的食品。一個人身心健康，一定精力充沛，容光煥發。

健康的食品不但在身體方面有許多助益，對性情方面也會有助益。

中國人有句老話說「病從口入」不該吃的東西吃了，身體當然會生病，而這些病跟傷風感冒不同，是很嚴重的慢性大病。

所以為人父母者，不但要以身作則，養成一種良好的飲食習慣，而且要以正確的飲食觀念灌輸給兒女，才能確保他們的身心健康，因為一個人之所以常感疲倦和心煩，除了有別的原因以外，和飲食不當也脫不了關係。

如果每個人都瞭解營養的重要性，那些食品是有益身心，那些對身心有害，有了這些正確的觀念，食品商爲了商機，自然會改善他們的產品，這是社會大眾迫他們非要如此做不可，否則他們的產品絕對沒有銷路。

你知道你吃的是什麼嗎？

我經常發現受過很高教育的人，對於一些保健常識不是誤解，就是一無所知，這是很奇怪的事。可能是現在一般人生活都煩忙，很少有時間看書。而食品廣告商因爲要推銷他們的產品，常常用誇大不實的辭句誤導社會大衆，又常常抬出專家的話，使人信以爲眞。所以吃了很多對身體沒有用的東西，堆積在身體裡，短時期也許看不見什麼害處，但經年累月如此，健康就出現問題了！

吃應該是一種享受，但是晚近數十年，不管東方西方，爲了商業利益，所供應的食品，常常加了許多不該加的東西，尤其是肉類，已非當年我們老祖宗那樣，把牠們放在大自然的環境裡，讓牠們正常的生長，今日畜牧場裡的牲畜，爲了加速牠他們長大肉質肥美，大多是關在欄裡或籠裡養大的。

由於生長的環境惡劣，易於生病是免不了的，因爲牲畜也像人一樣，愈惡劣的環境，就愈容易患各種奇奇怪怪的病，這是必然的事！

牧場主人為了避免瘟疫所造成的損失，不得不為牠們施打抗生素，或其他化學藥物，又為了加快牠們長大和繁殖迅速，飼料中更加了許多不該加的東西，像賀爾蒙之類。

如今醫藥是進步了，但是各種要人命的怪病卻層出不窮，很多年青人不應該有的病，像心臟病、癌症、高血壓、糖尿病，甚至骨質疏鬆等老年病，都有越來越年輕化的趨勢，是什麼原因造成的呢？

首先我們應該考慮到的是不當的飲食！

因為從種種跡象顯示，癌症病人之所以一年比一年多，而且與經濟發展同步，一定是某些方面出了問題，尤其是飲食方面，影響我們的健康最大。

為了揭開這個疑團，我閱讀了許多關於這方面的資料，終於找出了端倪。

首先讓我告訴你，我們愛吃的雞肉，雞蛋是從那裡來的？他們又怎樣飼養牠們？

我跟大部分的人一樣，都想竭一已之所能，儘量減少人類不需要受的苦難！

以往我也跟一般人沒兩樣，從來也沒有想過我們的飲食習慣，對整個人類社會有什麼樣的影響。自從查閱了對這方面的資料以後，心中眞是又驚又怕，我眞的沒有想到，被認爲滋補我們身體的好東西，卻因爲飼養方法的改變，變得非但無益，反而有害。我常情不自禁的掩卷嘆息：「怎麼會這樣的呢！」

我也知道經商是爲了賺錢，這是無可厚非的事，但是爲了自身的利益，而枉顧他人的健康。眞正是只要自己賺錢，死活是人家的事，這種心態，中外幾乎有志一同，眞是可怕極了！

我們知道食物是我們賴以活命的東西。很多時候，我們爲我們的家人費心選擇的好食物，卻常常對我們有害的，而我們卻一無所知，還滿心歡喜的吃了下去。好在這世界上有公義心的人還是很多，他們很勇敢的把他們調查所得的資料公諸於世。我們才有機會得知一二，不致全被蒙在鼓裡。

首先讓我告訴你，我們日常所吃的雞和蛋，爲什麼會讓消費者感覺價廉物美，因爲現在的養雞業，不再是以往放牧式飼養法。正確的說，應該是工廠式的生產法。爲了節省成本，所有的雞都關在籠子裡。雞籠從地板像裝貨的紙箱般一層一層的往上疊，整個環境的設計，是要以最小的面積，飼養最多的雞，才能爲業者帶來可觀的利潤。

因爲生活空間狹窄，所以常有雞因互啄而死，工廠的主人當然不希望雞財兩失，所以想出去喙的辦法，將一部分的雞嘴剪除。

有時候去喙的雞又會不正常的長出新組織來，使得牠們無法或難以進食，這時候生病是無法避免的。

由於牠們受到種種的虐待、驚惶時，有些雞會像疊羅漢般爬到其他雞身上，而造成窒息死亡。業者爲解決所造成的損失，就在籠子裡塞進更多的雞，使牠們動彈不得，整個雞籠變成了瘋雞院。

爲雞育種者一直努力研究發展品種更好的雞，根據他們的標準，體種愈重愈好，因爲可以賣出好價錢，研究的結果，就是雞的骨架無法支撐日益龐大的身軀。

在我們把雞肉嚥下肚前，你可知道牠們吃些什麼嗎？在「科學的美國」（Scientific American）曾發表過一篇文章，「現在雞所食的食物與其在自然環境下覓食的食物，內容完全不同，雞的飼料完全是實驗室的產品」。

「美國今天所養的雞，從生下來到宰殺前所吃的飼料，都含有抗生素。養雞業者靠著使用抗生素，維持大規模的雞肉生產。但

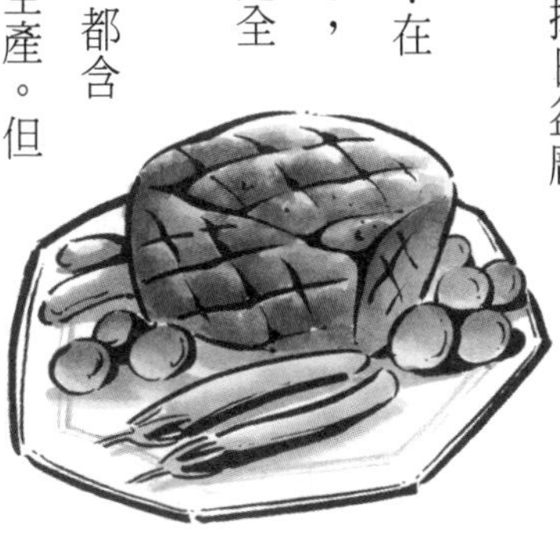

是不用抗生素等於是養雞業開倒車，回到古老的養雞方式去了。」

古老的養雞方式可沒有拼命餵雞吃礦類藥劑、賀爾蒙、抗生素和硝。沒有了砷，如此大養雞場裡的雞如何能保住命！現代百分之九十以上的雞飼料中，都含有砷的混合物。

我們都以爲飼料是增進雞的健康的考慮，但事實並非如此，肉雞是以其重量而非健康狀態來標價的。因此選擇飼料的著眼點，完全在於如何以最便宜的方法，來增加最多的重量。因爲餵給蛋雞的飼料，也是以最便宜的方法來刺激生產爲著眼點！

很多雞之無法站起來，是因爲雞骨和肌肉中的礦物質流失，所以無法站立。討論現代農、畜、牧業的經典作品，彼得．辛格（Peter Singer）也曾報導過：

「養雞場裡的雞，普遍缺少維他命，導致癱瘓、內出血、貧血症。在飼料不足，和養雞場的不良環境配合下，造成多種雞身的畸形發展，如雞骨脆弱，抽筋、關節腫大，皆因飼料缺乏礦物質使然。」

「有些疾病會使雞的背骨發育不健全，脖子扭曲、關節發炎。」

這些可憐的動物，混身是病，由於冒著會從雞身上感染病菌的危險，因此美國勞工局已將雞肉處理業者例爲危險工作類中。

還有一項更可怕的報告，就是政府公布全國大部分養雞場中的雞，百分之九十染有癌症，很多消費者都覺得現在的雞肉爲什麼如此淡而無味，於是雞肉業者雜誌提出建議：「研究發明一種或多種物質，把以前雞肉所有的鮮味加進現代的雞肉身上，應該是可以做到的。」

換言之，只要和錢扯上關係，以今天的科技，眞是什麼方法都有！

現在再讓我們看養豬業者又如何經營他們的豬場吧！

今天很多養豬工廠已是大型工業化的規模，假如你有機會看到養豬場內豬籠的排列方式，你就知道牠們過的是什麼日子了。

每隻豬站在只有窄窄的鐵籠內，面朝相同的方向，場內臭氣沖天。

所有豬籠都是搭在架著本條地板的大坑上，在這種設計之下，豬的排泄物自然流進大坑裡，這些排泄物所造成的毒氣，瀰漫在整棟建築物中，而產生許多嚴重的疾病。

豬的嗅覺非常靈敏，牠們日以繼夜的吸進這種毒氣，牠們的健康情形可想而知了。

阿摩尼亞對豬肺造成很大的傷害，像肺炎或其他呼吸器官的毛病，當然免不了。

以往穀倉式的方法所養的母豬，一年大約可生五、六隻仔豬。但是現代科技的干預下，母豬年產量已經超過二十隻，或者更多，研究人員預測，在短期內，可以打破四五十隻的數目。

假如是基因因素無法達成目的時，今天的養豬業者就會用賀爾蒙增加生產。

賀爾蒙是種強而有力的物質，在包括人和所有動物的腺體中，以極少的數量自然分泌出來。極少量的賀爾蒙就可以控制我們整個分泌和生殖系統。

即使是最精密的實驗室科技下，才可探知的極少量賀爾蒙，對動物生殖系統都會有很大的影響力。許多科學家認爲，因爲我們對這些物質可能帶來的許多影響並不清楚，因此對家畜業者使用賀爾蒙非常關心，且大不以爲然。

但是家畜業者的著眼點是錢，又如何能杜絕他們不使用呢！

他們發現這種藥物能控制母豬的動情週期，因此欣喜的說：「是抗生素發明以來，養豬業界最大的進步。」

今天豬吃的是完全不自然的飼料，目的只有一個，希望牠吃得愈胖愈好，而且成本也是愈低愈好。

豬的飼料裡固定地加了抗生素，磺胺類藥，還有數不清的其他實驗室裡的產品。

現在讓我再告訴你，我們所愛吃的美味牛排是怎麼樣生產的吧！幾千年來，牛幫我們耕田，並用牛奶滋補我們的子孫，但是今天牛的養殖場裡，牠們得到什麼樣的待遇呢？

你也許以爲法律會保障這些動物受到合於仁道的待遇。美國福利法案明文規定，供食用所餵養的動物，不在本法案規定的保護範圍之內。美國如此，其他地方我想也好不到那裡去了，因爲那些保護動物的人也嗜食牛肉呀！

而且養牛業者多年來，已很成功地阻止通過任何法令來保護牛群。食品和藥物管理局對養牛業者使用氯黴素來降低牛群的死亡率很不高興，這是一種很危險的抗生素，但有時候也無可奈何！

氯黴素如果用於人類，只要極少量的氯黴素，就會產生致命的血液病。除非病人危在旦夕，其他抗生素也不能發揮作用時，氯黴素才會派上用場，不過現在一般醫生幾乎都不用了。

這是一種非常危險的藥品，即使是極微小的用量，也會使對藥敏感的患者的骨骼停止製造紅血球而致命，而且我們根本無法測知誰對這種藥物敏感。

閹割手術是把公牛的睪丸去掉，對動物而言，是非常痛苦的，但是這項手術眞正的目的，在於牛閹割後，體內脂肪含量會比未閹割前高。業者是以脂含量做爲評價肉品的標準，品質最高的肉含脂量最高。脂肪有如大理石的花紋穿梭在肉裡，是做牛排的上等材料，深受消費者的喜愛。

公牛除去睪丸後，實質上減少了自然賀爾蒙的分泌，於是業者就用人造賀爾蒙來代替，如此一來，這些牛肉中就會含有致癌的殘餘物。

大部分人對牛的印象還停留在過去，實在無法相信現代肉類生產業者對化學品、賀爾蒙、抗生素和其他更多藥品依賴的程度。

大規模使用藥物是近二、三十年的事，剛好配合肉類生產由放牧式改爲飼養式。一九五〇年前，美國幾乎所有牛的一生都在草原上自行覓食。但好景不常，到一九七〇年早期，美國境內四分之三的牛，都被車子運進飼養場終其一生。

有些大型的飼養場，所養的頭數，往往是十萬隻以上，這麼多的牛群，每天消耗的飼料當然不少。所以不能不精打細算，他們只有一個目的，就是花最少的錢，讓牛愈快增肥。所以飼料中常混合一些廢物，如木屑、紙屑、不可食用的脂肪和雞糞。再加人工甘味和香味料，來吸引牠們的食慾，更別提還有殺蟲劑，抗生素和賀爾蒙了。

養牛業者也知道這些飼料實在有害牛的健康，但是因爲價廉，所以也毫不在意，只要能用藥使這些動物直到被宰殺前還能活命，能賣出好價錢就好！

不過這些商人也有他們的苦衷，像這麼龐大的牧場，必須有上千公頃的土地，才容納得下這麼多的牛隻，因此只好選擇那些氣候不好的地方，這些地方不是太冷就是太熱，地價才會便宜。這些地方牧草取得也很困難，非要出高價從遠地運來不可，成本當然很高。所以不得不用那些廉價的代用品來取代。在成本的考量下其他的都只好放在一邊了。

十幾年前我曾二度赴阿根廷旅遊，對阿根廷的牛排，真是印象深刻，歸來後曾寫了一篇「阿根廷的大牛排」投諸報刊，也許是描述生動，或者與我同好的人不少，所以曾被好幾個報紙副刊轉載。

阿根廷的氣候和溫哥華差不多，綠草和茵，放眼望去，一片大草原，所有的牛、羊、豬都在草原上放牧，滿山片野都是牛群、羊群、豬群、當然以牛群最多。

我這個生長在東方城市裡的人，第一次發現原來豬也會吃草，心中很驚訝。原來豬也可以這樣養的，如果中國也採取這種方法放牧的話，一定減少很多河川的污染，可惜我們沒有這樣的環境。

阿根廷的牧場主人，如果要賣牛，一定在直升機上拍照，然後放大，就在照片上清點牛隻，非常方便俐落。

我印象中的牛就是這樣養的，太陽、水和青草，當然隻隻健康，那用得著打什麼抗生素。

阿根廷的牛排是用炭燒的，一大盆炭燒紅以後，才把牛肉吊上去燒，所以肉質鮮美。

因爲是草原放牧，是老天在幫助他們養，所以價格低廉，每塊牛排足足有一公斤重，可以吃飽一家人。但是我今天所收集到的資料，與我印象中的草原牧場完全兩樣，牠們只能吃、不能動。而且所吃的也不是青青的綠草，爲了節省能源和人工費用，終年關在暗無天日的鐵籠裡，只有管理人員餵食的時候才有燈光，在這種惡劣的環境之下，牛群那能不生病！連陽光都享受不到，還會健康嗎？

今天乳類業者增產非常成功，他們很得意的指出，一般商業用乳牛的牛乳年產量，比當年牠們漫步在田野裡的祖先高出三倍以上。

以往一般母牛的壽命常是二年至二十五年，可是如今牠們能活過四年，就已經很幸運了，即使不送進屠宰場，一個不健康的牛，能有多久的壽命！

現在的乳牛爲什麼有那麼高的產乳量，當然又是拜賀爾蒙之賜了！

一般老饕視爲珍品的小牛肉，都是淡粉紅色，牠們出生不久，尙未開始運動而練出結實的肌肉前，就已經改變了肉的顏色，牠們除了喝牛乳外，未進食其他食物前，就被宰殺了！

小牛一生下來，就立刻離開母牛，小牛肉生產商也知道，此舉剝奪了小牛吸吮初乳的機會，且埋下日後易於生病的原因。

初生的小牛，就直接放進小牛欄裡，一直等到四個月以後，牠們被宰殺前，都關在這個小牛欄裡。

牛欄的設計在於使小牛的肉質幼嫩，而脂肪也很明顯，所以空間很小，根本動彈不得。一個不運動的牛，當然牠的肉比豆腐硬不了多少，不用說很博得富豪的喜愛。

爲了使這些小牛犢的肉粉紅帶白的顏色，而設計特別的飼料，就是使小牛貧血，飼料裡故意缺鐵。

初生的小牛犢身上儲有鐵質，大部分都在血紅素中，部分儲存在肝，胰臟和骨髓裡。在飼養的四個月裡，因爲不能自由活動，又吃下特別的飼料，身上儲備的鐵質

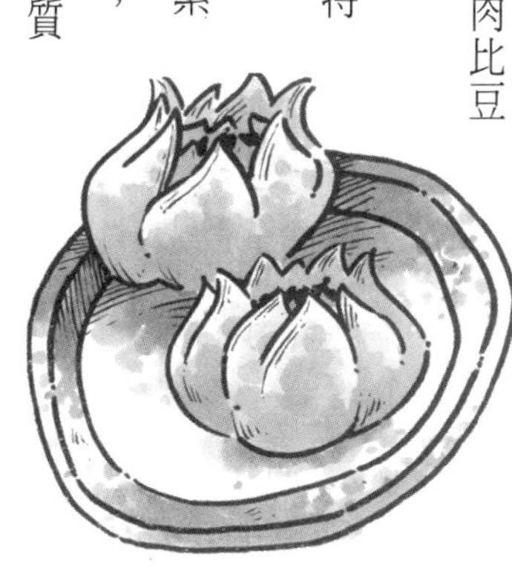

日漸消耗，因此小牛肉生產者就很高興地達到最終的目的；牠的體重增加了，但是肉仍然是消費者喜愛的粉紅帶白的顏色，來換取高價。

這些小牛肉生產者，原本希望牠們活得長命一點，好再增加一些體重，可惜的是牠們活過幾個月以後，就已經變得非常衰弱，倖存者也很容易在牛欄中死去。這些業者當然不敢冒這種風險，所以在牠們還未死去之前，就快快的把牠們送進屠宰場，換取花花的鈔票了。

飼料裡因爲完全缺乏鐵質，所以牠們極想吃與礦物質有關的東西，在牛欄裡，任何含鐵的東西，牠們都不放過，希望舔食後能攝取些微的鐵質。這是動物天生的本能，但是這些業者早已防範著這一點，不會給牠們這種機會，是因爲金屬會影響小牛肉的顏色，故不要讓牠們有機會接近鐵。

一般的小牛肉生產者，都以剩餘或過期的牛奶和脂肪的混合物來取代水，讓牠們快速的增加體重，好快快換錢。

以往我也和很多人一樣，很想有機會品嚐一下日本的神戶牛排，現在我才知道這原來好吃的小牛肉是這樣生產出來的。如今就算有人免費請我吃，我也不會再有興趣去吃了，我們何必去冒那些風險去吃那些病牛呢！

雖然以今日的科技生產出的特別飼料，可以讓這些小牛犢繼續活命，但是日益嚴重的貧血，使得牠們非常容易感染肺和腸方面的疾病，即使經常大量服用抗生素和其他藥物，仍然無法使牠們不衰弱，而這些藥劑也是被大家公認的致癌物。

前幾天我應朋友之邀到大湖區Penticton去渡假，車子一出市區，二邊草原上疏疏落落的有些牛群在吃草。加拿大地廣人稀，很多土地都沒有好好的利用，任由它長雜草。只是加國大半地區冬日非常冷，厚厚的雪地所有草地都覆蓋了，牛群不可能再曠野放牧，所以一般大規模的養殖場很少。我不知道我們所吃的牛肉究竟是從那裡來，希望不是從美國那些大型的養殖場進口才好，但是誰知道呢！

我這位好朋友，他們的渡假小木屋就在湖邊，湖光山色，眞是美極了。他們在後院既種花，又種菜。因爲這區住的中國人不多，要想吃中國蔬菜，就非自己種不可。我住在他們那裡，每天吃著後園裡摘的蔬菜，既新鮮，又沒有農藥。晚飯以後，因爲十點鐘才天黑，所以還有大把時間到小河或湖裡釣魚。北美的魚好像很容易上鉤，一下子就大豐收，回家煎一煎或煮湯都很好吃，不必上超級場就可解決一日三餐，眞是寫意極了。

以前我很反對他們離開溫哥華，人口太少的地方，生活上會有很多不便。親自去看了以後，眞是有點樂而忘返，那種返樸歸眞的生活，眞正能使人延年益壽，難怪他們夫婦的身體都比以往好很多。

關於膽固醇你知道多少

今日醫學正在熱烈爭論一個有關膽固醇的問題！它是不是心臟病的元凶。

完美的健康要視動脈的情況而定，血液透過這些血管循環至體內每一個活細胞，這股血流非常強勁，有如何川的激流，但河川的激流會損壞沿途的堤岸，人體組織卻不會被強勁的血流所影響，原因在那裡。

因爲動脈的襯裡細胞所提供的潤滑，給予管壁所需的保護，這種物質保護著它不爲強勁的血流所損壞，這是造物者最神奇的設計。構成這種神妙效果的滑潤油就是如脂肪樣的膽固醇。膽固醇是很複雜的碳氫化合物，呈黃色的像油脂物質。它在保持血液順利循環的任務中扮演一個重要的角色。就算我們的飲食全部避免任何膽固醇，它仍然會自體製造，這個製造者就是肝臟。

在胚胎發育期，膽固醇由母血供應。出生後則自己製造，而他們所食用的母乳或牛乳，都有充分的奶油。而肝的重要功能之一，便是把乳脂合成膽固醇。

當然其他的來源如蛋和肉類及豆類或蔬菜，也可供應脂肪，但在孩童只能食用奶品的早期，奶油脂最爲重要。

由肝細胞利用單純肪製成的膽固醇，以合適的濃度循環在血液中，使能爲動脈壁的襯裡細胞所利用，並存放在那裡，作爲神妙完美的滑潤劑。

當這些細胞破壞時，它們與膽固醇便同被拋棄，而再生長新的細胞，並從血液中吸收新的膽固醇。

因此，只要身體健康良好，膽固醇便接續不斷的進出流動，而且維持一個特定的濃度。

當分解過程快於合成過程時，它的生理濃度便受到干擾，於是血中膽固醇的濃度便全面增加，而形成了高膽固醇病症，換言之，也就是說血中有太多的膽固醇。

唯一可造成膽固醇分解過程比合成過程快的情形發生，就是動脈壁的病變。

只要脂肪與油是天然狀態時，就算吃多了，也不會引起動脈病變，身體只是將這些過量的脂肪儲存起來。

有科學家做過一個調查，有些地區的民族，因爲地理環境與運輸的不便，他們所有食物都就地取材，即生產什麼就吃什麼。所以有些民族全部以肉食爲主。但是有些深居在深山裡的部落民族，他們所有的食物，幾乎都是野菜、穀類等植物性的食物，但這些人體內的膽固醇和前者並無多大的差異，這是很令人奇怪的事。大約是這些人雖然以肉食爲主，由於食物取得困難和消耗量大，而且全是天然未加過工的，至使他們不像文明人那樣，易得那些文明病吧！

當非天然脂肪或因過熱而改變了的天然脂肪，作爲食物時。尤其是與澱粉一同加熱而變質時，像我國的油條，因所用的油一再使用而變質。西洋的炸薯條和甜甜圈等食物也同樣有此可能，才會產生麻煩。

經科學家試驗所得的結果，與澱粉一同加熱的脂肪是不能被肝用來合成完善的膽固醇的。

因爲這些非天然或已變質了的膽固醇，被身體用來作動脈的襯裏，不能耐久，很快就會發生腐蝕，故形成各種形態的動脈疾病和退化性的變化，才會造成動脈硬化。

動脈硬化是因爲脂肪的沉澱物在動脈壁裡，而使動脈變得狹窄，妨礙了心臟的血液供應，如一般人所知的粥樣硬化，就是這樣造成的。

又如冠狀動脈血栓的形成，也是因爲動脈血液凝塊，阻塞了心臟的血液供應，才會造成不良的後果。

由於這些原因，膽固醇在血中的濃度比正常高出許多，已經出現危險的警訊，還不及時改善脂肪的攝取，使它回復正常的新陳代謝的作用，說不定那天不幸的悲劇就會發，這不能不注意的。

醫生和代謝專家認爲高脂肪，或相類似的膳食，可增加血中膽固醇，這種假設是很合理的。但他們似乎忽略了一點，就是正常膳食中的脂肪，不單只是被過熱所改變，同時也因爲導致脂肪不適合製造完善的動脈壁的物質，一加熱而改變。如上面我所舉的例子，重複加熱後所炸出的油條、薯條和甜甜圈，這些中外人士皆愛吃的食物。

由於工業革命，我們日常所吃的許多飲食都是經過工廠加工以後，才供應到超級市場，所以進入我們胃裡的很多食物都已經不是天然食品了。文明帶給我們生活上的許多方便和享受，但也給了我們很多意想不到的不良後果。如今我們想回歸當年的自然生活已經很難，除非我們住到深山裡，再過自給自足的生活。

我們不單只受脂肪新陳代謝障礙之苦，也會因碳水化合物和高蛋白質的消化不良，而形成毒血症，這是引致疾病的主要原因。

所以血中有高膽固醇表示有脂肪、碳水化合物和蛋白質的新陳代謝障礙，因而身體裡潛伏了一個高濃度的血毒症。

那麼那一種脂肪是有益身體的呢，答案當然是天然的純粹脂肪。動物脂肪，包括肉類脂肪。蔬菜和果實也有脂肪，如各類種子，核桃仁、鱷梨、花生、椰子、香蕉、木瓜、芒果等。就以它們對身體的用處來看，不論其爲飽和的或不飽和的，只要肝是健全的，就能夠合成它們爲身體所用。

但是當飽和或不飽和的脂肪被用做油酥，或者烹調油時，由於使用方法不當，便會對身體造成傷害，很多油炸點心，油酥做的派皮等，雖然吃的時候，帶給我們很好的口感，但這些東西一旦入到我們的胃，再到血管裡，便會造成動脈糜爛，和動脈血液中的粥樣硬化。

現在醫藥雖然很發達，但是很多文明的慢性疾病卻是有增無減，心臟病、癌症成了人類最強大的殺手，這許多警訊，我們是不是應該警覺——難道眞的出在吃的問題上嗎？

心臟是身體運輸中心，它是身體最重要的器官之一，因爲它輸

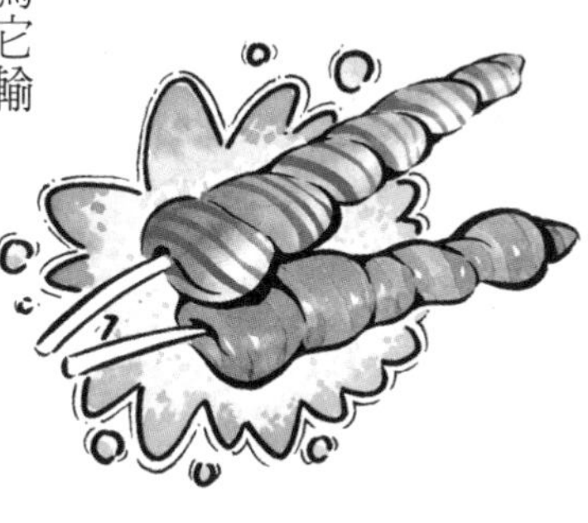

出血液至所有其他肌肉和組織。不過假如要它正常運作，一定要有足夠的血供它使用。這種血的供應，如果僅僅停止幾分鐘，生命即受到威脅。

當我們談到心臟血管疾病時，便會想到膽固醇。很多人以為食物若不含動物性油脂，也就不含膽固醇。這是一種錯誤的認知。即使是百分之百的蔬菜油，也是無膽固醇的。無膽固醇的油，依然含有百分之百的脂肪，並且對健康造成極大的傷害。

早在半世紀前即已證明，多元不飽和脂肪比起飽和性脂肪及魚油，更能促成癌症的發生。以老鼠為試驗對象，在餵以這種食物之後，其發生乳癌的機率，比吃低脂食物的比對組還要高。所以說含高脂的食物，儘管它是植物性的，還是非常危險。

動物性油脂可導致冠狀動脈的疾病和中風。但我們不能不瞭解，植物性的油脂與癌症的發生也有很大關係。因此現在一般人幾乎已經很少用動物油來炒菜了，但為什麼癌症反而有增無減，就應該知道這中間一定有許多問題。

由於一般人對植物油的誤解，認為多吃也無妨，所以放心的大量使用。絕沒想到這些其清如水的油，會引發乳癌、攝護腺癌及其它癌症的可能性。

因為很多人只專注在膽固醇和飽和性脂肪的傷害性，才廣泛且大量使用植物性油，認為那是健康食品。但是大家都忽略了；這種工業生產的油與含在植物中少量的油已經發生了很大的變化。無可否認的，在所有曾做過這方面研究的，他們所得的共同結論，就是——脂肪攝取的總量和癌症發生比率是成正比的。

多元不飽和脂肪，和氫化後的脂肪會破壞細胞膜，細胞膜非常細薄，生理價值卻極其重要。脂肪和脂肪酸是細胞膜正常運作及其結構上重要的一環。事實上，二者是可以結合的，細胞膜上的脂肪負責調節複雜的電流，以便讓氧氣、礦物質和賀爾蒙能夠順利的進出細胞。但經過加工和氫化以後的脂肪已改變了它原來的性質。雖然依然能與細胞膜結合，但是將使細胞呈現不正常的功能。這些脂肪及游離不定的物質將細胞膜破壞，使其變得僵硬而破裂，而導致原有功能盡失。這種生理機能一旦喪失，對我們的健康和生命會造成很大的威脅，我們怎麼掉於輕心呢！

不過脂肪也不是一無可取，它是維持生命所必須的物質，嬰兒期的腦部和神經組織，需藉由含脂質的化合物才得以發展，細胞膜也需仰賴脂肪才可以整合運作。

中國有句古話說：「過猶不及！」現代人對於脂肪的攝取量，已遠遠超出人體所需很多，多得難以估計，所以滿街都是胖子。人體實無法長期承受過多的脂肪，即使你自認自己的飲食是很正常而且均衡的，你的脂肪攝取量仍高過安全設限很多。

千萬不可忽視經痛

大多數婦女常忽略和忍受不正常的月經周期，像疼痛、痙攣和月經過量。因爲疼痛，故常會吃一些止痛藥，像阿斯匹靈之類。但僅是止痛，非但不能解決問題，反而會造成日後更嚴重的問題，因爲經常服用止痛藥，所以血液裡含有很多有害的物質，干擾了體內的過濾器官。

如果肝臟已無法做爲過濾器官，血液已被不消化的產物所毒化，若再不能經由其他替代性的道路排除，則會使病症轉爲致命的疾病，像肺結核或癌。

很多婦女都有經痛及周期不正常情形，因太普遍了，所以常被導致相信這種病是正常的。女性通常都具有的安全瓣膜，亦即月經周期，如果不能完全完成其本身具有的天然目的，就會造成子宮的慢性發炎，這種慢性發炎的原因，是因爲不能按時順利排出身體不需要的經血。這種發炎現象，將視其輕重和時間的長短，如果一直認爲這是正常現象，而不正視它，若干年以後，子宮可能退化或生腫瘤，到那時問題就大了。

如果毒性較弱，或較稀釋，病人只在骨盆腔有沉重或充血的感覺。

經血的質，依毒物的化學成份而異。鮮紅，多量，無臭的血併發嚴重子宮痙攣，顯示其乃不適當消化的糖和澱粉，產生刺激物的結果。對人體有害的物質，仍是無法完全氧化爲二氧化碳和水的酸。

如果月經的血爲黑色、臭味，而帶有塊狀或絲狀物，則表示有蛋白質消化不良的有害物質，或已化膿的現象。肉類蛋白質，使得月經流出來的血有惱人的味道。很明顯的，被造物者選爲生殖器官的子宮，可以成爲排除腐敗廢物的器官。

經常會有經痛的婦女，表示她的健康已出現了問題，不僅在來經年齡要忍受很大的痛苦，甚至還要面對停經時更嚴重的折磨。健康的婦女的停經是不會有病狀的，只是月經停止而已。

正常的排經是使體內的不需要毒物負荷獲得舒解。但停經便是不健康婦女生命中最大的轉捩點，這些有毒的廢物一旦沒有出路，就會回流到身體各器官，於是一連串新的疾病便產生了。

少女青春期時，如果營養不均衡，像缺乏含鈣豐富的食物，就會感到精神緊張、浮躁、情緒不寧，主要的原因是他們尚未成熟的卵巢，所分泌的賀爾蒙在作怪，使她心神不安，如果不能及時補救，在以後的生育年齡中，可能造成月經不正常、脊椎不夠挺、骨骼發育不良，以致引起腰背酸痛等毛病。

女性月經不調或少，多數是營養不良而引起，第二次世界大戰時，難民營中的婦女，都有這種月經不調的現象。其原因多由性賀爾蒙不足，並會引起乳房及卵巢發育不好等問題。

如果缺乏維他命B_{12}或葉酸，也會引起婦女月經稀少，如果這類營養充足，情況很快的會好轉。有時單獨增加維他命E，情況也能獲得改善。如果營養均衡充足，特別是可使腦下垂體和性賀爾蒙的營養增加後，在短短幾星期內就有很顯著的效果。

如果月經流不停，很可能是子宮已出了大問題，應找醫生作詳細的檢查，不要延誤了病情。因爲不正常的出血就表示子宮已發生了嚴重的病變，千萬不能忽視它的嚴重性，這是每個婦女都應俱備的最基本常識。

假如在月經來時三、四天流量特多，每天可以吃粒維他命E，就可以慢慢改正過來。另一個原因，也可能是甲狀腺功能不好，這時蛋白質和維他命E的攝取量要增加，含碘類食物也要多攝取一些。如果肝臟受損，也可能造成月經太多。

子宮內膜異位症所發生的不適，是因為子宮內膜的血管，長在身體其他部位，在月經來之前，這些長在子宮以外的血管，會發生異常的現象引起身體不適。可能因肝臟受損，致使性賀爾蒙不活躍所引起，與營養不良多少也有點關係。

婦女生殖器排出污物，常連帶有發炎或癢的現象，多數是因為陰道寄生滴蟲所引起，如果補充維他命B_2，會有顯著的改善。凡是生殖器官有濕疹狀的東西出現，可能會引起發炎、腫或癢，吃維他命B_2或B_6，都相當有效。

如果陰道發炎、子宮、卵巢或輸卵管的感染等，除請教婦科醫生外，補充一些維他命A、B_6、C、E及泛酸，對病情都有相當好的幫助。

人工合成的維他命A，不可多吃，但從食物中攝取，就安全得多。維他命A在動物性食物內是無色的。植物裡含量較多的，有杏子、山藥、胡蘿蔔、綠色蔬菜、海藻，凡是顏色愈深的含量也愈多，動物性食物中如肝、魚肝油、蛋黃、奶油等。

維他命A次多的食物，有豌豆類、菜花、南瓜、紅薯、蕃茄、芹菜，雖然首先是由眼睛開治，但早期的異常現象，也可以由表皮看出。皮下組織的細胞會死亡，堵塞了油腺和毛孔，因此使油脂不能到達皮膚表面，致使皮膚乾燥變粗，並有許多小突點。如果經細菌感染，就會變成一個個的小癤子，如果長在臉部，就是青春痘。

因缺乏維他命A時，凡是黏膜組織也有異常現象。像喉嚨、鼻竇、中耳、肺、腎、膀胱等組織，會減少黏液分泌。這些器官如果減少黏液中的沖洗，就容易感染細菌，早期發生的黏膜改變，是在支氣管和肺的部位，這些器官的氣泡內充滿壞死的細胞。因爲有黏膜組織的各種器，如果缺乏黏液時，這類組織生長得很快，但也會迅速死亡。這種黏液裡含有一種特殊酵素，能殺死侵入的細菌，這些器官的表面都是濕潤的，溫度適中，很適合細菌的孳長。

還有鼻竇、中耳、腎臟、前列腺、膀胱等，也會如此。此外，排尿器官及子宮的細胞也會死亡剝落，以致白帶和月經特別多。

含葉酸豐富的食物有肝臟、酒釀酵母、堅果及綠色蔬菜。葉酸是身體每個細胞分裂不可缺的物質，也是帶遺傳因子的核酸生長的要素。它也是細胞內所含的酵素的一部分。因此它對醣類和氨基酸的利用也很重要。缺了它上述這些營養都不能爲細胞所用。它還能使細胞產生抗體，以抵抗病毒感染。

如果缺乏葉酸，會發生貧血、疲倦、蒼白、頭暈、精神壓抑、皮膚呈灰褐色、呼吸急促。葉酸不會中毒，假如每天吃綠色新鮮蔬菜，這種維他命是不會缺乏的。

婦女生殖年齡末期，卵巢就漸趨不活躍了，月經也漸漸少了，如果營養均衡，這種改變可能不會引起身體的不適。因爲停經後腎上腺仍能產生少量性賀爾蒙，才會使婦女平安的渡過更年期。

更年期不適，常比少女青年期的不適更爲厲害，多數是因此時的營養吸收比少女期差。如果因身體不適而不願出門，曬太陽的機會更少了，自身更不能製造維他命D。這時腎上腺也容易衰竭，假如腎上腺衰竭，女性的更年期就更感難過了。

若女性賀爾蒙減少，就會引起鈣的吸收不良，也就引起神經緊張、煩躁、失眠、頭暈等。要想消除這些不適現象，就要加服一些維他命D、鎂及鈣，這些都可以在飲食中獲得，例如牛奶。

婦女在更年期，維他命E需要量特別高，如有皮膚發熱，夜間盜汗等現象，可以酌量增加。西方婦女常在這段期間有服用女性賀爾蒙的習慣，但女性賀爾蒙有誘發癌症的疑慮，所以還是以食物營養來刺激女性賀爾蒙增加最爲安全妥當。

更年期最好不使用冷霜，因爲化粧品冷霜的基本成分是礦物

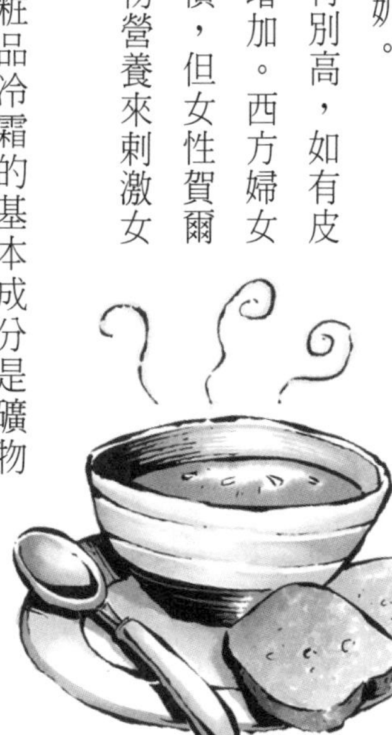

油，它對於女性腎上腺賀爾蒙、維他命A、D、E和K有溶解作用，冷霜裡的礦物油由表皮吸收後，會把上述賀爾蒙溶解，而隨大便排出。

甲狀腺機能不足或亢進，也可能導致停經或月經過多。但在甲狀腺疾患矯正後，此種現象會改善。另外子宮內膜組織異位，骨盆炎症，及子宮或卵巢腫瘤，均可引起經痛。

很多婦女在更年期有很多不適症狀，例如經血增多、周期間之帶血排泄物、白帶、骨盆痛，以及顯著之神經障礙被認爲是更年期的自然現象而掉於輕心。實則此種排泄物，並非自然，而是表示發炎或癌症。

食物是你最好的醫藥

著　　者／李邦彥
出 版 者／生智文化事業有限公司
發 行 人／林新倫
登 記 證／局版北市業字第 677 號
地　　址／台北市新生南路三段 88 號 5 樓之 6
電　　話／(02)23660309
傳　　眞／(02)23660310
網　　址／http://www.ycrc.com.tw
E-mail／book3@ycrc.com.tw
印　　刷／鼎易印刷事業股份有限公司
法律顧問／北辰著作權事務所　蕭雄淋律師
郵政劃撥／14534976
戶　　名／揚智文化事業股份有限公司
初版一刷／2002 年 8 月
特　　價／新臺幣 280 元
I S B N:957-818-420-4

總 經 銷／揚智文化事業股份有限公司
地　　址／台北市新生南路三段 88 號 5 樓之 6
電　　話／(02)2366-0309　　2366-0313
傳　　眞／(02)2366-0310

國家圖書館出版品預行編目資料

食物是你最好的醫藥／李邦彥著. -- 初版.
--臺北市：生智，2002〔民91〕
面： 公分.

ISBN 957-818-420-4（平裝）

1.飲食 2.營養

411.3 91011700